Bernd Kleine-Gunk
Markus Metka

AUF DER SUCHE NACH
UNSTERBLICHKEIT

Dieses Buch wird Ihnen gewidmet von:

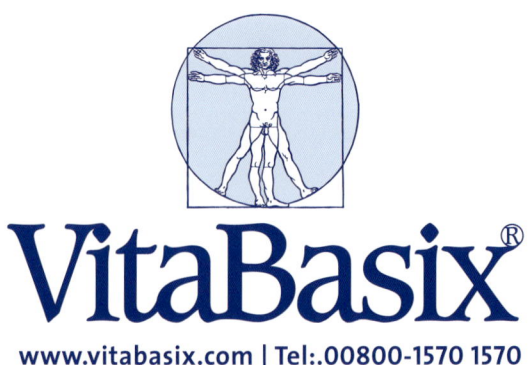

www.vitabasix.com | Tel:.00800-1570 1570

**Anti-Aging Hormone &
Nahrungsergänzungsstoffe**

Stop Aging. Start Living!

Bernd Kleine-Gunk
Markus Metka

AUF DER SUCHE NACH
UNSTERBLICHKEIT

Die Geschichte der Anti-Aging-Medizin von der Antike bis heute

Christian Brandstätter Verlag

Bibliografische Information der Deutschen Nationalbibliothek
Die Deutsche Nationalbibliothek verzeichnet diese Publikation in
der Deutschen Nationalbibliografie; detaillierte bibliografische Daten
sind im Internet über http://dnb.d-nb.de abrufbar.

1. Auflage

Grafische Gestaltung: Emanuel Mauthe
Lektorat: Else Rieger
Druck und Bindung: Grasl Druck & Neue Medien, Bad Vöslau

ISBN 978-3-85033-459-4

Christian Brandstätter Verlag
GmbH & Co KG
A-1080 Wien, Wickenburggasse 26
Telefon (+43-1) 512 15 43-0
Telefax (+43-1) 512 15 43-231
E-Mail: info@cbv.at
www.cbv.at

Inhalt

Vorwort

Dieses Buch möchte ein Vorurteil widerlegen: das Vorurteil, dass Anti-Aging-Medizin eine Erfindung des ausgehenden 20. Jahrhunderts sei. Und eigentlich nichts weiter als ein Modetrend, dessen Ende bereits absehbar ist.

Das Gegenteil ist richtig. Der Wunsch, den Alterungsprozess aufzuhalten oder gar umzukehren, gehört zu den ältesten Menschheitsträumen. Und die Medizin aller Zeiten und Kulturen hat immer wieder versucht, diesen Traum Wirklichkeit werden zu lassen. Anti-Aging-Medizin gibt es, seit Menschen Heilkunde betreiben. Ihre Geschichte von den frühesten Anfängen bis in unsere Zeit zu erzählen, ist keine kleine Aufgabe. Angesichts der Fülle des Materials bedarf es dazu eigentlich eines mehrbändigen Werkes. Dies war jedoch nicht unser Anliegen. Weder erhebt das vorliegende Buch Anspruch auf Vollständigkeit, noch ersetzt es eine wissenschaftlich fundierte Geschichte der Anti-Aging-Medizin, die weiterhin noch aussteht. Uns geht es vielmehr darum, die wichtigsten Ideen und Konzepte der Anti-Aging-Medizin zu beschreiben, die sich seit Anbeginn geradezu leitmotivisch durch ihre Geschichte ziehen. Gleichzeitig werden die wichtigsten Persönlichkeiten vorgestellt, welche die Anti-Aging-Medizin geprägt haben. Gelegentliche Ausflüge in Randgebiete des Faches vervollständigen den Band. Eines wird dabei sehr schnell klar: Die Geschichte der Anti-Aging-Medizin ist keine kontinuierliche Erfolgsgeschichte. Und ihre Exponenten werden wohl nicht alle in die Ruhmeshalle großer Ärzte eingehen. Der seit Jahrtausenden andauernde Kampf gegen das Altern ist über weite Strecken hinweg in erster Linie ein Dokument menschlicher Bemühungen, auch mit geringen Möglichkeiten das Unmögliche zu versuchen. Viele führende Wissenschaftler verschiedener Zeiten haben sich an diesem Kampf beteiligt – aber auch nicht wenige Quacksalber.

Der große preußische Arzt Wilhelm Christoph Hufeland, der eindeutig der ersteren Kategorie zuzuordnen ist, hat in seinem 1796 erschienenen Buch „Makrobiotik – oder die Kunst, das menschliche Leben zu verlängern" den Sachverhalt folgendermaßen zusammengefasst:

„Dieses Problem (die Bekämpfung des Alterungsprozesses) war schon immer ein bevorzugtes für die klügsten Köpfe, ein Spielfeld für Tagträumer und die größte Verlockung für Scharlatane und Schwindler."

Daran hat sich auch 200 Jahre später nur wenig geändert. Und so ist ein Blick in die Geschichte der Anti-Aging-Medizin immer auch ein Blick in einen fernen Spiegel. Vieles, was wir darin sehen, mag weit zurückliegen. Doch es wirft noch immer ein erhellendes Bild zurück in unsere Gegenwart.

Prof. Dr. med. B. Kleine-Gunk
Prof. Dr. med. Markus Metka

Der Traum vom „Jungbrunnen", der ewige Jugend schenkt, ist so alt wie die Menschheit.

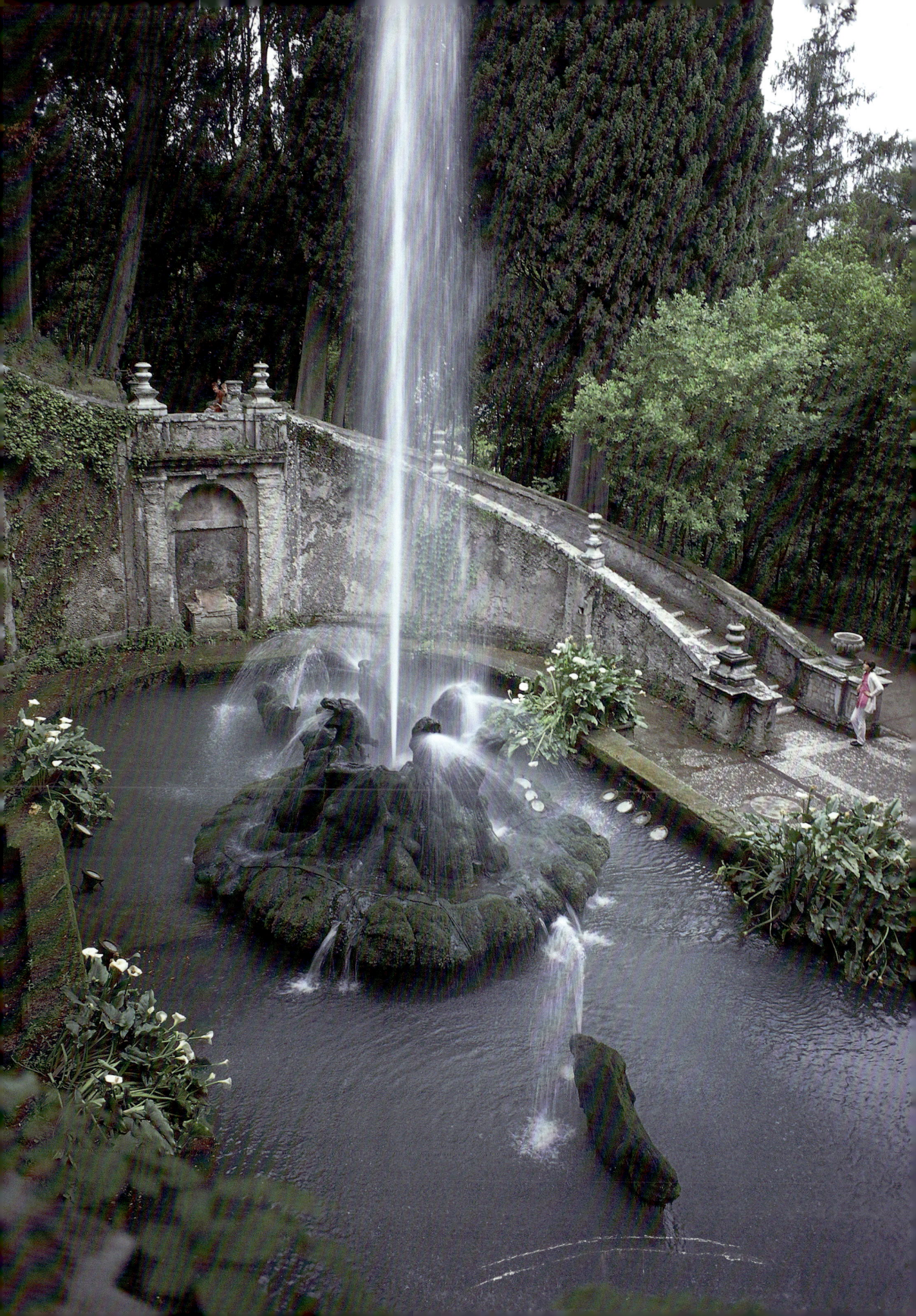

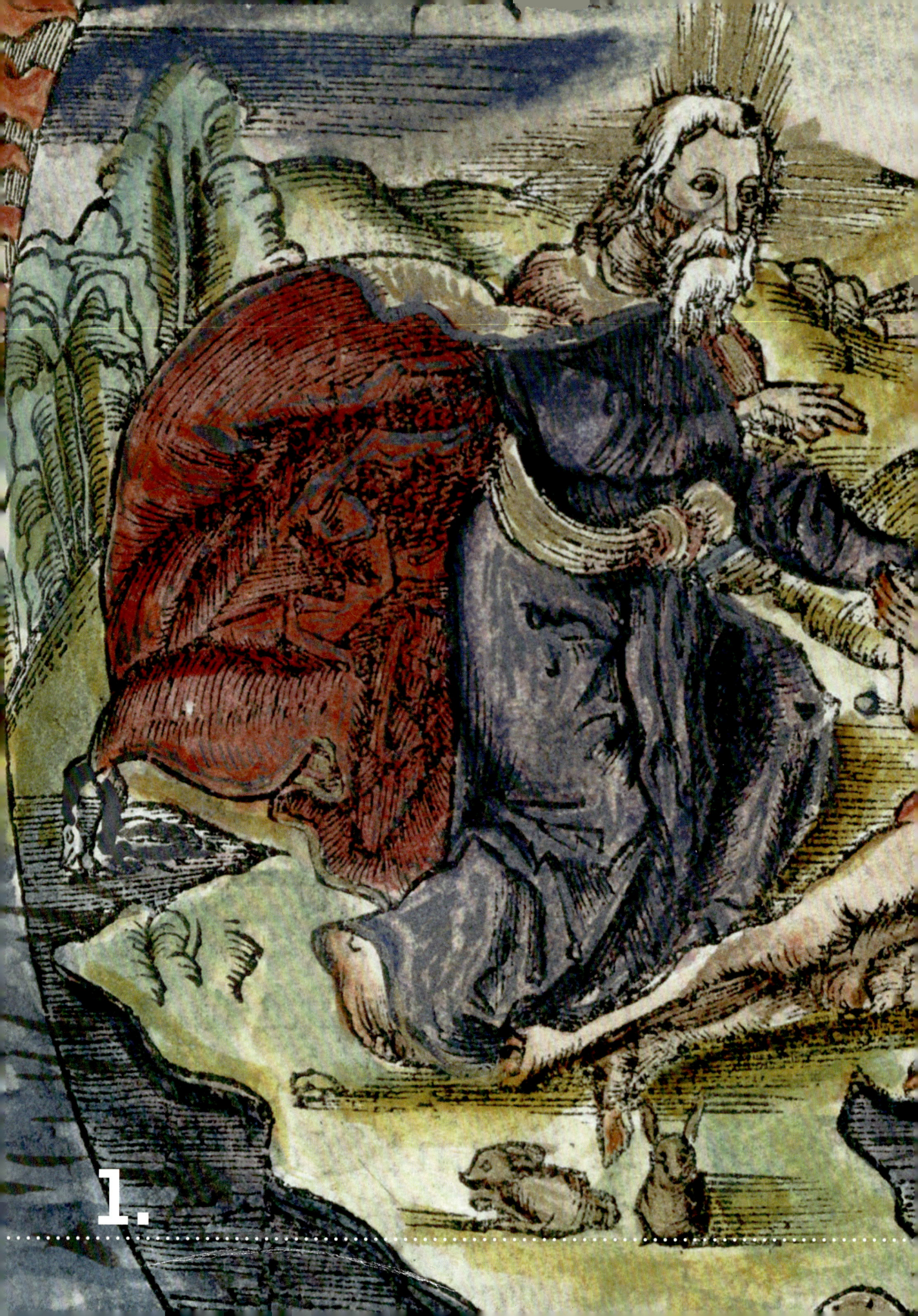

1.

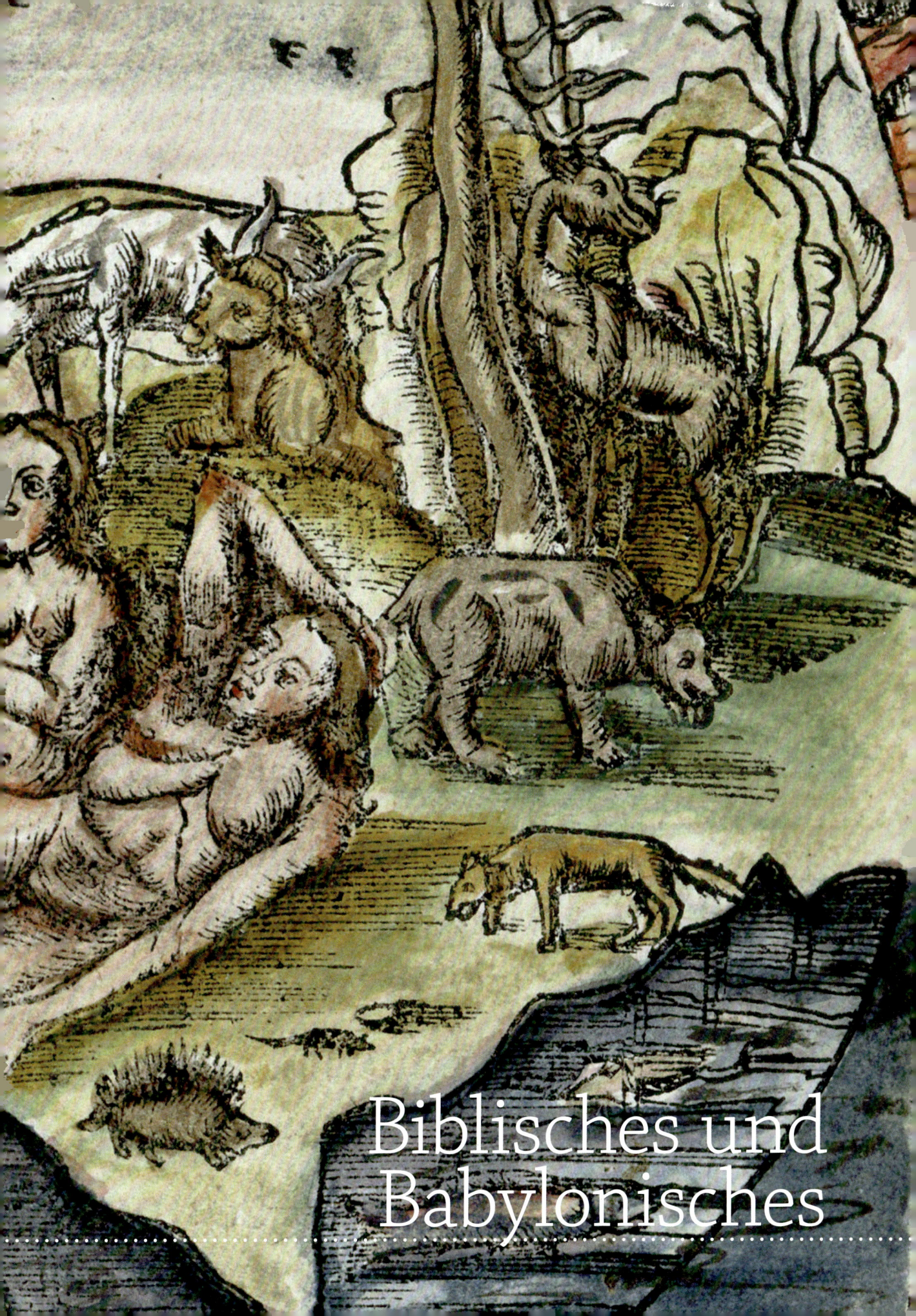

Biblisches und
Babylonisches

I

Biblisches und Babylonisches

EIN JUGENDLICHER HELD SUCHT NACH UNSTERBLICHKEIT UND EIN ALTERNDER KÖNIG VERJÜNGT SICH

Der Mensch ist das Tier, das sich seiner eigenen Sterblichkeit bewusst ist. Vielleicht ist dieser Satz die beste Definition dessen, was den Menschen zum Menschen macht. Sicher ist, dass das Leiden an der eigenen Sterblichkeit ein wesentlicher Motor der menschlichen Kreativität ist. Die Mythen und Religionen aller Völker und Zeiten drehen sich immer wieder um die zentralen Themen von Sterben und Tod, Auferstehung und ewigem Leben. Dabei sind die Rollen in den meisten Fällen klar verteilt: Alter und Sterben ist das Schicksal des Menschen, Unsterblichkeit oder gar ewige Jugend das Privileg der Götter.

In nahezu allen Religionen findet sich darüber hinaus die Vorstellung eines Paradieses. Oft ist dies der Ort, an den der Gläubige nach einem gottgefälligen Leben hinüberwechselt. In vielen Mythologien steht das Paradies jedoch auch am Anfang der Menschheitsgeschichte, bevor die Menschen durch einen – wie auch immer begründeten – Sündenfall aus ihrem paradiesischen Urzustand vertrieben wurden. Allen Beschreibungen von Paradiesen gemeinsam ist die Tatsache, dass die Menschen dort in ewiger Glückseligkeit leben – und offenbar auch in ewiger Jugend. In der Bibel war es mit den paradiesischen Zeiten bekanntlich recht schnell vorbei. Das mit dem Apfel hätte Eva einfach nicht machen sollen. Dennoch erreichten ihre Nachfahren noch lange ein „biblisches Alter". Genesis 5, 9:29 berichtet über die Lebensdauer der „Patriarchen", die vor der Sintflut gelebt haben: Danach brachte es der gute alte Adam auf 930 Jahre, Seth wurde 912, Enosh 905. Ziemlich jung, nämlich mit bereits 365, starb Enoch. Noah hingegen lebte rund 950 Jahre.

Den Rekord aber hält Methusalem, der mit dem gesegneten Alter von 969 Jahren die biblische Hitliste anführt und so zum Namenspatron aller extrem Langlebigen wurde. Christliche Fundamentalisten errechnen übrigens aus derartigen Stammbäumen noch heute das genaue Alter der Welt, das ihrer Ansicht nach etwas mehr als 6000 Jahre beträgt.

Biblische Männermedizin

Die Bibel berichtet uns nicht nur von fernen Zeiten, in denen mythische Vorväter ein gesegnetes Alter erreichten. Sie gibt uns auch sehr konkrete Berichte angewandter Anti-Aging-Medizin am Beispiel damaliger Zeitgenossen. Das bekannteste ist wohl die Behandlung des „Aging Male Syndroms" von König David, die sich im „Buch der Könige" nachlesen lässt. Dort erfahren wir, wie das Volk Israel mit Sorge bemerkte, dass sein in die Jahre gekommener Herrscher dem Alter

In vielen Kulturen gibt es die Vorstellung, dass die Menschen in mythischer Vorzeit in einem Paradies in ewiger Jugend lebten. Öl auf Holz (Ausschnitt), Lucas Cranach d. Ä., 1530

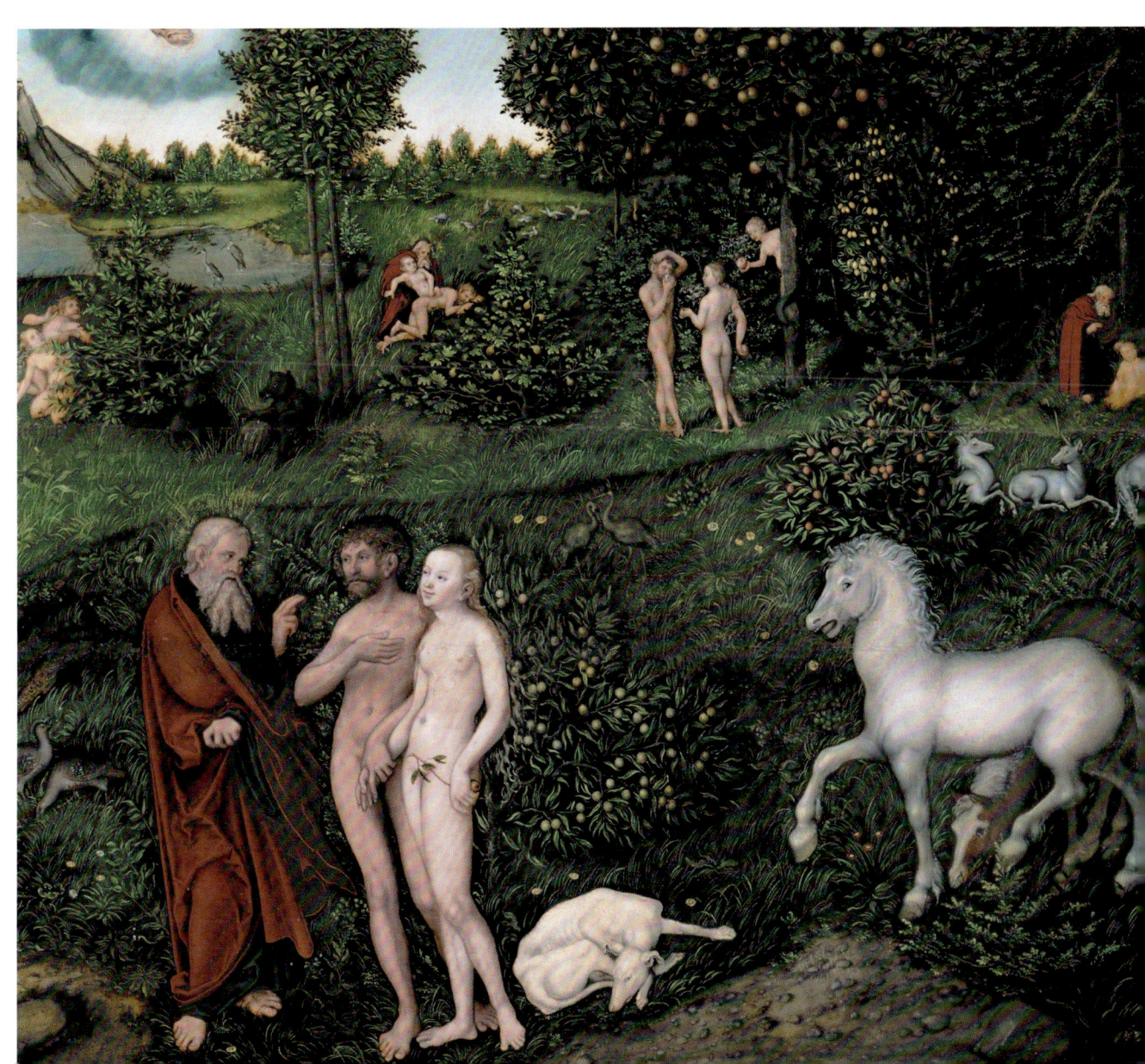

Die fünf Weltalter

Bei den Griechen herrschte die Vorstellung, dass die Welt in fünf Epochen gegliedert sei. Wie uns der griechische Geschichtsschreiber Herodot berichtet, lebten die Menschen im „Goldenen Zeitalter" in Frieden und Überfluss. Sie wurden niemals alt, und wenn sie nach unendlich langer Zeit starben, so geschah dies friedlich im Schlaf.

Im „Silbernen Zeitalter" dauerte allein die Kindheit immerhin noch hundert Jahre. Die Menschen dieses Zeitalters versäumten es jedoch, den Göttern die entsprechenden Huldigungen zu erweisen, so dass Zeus sie ärgerlich in den Hades verbannte.

Die nächste Generation des „Bronzenen Zeitalters" zeichnete sich vor allem durch Stärke und Aggression aus. Die Menschen dieses Zeitalters verkürzten ihre Lebenszeit schon allein dadurch, dass sie sich gegenseitig bekämpften und vernichteten.

Nach der bronzenen Zeit folgte überraschenderweise ein vorübergehender Aufschwung. Es wurde eine Generation von Helden und Halbgöttern geboren. In diese Zeit fällt auch der Kampf um Troja, an dem viele dieser Helden teilnahmen.

Danach ging es aber auch schon wieder abwärts. Wortreich bejammert Herodot, dass er im fünften, dem „Eisernen", Zeitalter geboren wurde. Diese Periode ist geprägt durch harte Arbeit, Missgunst und Leid. Die Menschen altern immer schneller. Herodot sah in dieser Tatsache auch das endgültige Ende der Welt, von der er sicher war, dass Zeus sie zerstören werde. Der Vorgang der Alterung werde sich derart beschleunigen, dass am Ende des Zeitalters die Neugeborenen bereits mit allen Zeichen der Vergreisung geboren würden.

seinen Tribut zollen musste: „Als aber der König David alt war und hoch betagt, konnte er nicht warm werden, wenn man ihn auch mit Kleidern bedeckte." Der Hofstaat zeigte sich beunruhigt. Die Stabilität des Königreiches war in Gefahr. Doch des Königs Vertraute wussten Rat:

„So sprachen seine Großen zu ihm: man suche unserem Herrn, dem König, eine Jungfrau, die vor dem König stehe und ihn umsorge und in seinen Armen schlafe und unseren Herrn, den König, wärme".

Und so führte man dem König die Jungfrau Abischag zu („und sie war ein sehr schönes Mädchen"), die fortan das Lager mit ihm teilte. Auf den greisen David wirkte das derart verjüngend, dass er noch einige Jährchen weiterregierte – und selbstverständlich schlief er von da an wieder ohne Kleider. Der Versuch, sich über einen jüngeren Lebenspartner selber zu verjüngen, hat seitdem – vor allem bei alternden Männern – nichts an Attraktivität verloren. Ob Rockmusiker, Vorstandsvorsitzender oder Spitzenpolitiker – man(n) schmückt sich gerne mit einer Gespielin, die ruhig auch ein paar Jahrzehnte jünger sein darf. Da es Frauen allerdings nicht auf Rezept gibt, bleiben derartige Anti-Aging-Maßnahmen zumeist dem Bereich außerhalb von Arztpraxen und Anti-Aging-Instituten vorbehalten.

Das Gilgamesch-Epos

Doch der Mensch besäße nicht jenen „göttlichen Funken", würde er nicht immer wieder versuchen, sein scheinbar unausweichliches Schicksal von Altern und Tod zu überwinden. Dies zumindest ist bereits

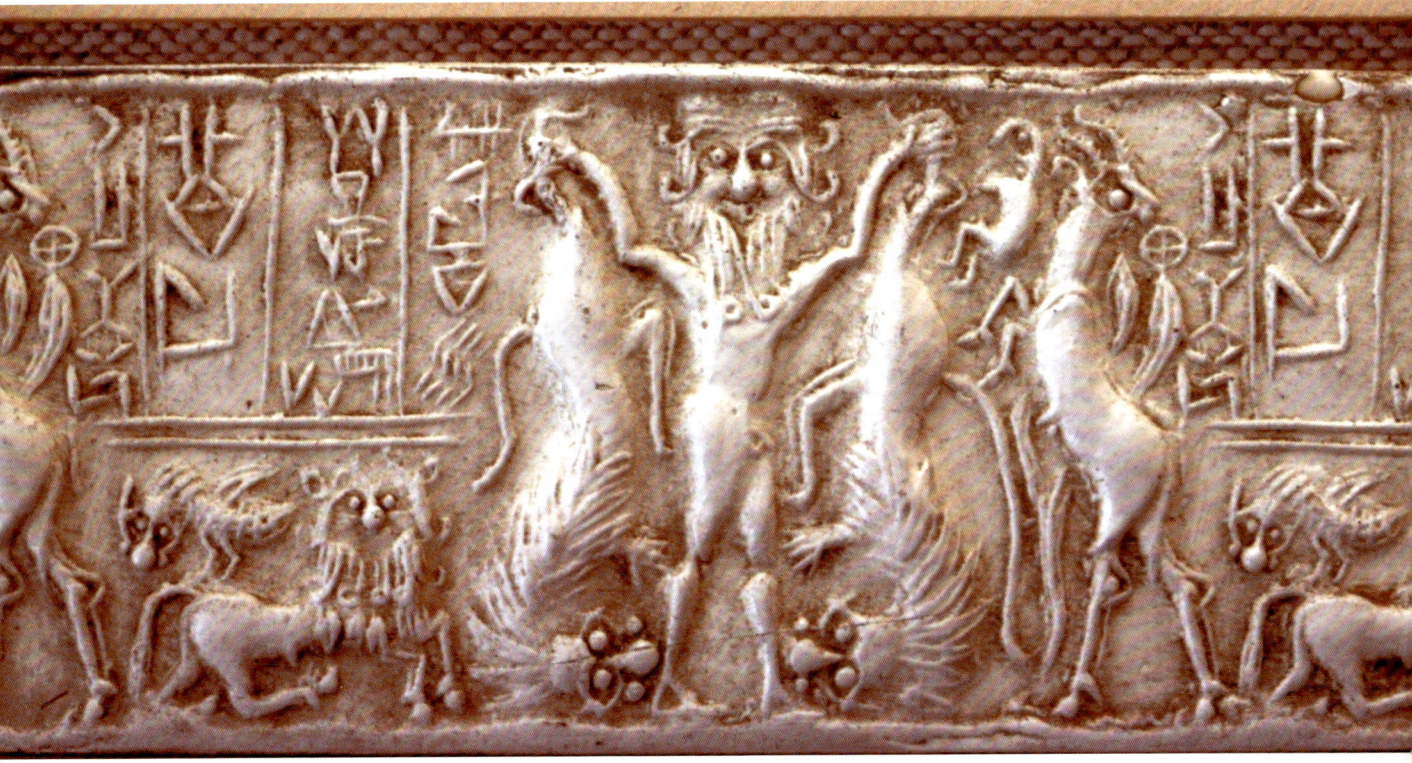

Szene aus dem Gilgamesch-Epos, Relief

das zentrale Thema jenes Werkes, das als das älteste der Menschheitsgeschichte gilt: das Gilgamesch-Epos. Die Geschichte von Gilgamesch ist das umfangreichste und zweifellos auch schönste Beispiel der babylonischen Literatur. Die meisten uns heute vorliegenden Tontafeln, auf denen diese Verse niedergeschrieben sind, stammen aus der Zeit um 650 vor Christus. Unter Althistorikern herrscht jedoch Einigkeit, dass die Ursprünge dieser Erzählung bis in die Zeit der sumerischen Zivilisation, also bis ca. 3000 vor Christus und damit in die Zeit der Erfindung der Schrift zurückgehen. Gilgamesch ist ein kühner, tatenlustiger junger König mit einem nicht zu übersehenden Hang, gelegentlich über die

Stränge zu schlagen. Den Göttern wird er schnell zu kühn und zu tatendurstig. Um ihn in die Schranken zu weisen, schaffen sie ein Wesen von wildem Aussehen und übermenschlichen Kräften: Enkido. Doch leider läuft nicht alles nach dem göttlichen Plan, auch wenn Gilgamesch und Enkido zunächst genau das machen, was die Götter beabsichtigt hatten: Sie liefern sich einen langen und erbitterten Kampf. Im Laufe dieses Kampfes jedoch wächst die gegenseitige Achtung der Kontrahenten voreinander. Aus Respekt wird Freundschaft, und am Ende werden Gilgamesch und Enkido zu einem unzertrennlichen Paar. Gemeinsam ziehen sie durch die Lande, bestehen haarsträubende Abenteuer und

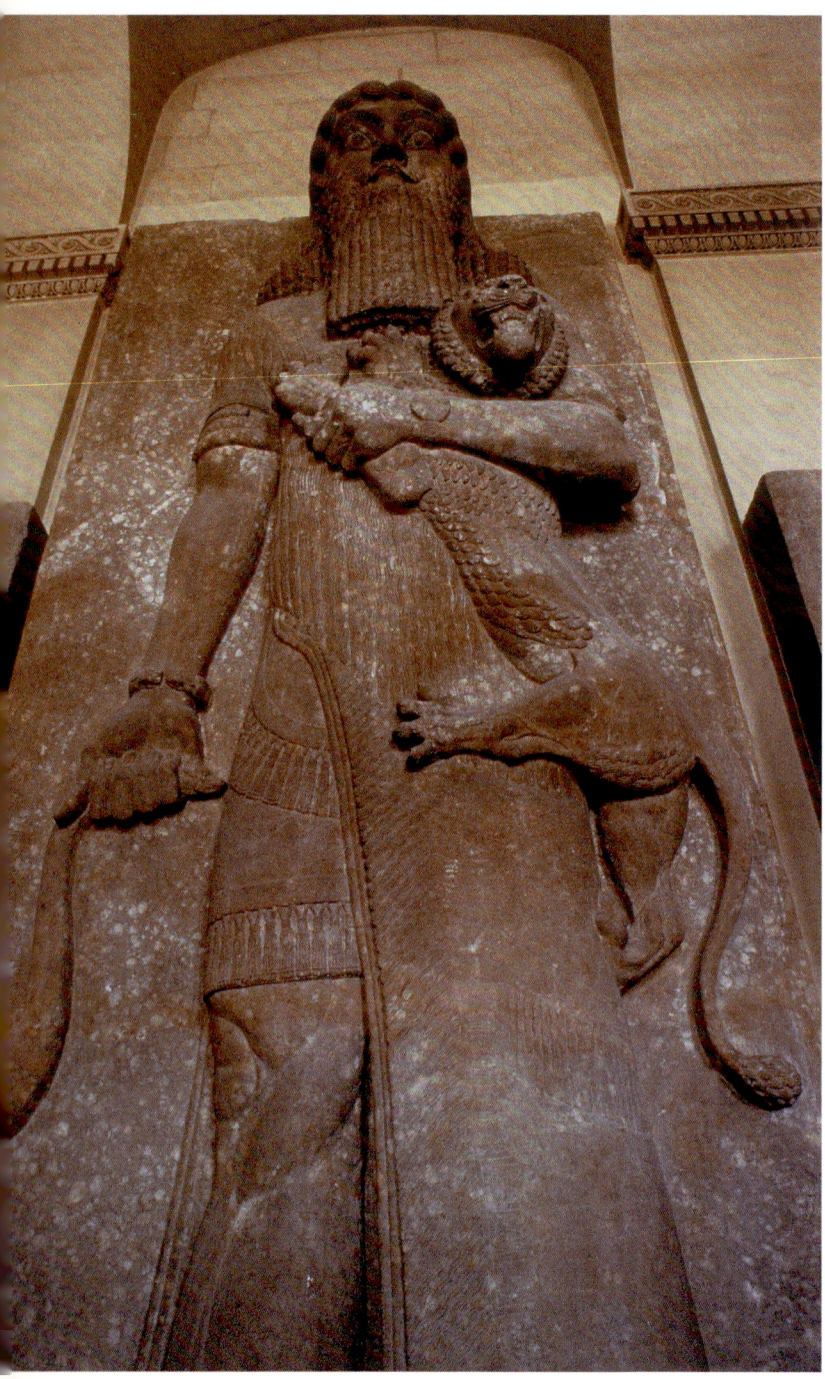

Eine assyrische Darstellung vom Palast Sargon des II.
in Khorsabad zeigt Gilgamesch mit einem Löwen.

lösen herkulische Aufgaben. Als sie dabei sogar ein heiliges Tier töten, wird es den Göttern endgültig zu bunt. Sie beschließen den Tod Enkidos, der daraufhin tatsächlich krank wird und stirbt. Für Gilgamesch ist dieser Tod eine ungeheure Tragödie. Zum einen, weil er seinen besten Freund verliert; zum anderen aber auch, weil er dadurch an seine eigene Sterblichkeit erinnert wird.

„Gilgamesch trauert um Enkido,
seinen Freund,
bitterlich weinend irrt er
durch die Wüste.
‚Wenn ich sterbe, werde ich
nicht sein wie Enkido?
Trauer ist in mein Herz gedrungen.
Ich fürchte mich vor dem Tod
und irre durch die Welt.'"

Die Suche nach dem ewigen Leben

Von nun an ist Gilgamesch nur noch von einer einzigen Idee durchdrungen: Das Geheimnis des ewigen Lebens zu ergründen, um seinen Freund aus dem Totenreich zurückzuholen. Nebenbei verfolgt er damit natürlich auch das Ziel, selber unsterblich zu werden. Dazu muss Gilgamesch erneut viele Abenteuer bestehen und weite Reisen machen; eine dieser Reisen führt ihn zu Utnapishtin, einem babylonischen Weisen, der erstaunliche Ähnlichkeiten mit dem biblischen Noah aufweist.
Utnapishtin legt Gilgamesch eine Prüfung auf: Sechs Tage und sechs Nächte lang soll er wach bleiben, denn wer den Tod besiegen will, muss zunächst einmal den Schlaf bezwingen. Doch Gilgamesch, ermüdet von den hinter ihm liegenden Strapazen,

versag und schläft ein. Die erste Chance auf Unsterblichkeit ist vertan.

Eine Hoffnung allerdings bleibt ihm noch. Utnapishtin hat ihm von einer Pflanze erzählt, die auf dem Grund des Meeres wächst und demjenigen, der sie verspeist, ewige Jugend verleiht. Gilgamesch macht sich auf die Suche und findet tatsächlich diese sagenhafte Pflanze. Doch auf dem Weg nach Hause lässt er sie auf dem Rand eines Brunnens liegen, an dem er Abkühlung sucht. Dort findet eine Schlange die wundersame Pflanze und verschlingt sie auf der Stelle. Seitdem gelten Schlangen in Babylon, ebenso wie in vielen anderen Kulturen, als unsterblich. Sie werfen einfach ihre alte Haut ab und beginnen immer wieder ein neues Leben.

Gilgamesch aber versinkt in tiefe Trauer. Er hat seine zweite Chance auf Unsterblichkeit verspielt und muss sich nun endgültig mit seinem Schicksal abfinden, das im Epos so formuliert wird:

„Gilgamesch – wohin gehst du?
Das Leben, das du suchst,
wirst du nicht finden.
Denn als die Götter
die Menschen schufen,
teilten sie den Menschen den Tod zu,
das ewige Leben behielten sie
für sich selbst.“

Das erste Epos der Menschheitsgeschichte handelt also bereits von der Suche des Menschen nach Unsterblichkeit – und nicht zuletzt von seinem spektakulären Scheitern. Ein Scheitern, das sich noch vielfach wiederholen wird. Denn der Moral des Gilgamesch-Epos, das menschliche Schicksal von Altern und Tod als göttlichen Willen zu akzeptieren, haben sich auch nachfolgende Generationen nur bedingt gefügt. Mehr noch – eine neue Disziplin der menschlichen Kunstfähigkeit beginnt sich allmählich zu etablieren: die Medizin. Und damit geht der Kampf gegen das Alter erst richtig los.

Das buddhistische Chang Sambala

Selbstverständlich hat auch der ferne Osten seine Mythen von einem Paradies, in dem die Menschen ein langes und glückliches Leben führen. Bereits in den frühen buddhistischen Schriften wird ein Chang Sambala als Quelle der antiken Weisheit erwähnt. In Europa wurde dieser Ort unter dem Namen Shangri-La bekannt. Der Schriftsteller James Hilton führte ihn in seinem 1933 erschienenen Roman „Lost horizon" (deutsch erschienen unter dem Titel: „Irgendwo in Tibet") in die westliche Kulturgeschichte ein. Shangri-La ist bei Hilton ein abgeschiedenes Lamakloster am Shangri-Gebirgspass im Himalaja. Die Klosterbewohner, bei denen es sich zu einem nicht geringen Teil um westliche „Aussteiger" handelt, leben dort in selbst gewählter Weltabgeschiedenheit fernab der Hast europäischer Zivilisation. Gleichwohl sehen sie sich als die letzten Bewahrer von Kultur und Wissen. Und natürlich erreichen sie ein extrem hohes Alter. Heute hat sich eine der größten und mondänsten asiatischen Hotelketten den Namen Shangri-La gesichert. Ihre Luxusherbergen finden sich auch in den etwas weniger abgeschiedenen Gegenden des fernen Ostens.

Das erste Epos der Menschheitsgeschichte handelt von der Suche nach Unsterblichkeit.

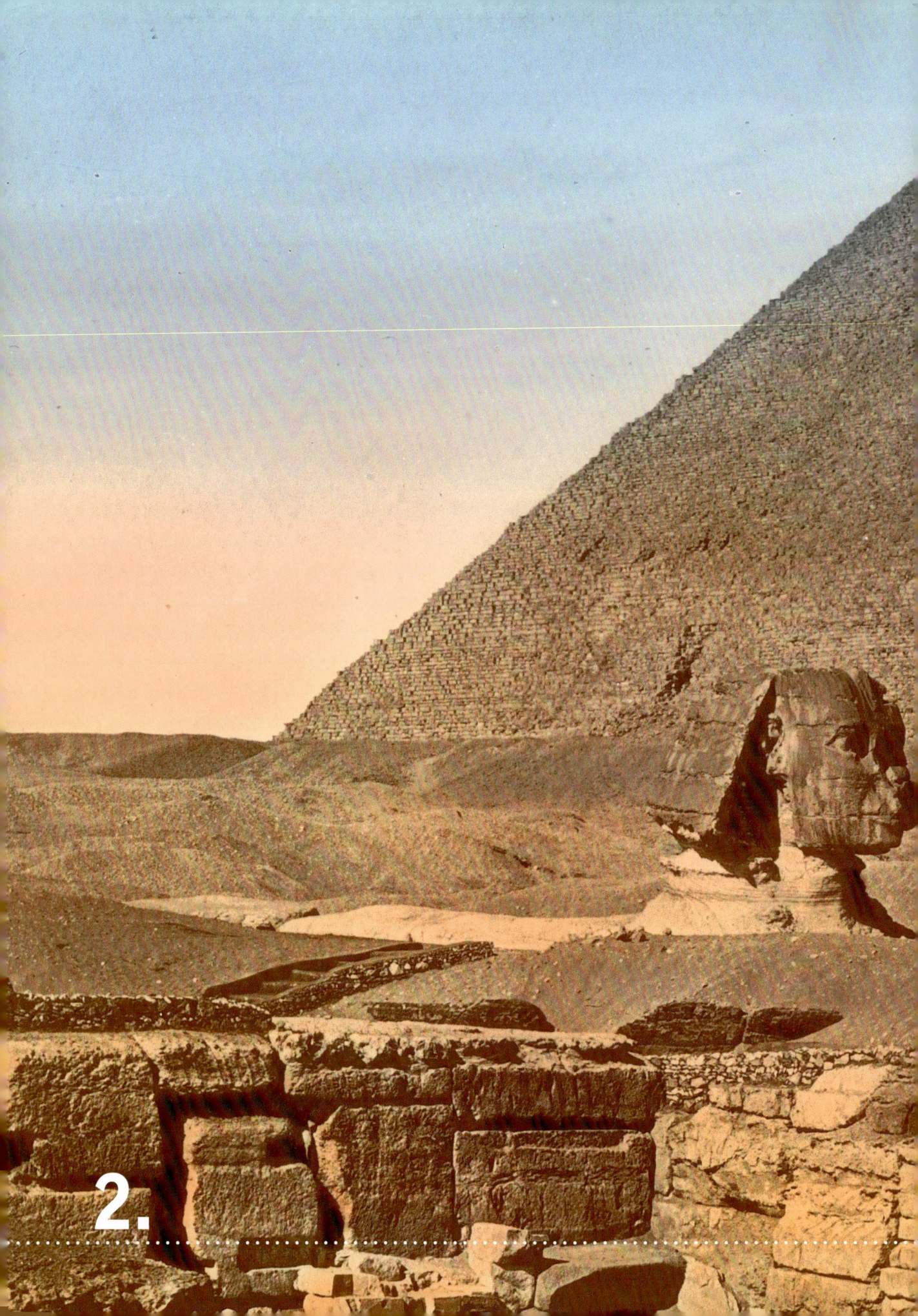

2.

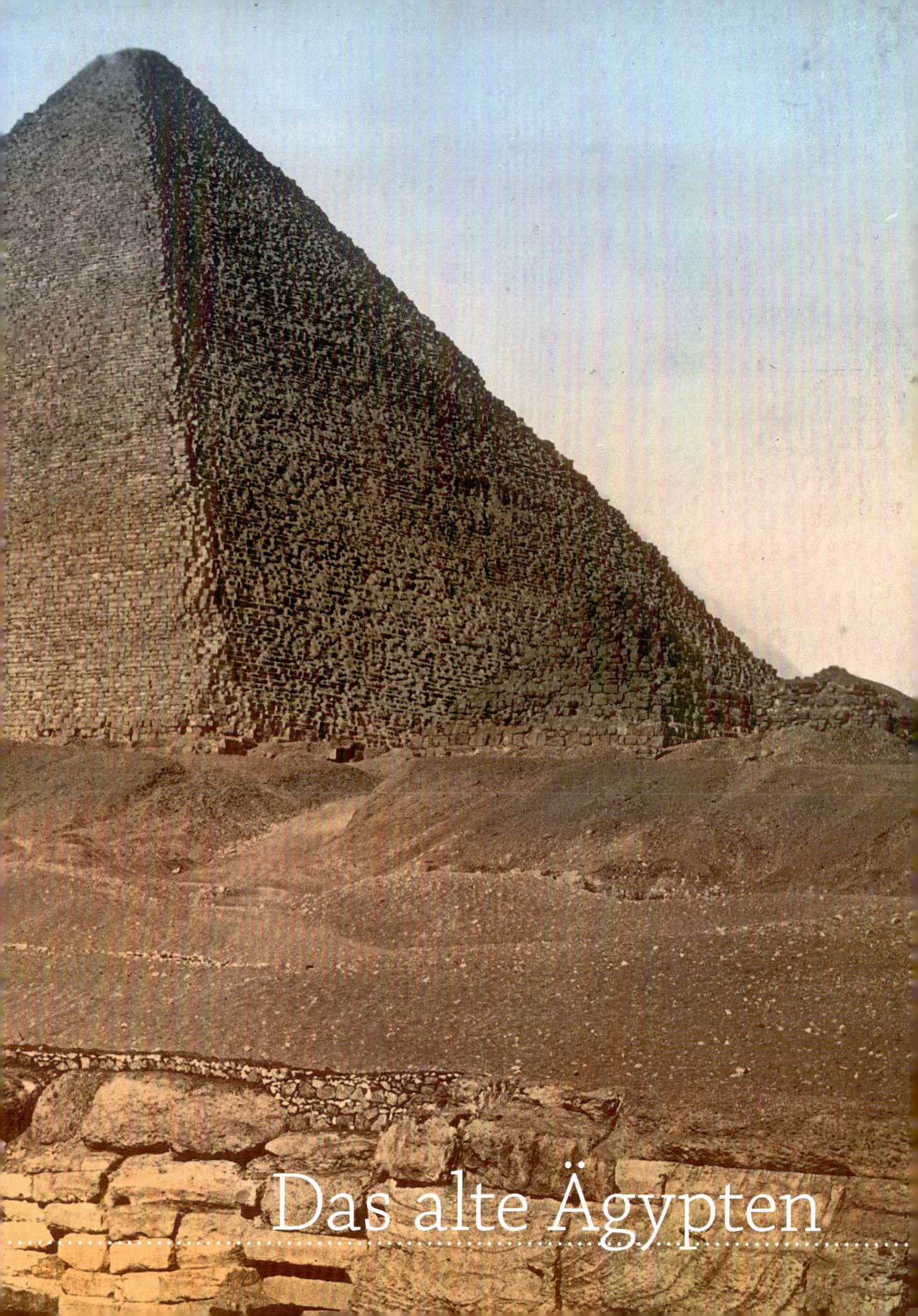

Das alte Ägypten

II

Das alte Ägypten

EIN PYRAMIDENBAUER WIRD ZUM HEILGOTT UND EINE PHARAONIN ZUR KOSMETIKFACHFRAU

So wie das alte Ägypten als die eigentliche Wiege der abendländischen Kultur gelten kann, so ist es auch das Ursprungsland der Medizin. In Ägypten bildete sich erstmals der Berufsstand des Arztes heraus, freilich noch eng mit dem des Priesters verbunden. Die ägyptischen Ärzte genossen in der antiken Welt hohes Ansehen. Grund dafür waren ihre umfassende Ausbildung, ihre ausgezeichneten handwerklichen Fähigkeiten und vor allem die bereits frühzeitig nachweisbare Spezialisierung, die noch heute unser Medizinsystem prägt. So berichtete etwa der bereits erwähnte griechische Geschichtsschreiber Herodot in seinen „Historien" über die Medizin der alten Ägypter: „Die Heilkunst ist aufgeteilt. Jeder Arzt behandelt nur eine bestimmte Krankheit, nicht mehrere, und alles ist voll von Ärzten. Da sind Ärzte für Augen, für den Kopf, für die Zähne, für den Leib und für innere Krankheiten."

Rechts: Der hier auf einem Fresko dargestellten ägypischen Göttin Isis wurden Heilkräfte nachgesagt.

Festgehalten wurde das medizinische Wissen der Ägypter in sechs großen Büchern. Die meisten sind in Form von Papyri erhalten, von denen der bekannteste sicherlich der auf ca. 1500 vor Christus datierte Papyrus Ebers ist. Die darin enthaltenen Texte zeigen, dass das prinzipielle Vorgehen der ägyptischen Ärzte bereits weitgehend dem unserer modernen Medizin entsprach. „Wenn du untersuchst ... und du findest ..., dann sollst du ...", lauten formelhaft die meisten Anweisungen. Von der Untersuchung und der Befunderhebung über die Diagnosestellung zur Therapie – genauso gehen Ärzte auch heute noch vor. Allerdings ist im Papyrus Ebers fast jede Therapie von entsprechenden Heil- und Zaubersprüchen begleitet, denen ein hoher Stellenwert zukommt. „Wirksam ist der Zauber (nur) zusammen mit dem Heilmittel, wirksam ist das Heilmittel (nur) zusammen mit dem Zauber."

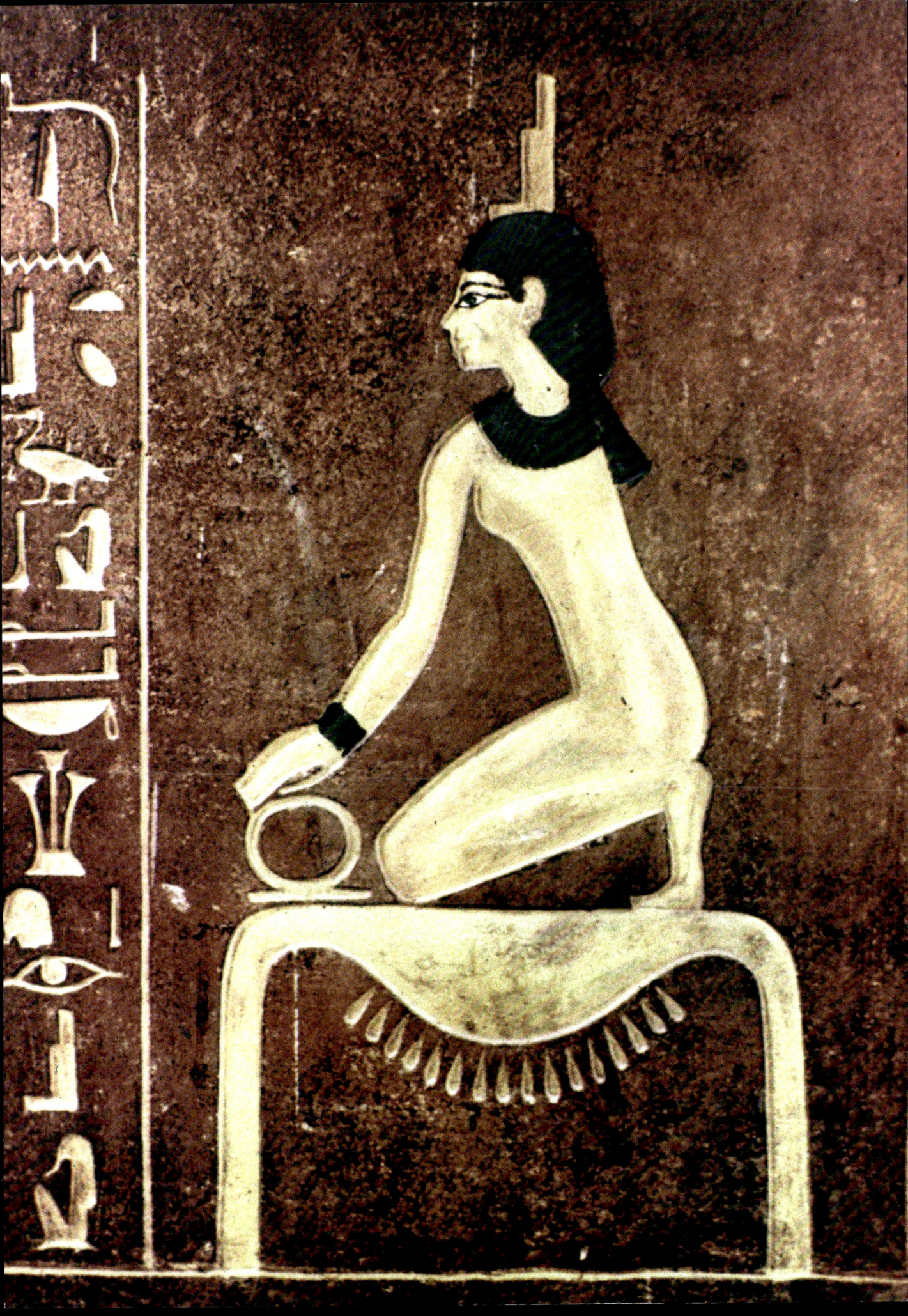

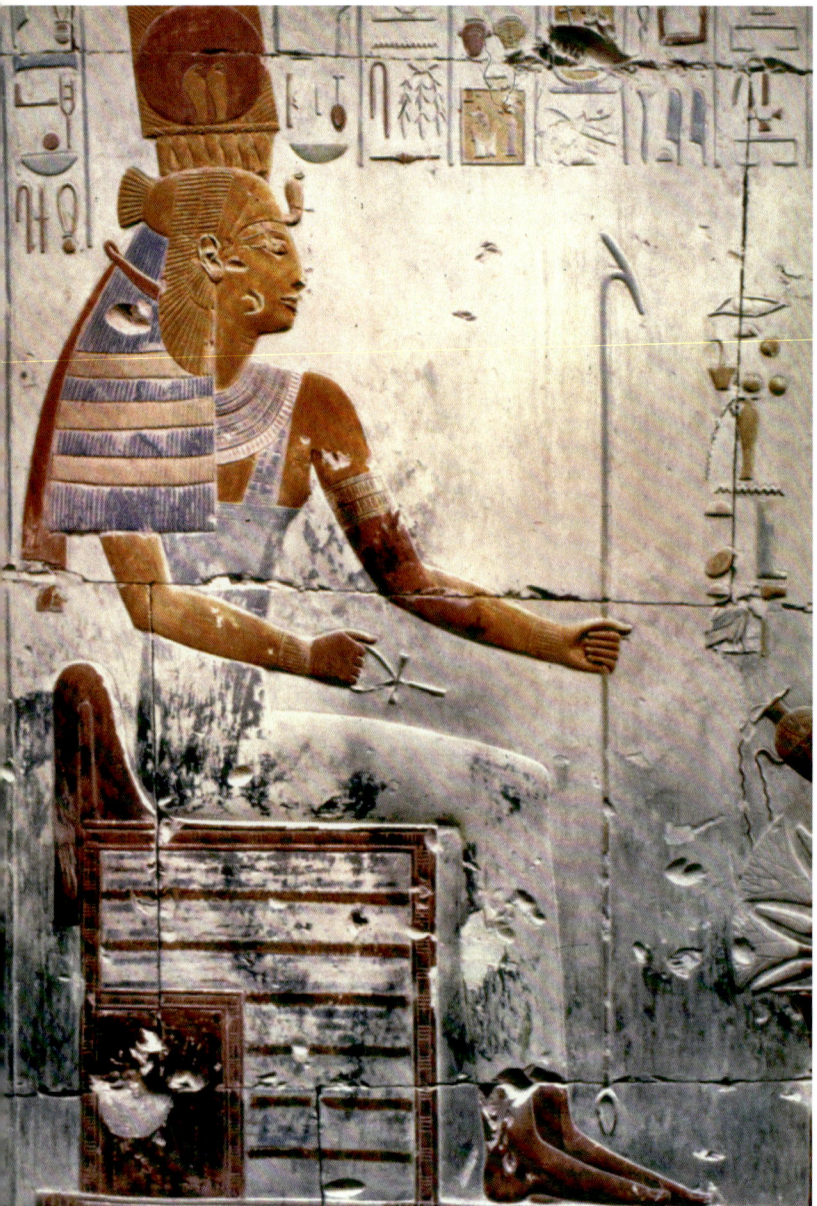

Bemaltes Isis-Relief vom Tempel Seti des I. in Abydos, um 1300 v. Chr.

terkollegen Wet besänftigt und zur zahmen Katze. So wandelte Sachmet sich mit der Zeit zur gütigen und heilbringenden Göttin, die in ihren Tempeln Wunder vollbrachte.

Aber es gab auch andere Heilgötter. Der Gott Thot, der als Pavian oder Ibis dargestellt wurde, war eigentlich der Gott des Schreibens, des Messens und der Weisheit. Damit war er gleichzeitig auch zuständig für die so wichtigen geheimen Zaubersprüche, die jeden Heilvorgang begleiteten.

Die Göttin Isis galt ebenfalls als große Heilerin und Zauberin, schließlich war es ihr gelungen, ihren toten Göttergemahl Osiris wieder zum Leben zu erwecken und anschließend mit ihm den gemeinsamen Sohn Horos zu zeugen.

Die im Land am Nil so außerordentlich weit entwickelte Kunst der Mumifizierung hat gelegentlich zu dem Eindruck geführt, die alten Ägypter hätten sich weniger dafür interessiert, das Leben zu verlängern als vielmehr, den Tod zu konservieren. Dagegen spricht allerdings das erstaunlich hohe Lebensalter, das viele Pharaonen nachweislich erreicht haben. Von Ramses II., dem wohl bedeutendsten Herrscher des Alten Reiches, ist bekannt, dass er 96 Jahre alt geworden ist. Und dass er in dieser Zeit nicht untätig war, zeigt schon allein die stattliche Zahl von 120 Enkelkindern.

Wenn wir von den präventiven Leistungen der altägyptischen Medizin sprechen, so ist da sicherlich an erster Stelle die hochentwickelte Hygiene zu nennen. Körperpflege und Sauberkeit standen ganz oben auf der Prioritätenliste dieses von Staub und Hitze geplagten Volkes. Alle Bevölkerungsschichten trachteten danach, sich regelmäßig zu waschen: morgens, vor jeder Mahlzeit und noch einmal für die Nacht-

Folglich tragen die meisten Ärzte zusätzlich den Titel eines Priesters, zumeist den der löwenköpfigen Göttin Sachmet. Diese ursprünglich böse und menschenfressende Göttin wurde laut Mythos von ihrem Göt-

ruhe. Priester rasierten sich jeden dritten Tag den ganzen Körper zur Abwehr von Läusen und Krankheitserregern. Ebenfalls bereits im alten Ägypten findet sich eine Vorstellung, die geradezu leitmotivisch die Medizin im Allgemeinen und die Anti-Aging-Medizin im Besonderen durchzieht: Der Tod lauert im Darm. Gifte, die über die Nahrung aufgenommen werden und Zersetzungsprodukte, die im Rahmen des Verdauungsprozesses entstehen, werden immer wieder als Ursache für chronische Erkrankungen und frühzeitigen Tod gesehen. Dagegen hilft nur ständiges Großreinemachen. Wer im alten Ägypten auf sich hielt und über die entsprechenden Mittel verfügte, der ließ sich regelmäßig Einläufe verpassen. Die Rezepte dafür sind weitgehend erhalten und lauten etwa folgendermaßen: „Honig 2,5 Volumenteile, frisches Öl ¼ der Menge, süßes Bier 10 Volumenteile werden eingegossen in den After". Die hoch spezialisierten Ärzte, die derartige Einläufe vornahmen, hießen Nr Phiit, was übersetzt so viel heißt wie „Hüter des Afters". Selten hat man für eine derartige prosaische Tätigkeit einen poetischeren Namen gehört.

Gerne schreibt man den alten Ägyptern auch die Erfindung der Männermedizin zu. Grund dafür ist hauptsächlich ein Kapitel in dem ebenfalls medizinischen Themen gewidmeten Papyrus Smith, das die verheißungsvolle Überschrift trägt: „Wie mache ich aus einem alten (Mann) einen jungen (Mann)?"

Was folgt ist allerdings keine große Offenbarung. Angepriesen wird lediglich eine ölhaltige Salbe auf der Grundlage von Bockshornklee, die im Wesentlichen Altersflecken und Haarausfall bekämpfen soll. Ob die darin möglicherweise enthaltenen geringen Mengen an Phytoöstrogenen einen Effekt gehabt haben, darüber lässt sich trefflich streiten. Eine Parallele zur modernen Anti-Aging-Medizin kann man aber auf jeden Fall ziehen: Auch im 21. Jahrhundert neigen manche Vertreter dieser Disziplin dazu, grandiose Versprechungen zu machen – um dann doch nur banale Allerweltsmittel zu verkaufen.

Ein Wesir berichtet vom Altern

Zu den eindrucksvollsten medizinischen Schriften gehört ein Text, der nicht von einem Arzt stammt, sondern von einem Juristen. Ptah-Hotep war in der 5. Dynastie des altägyptischen Reiches oberster Richter und Wesir des Königs. Angeblich im Alter von 110 Jahren schrieb er den folgenden Erfahrungsbericht über die Mühsal des Alters:

„Das hohe Alter ist da und
das Greisentum ist über mich gekommen;
Die Mattigkeit ist gekommen, und die
Gebrechlichkeit der Kindheit erneuert sich,
Sie, die das Kind ständig schlafen lässt,
Die Augen sind schwach,
die Ohren sind taub,
Die Kraft nimmt ab,
weil das Herz müde wird;
Der Mund verstummt
und kann nicht mehr sprechen;
Der Geist ist vergesslich und kann sich
nicht mehr an gestern erinnern,
Die Knochen sind krank
wegen des hohen Alters.
Das Gute hat sich in Schlechtes verkehrt;
Aller Geschmack ist dahingegangen.
Was das Alter dem Menschen antut
Ist in jeder Beziehung von Übel;

Die Nase ist verstopft
und kann nicht mehr atmen;
Jede Bewegung bereitet Schmerzen."

Imhotep

Der berühmteste der altägyptischen Ärzte hatte zumindest für sich persönlich das Geheimnis der Unsterblichkeit gelöst. Er wurde nämlich zum Gott erklärt. Imhotep – dessen Name soviel bedeutet wie „Der in Frieden kommt" – lebte um 2700 vor Christus, also zur Zeit des Alten Reiches. In erster Linie war er der Baumeister des Pharaos Djoser. Für ihn konstruierte er die erste Steinpyramide, die noch heute erhaltene, berühmte Stufenpyramide von Sakara. Gleichzeitig entwickelte er auch ein neues Bewässerungssystem, das die Wasserversorgung der Felder auch bei niedrigen Pegeln des Nils anhob und dadurch die Lebensbedingungen der ägyptischen Bauern erheblich verbesserte.

Die für das alte Ägypten so entscheidende Technik der Mumifizierung entwickelte Imhotep dadurch weiter, dass er die inneren Organe der Toten entnehmen ließ, um sie in speziellen Gefäßen, den Kanopen, aufzubewahren. Der Medizin gab er dadurch vielfältige Impulse, sodass er in der ägyptischen Spätzeit des „Neuen Reiches" als Gott des Heilwesens verehrt wurde. In der griechischen Mythologie flossen viele Wesenszüge Imhoteps in die des Heilgottes Asklepios (deutsch: Äskulap) ein. Das Grab Imhoteps sowie seine umfangreiche Bibliothek sind bis heute noch nicht gefunden. Auch wenn man davon ausgehen muss, dass viele der angeblichen Verdienste Imhoteps Produkte nachträglicher Legendenbildung sind, so bleibt auch bei nüchterner Betrachtung das Fazit: Rund 4000 Jahre vor Leonardo Da Vinci war Imhotep das wohl erste namentlich bekannte Universalgenie der Menschheit.

Kleopatra – ästhetisches Anti-Aging in Theorie und Praxis

Neben der Medizin erlebte auch die Kosmetik im alten Ägypten ihre erste Blüte. Viele der überlieferten ägyptischen Malereien zeigen, dass die ägyptischen Frauen gerne und reichlich in den Schminktopf griffen. Die ägyptische Hieroglyphe für Schönheit ist übrigens ein Auge mit einer stark geschminkten Braue. Schönheit ist also nicht nur etwas Naturgegebenes, sondern in erster Linie etwas von Menschen Gemachtes. Geradezu einem Kult der Schönheit frönte Ägyptens letzte und wohl schillerndste Herrscherin, Kleopatra VIII., *die* Kleopatra. Ihr Regierungssitz Alexandria war im zweiten Jahrhundert vor Christus der intellektuelle Nabel der Welt. In der Bibliothek von Alexandria befand sich das gesamte Wissen der damaligen Zeit. Dazu hatte auch Kleopatra selbst mit einem Buch beigetragen – selbstverständlich über Kosmetik. Leider ging ihr „Kosmetikon" verloren. Überliefert ist allerdings, dass darin allein 18 Rezepturen zum Färben der Haare aufgelistet waren.

Kleopatras ganz persönliche Anti-Aging-Therapie ist weltberühmt und wurde Ziel manch spöttischer Kommentare: Die Pharaonin badete täglich in Eselsmilch. Das mag uns heute ein wenig seltsam vorkommen – aus medizin-kosmetischer Sicht war es zur damaligen Zeit die optimale Form von „skin rejuvenation". Eselsmilch enthält

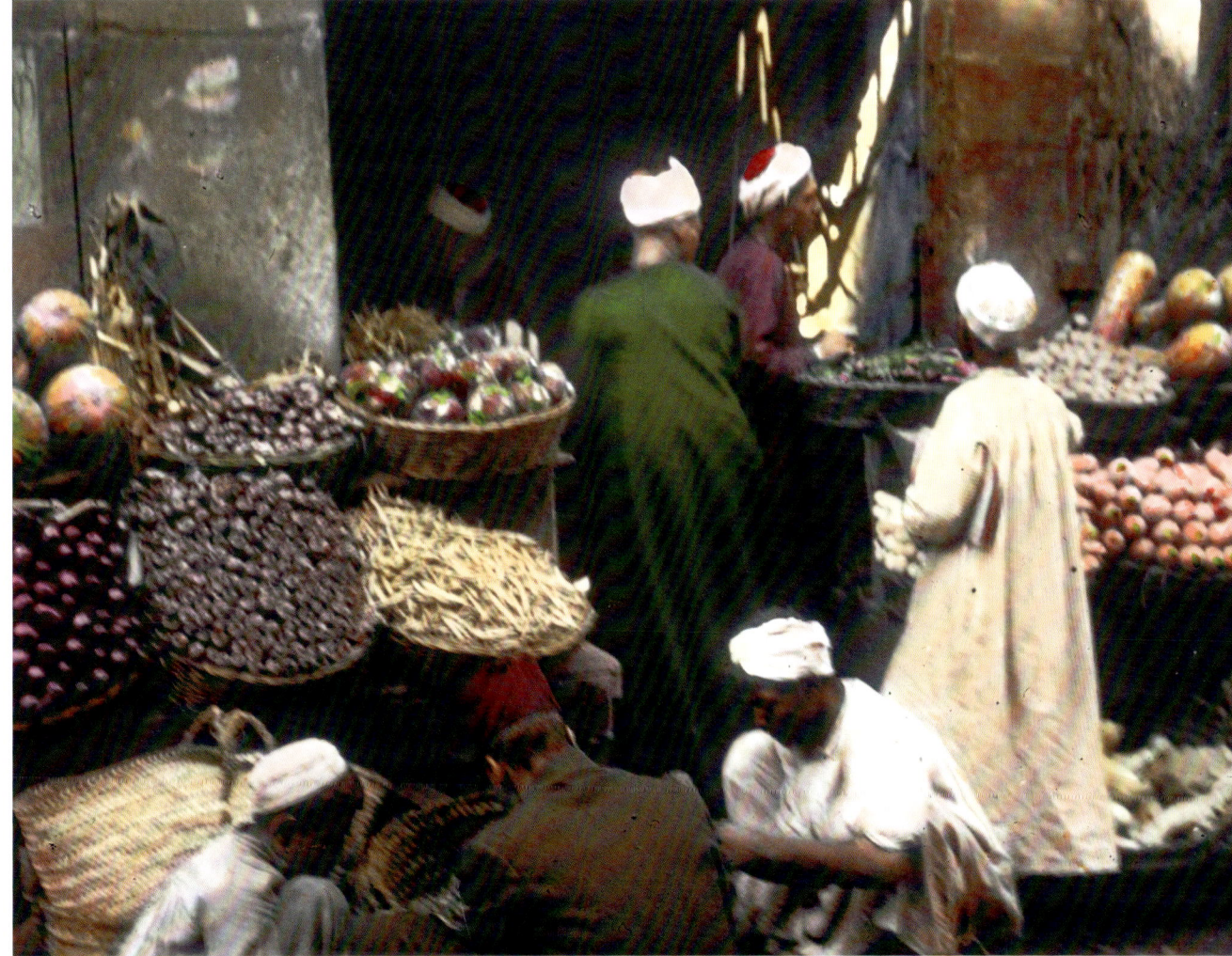

Arabischer Obstladen in Kairo, handkoloriertes Glasdiapositiv, um 1910

nicht nur viele pflegende und rückfettende Substanzen für ausgetrocknete Haut, sie lädt diese darüber hinaus auch noch mit extrem wirkungsvollen Antioxidantien auf. So ist in Eselsmilch Co-Enzym Q10 in hohen Konzentrationen vorhanden und gut bioverfügbar. Selbst die Chronobiologie stimmte perfekt: Kleopatra badete abends und pflegte damit nicht nur ihre Schönheit. Sie aktivierte das Anti-Schadstoffsystem ihrer Haut und wappnete die obersten Gewe-

beschichten für den nächsten Tag. Aber letztlich zählt natürlich nicht nur die Maßnahme an sich, sondern die damit erzielte Wirkung. Und auch diesbezüglich kann Kleopatra auf spektakuläre Erfolge verweisen. Wer mit Julius Cäsar und Mark Anton zwei der höchsten Repräsentanten des römischen Weltreiches in Folge verführt, der kann – was das ästhetische Anti-Aging betrifft – nicht allzu viel falsch gemacht haben.

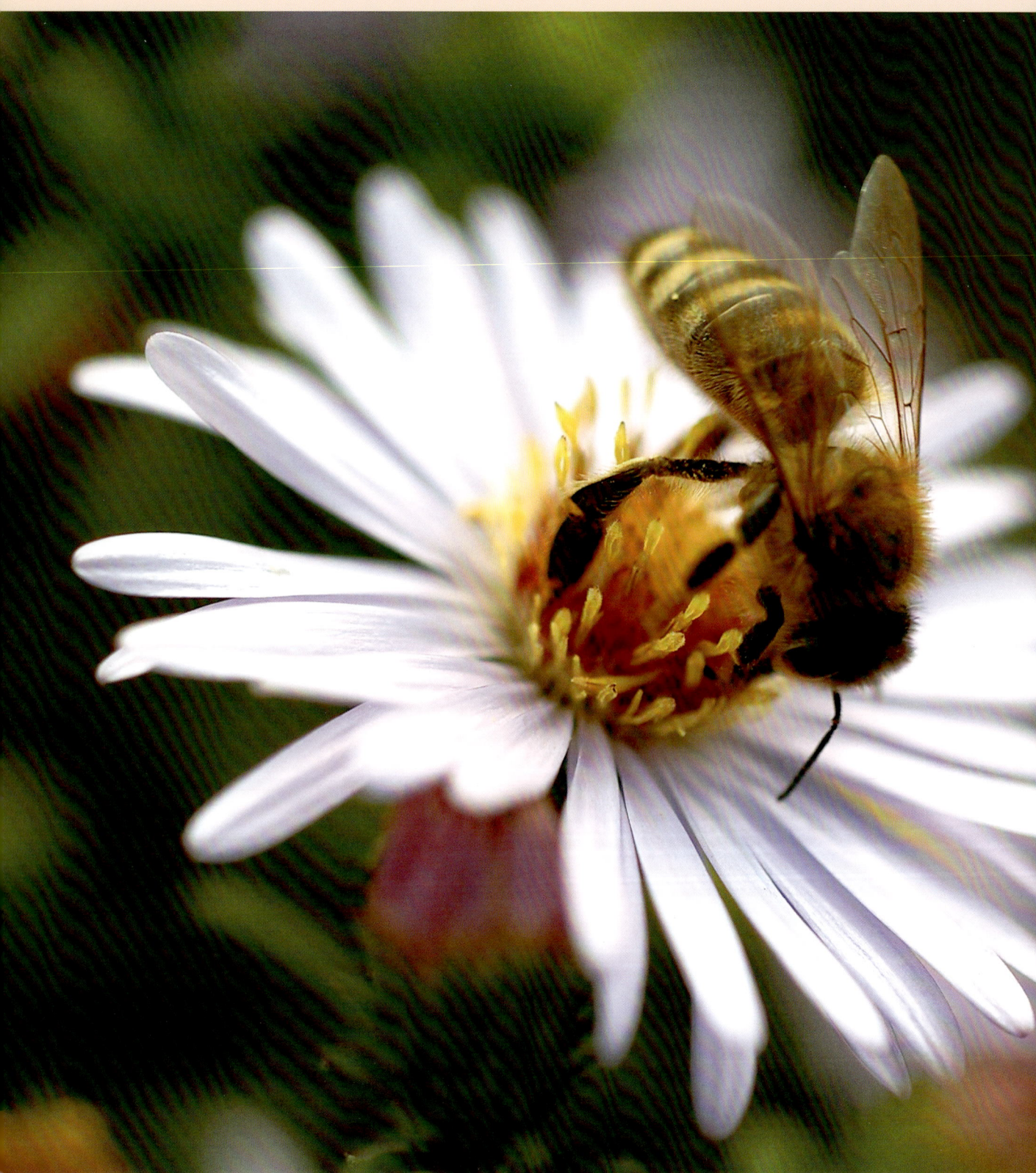

DAS ALTE ÄGYPTEN **DIE ANTI-AGING-KUNST DER PHARAONEN**

Von Bienen lernen

Wenn es etwas gibt, das geradezu symbolisch das Außerordentliche der altägyptischen Kultur widerspiegelt, so ist es sicherlich die Kunst der Mumifizierung. Von wem aber haben die Ägypter diese Kunst erlernt? Eine These lautet: von den Bienen.

Die Ägypter waren außerordentlich gute Beobachter. So ist ihnen sicherlich auch nicht entgangen, was mit einer Maus passiert, die sich in einen Bienenstock verirrt: Sie wird umgehend von wütenden Bienen zu Tode gestochen. Nun würde aber eine verwesende Maus den Bienenstock auf Dauer verseuchen. Ein Abtransport ist allerdings nicht möglich, dafür ist die Maus zu schwer. Was tun? Die Maus wird mumifiziert. Mit Wachs und Propolis, einer Art Bienenharz mit antibiotischen Wirkungen, wird die tote Maus von den Bienen einbalsamiert. Die Mausmumie kann danach jahrzehntelang im Bienenstock verbleiben, ohne die fleißigen Insekten in irgendeiner Weise zu stören.

Aber noch etwas Weiteres übernahmen die Ägypter von den Bienen – und dies hat nun tatsächlich einen unmittelbaren Bezug zur Anti-Aging-Medizin. Die Rede ist vom Gelée royale. Bekanntlich gibt es in einem Bienenstock tausende von Arbeitsbienen, aber nur eine einzige Bienenkönigin. Während die Arbeitsbienen mit dem Sammeln von Honig und dem Ausbau des Bienenstockes beschäftigt sind und dabei lediglich wenige Monate alt werden, konzentriert sich die Bienenkönigin ganz auf die Produktion von Nachwuchs und bringt es dabei auf ein Lebensalter von bis zu vier Jahren.

Das wirklich Beeindruckende dabei ist Folgendes: Genetisch sind Arbeitsbiene und Bienenkönigin völlig identisch. Das, was die Königin zur Königin macht, ist nicht ihre Abstammung oder eine besondere genetische Veranlagung, sondern einzig und allein ihre Ernährung. Dadurch, dass sie von ihren Arbeitsbienen mit einem speziellen Nahrungsbrei, dem Gelée royale, gefüttert wird, entwickelt sie sich völlig anders als ihre Artgenossen, die das königliche Gelee nicht bekommen.

Es ist also lediglich die spezielle Ernährung, die für die deutlich längere Lebensspanne der Bienenkönigin verantwortlich ist. In der Terminologie des 21. Jahrhunderts würde man von einer „epigenetischen Diät" sprechen, also von einer Nahrungsform, die in der Lage ist, die jeweilige Ausprägung unserer Gene gezielt zu beeinflussen.

Diesen Begriff kannten die alten Ägypter natürlich noch nicht. Dass ihnen aber die Effekte von Gelée royale durchaus bekannt gewesen sein dürften, beweist nicht zuletzt die Tatsache, dass die Bienennahrung als Grabbeigabe sehr beliebt war. Und natürlich hat auch die moderne Anti-Aging-Medizin Gelee Royal längst als Nahrungsergänzungsmittel auf den Markt gebracht. Ob das entsprechende Präparat wirklich lebensverlängernd wirkt? Bei Bienen bestimmt!

Der Unterschied zwischen Arbeitsbienen und der (deutlich langlebigeren) Bienenkönigin liegt in der Ernährung begründet.

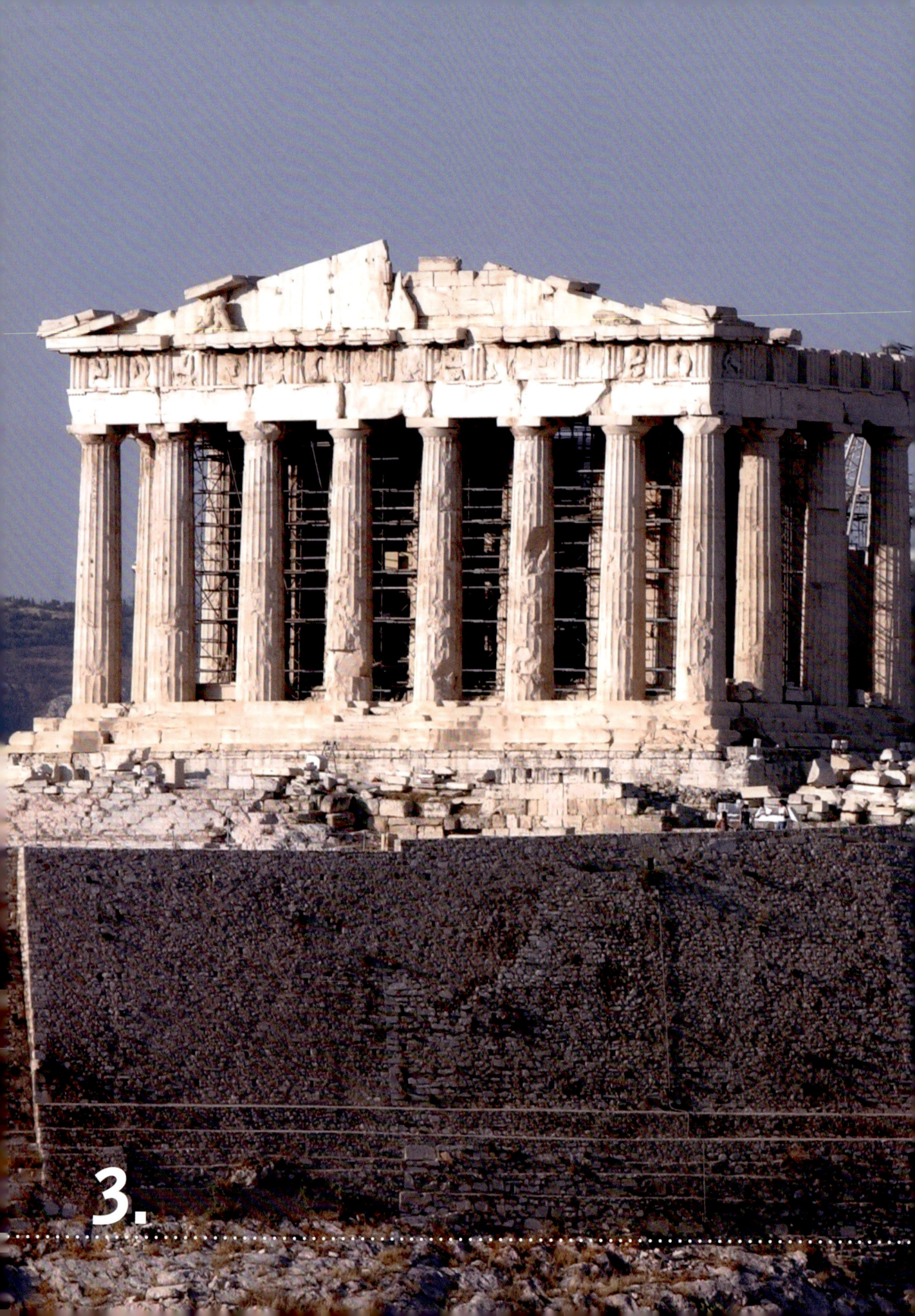

3.

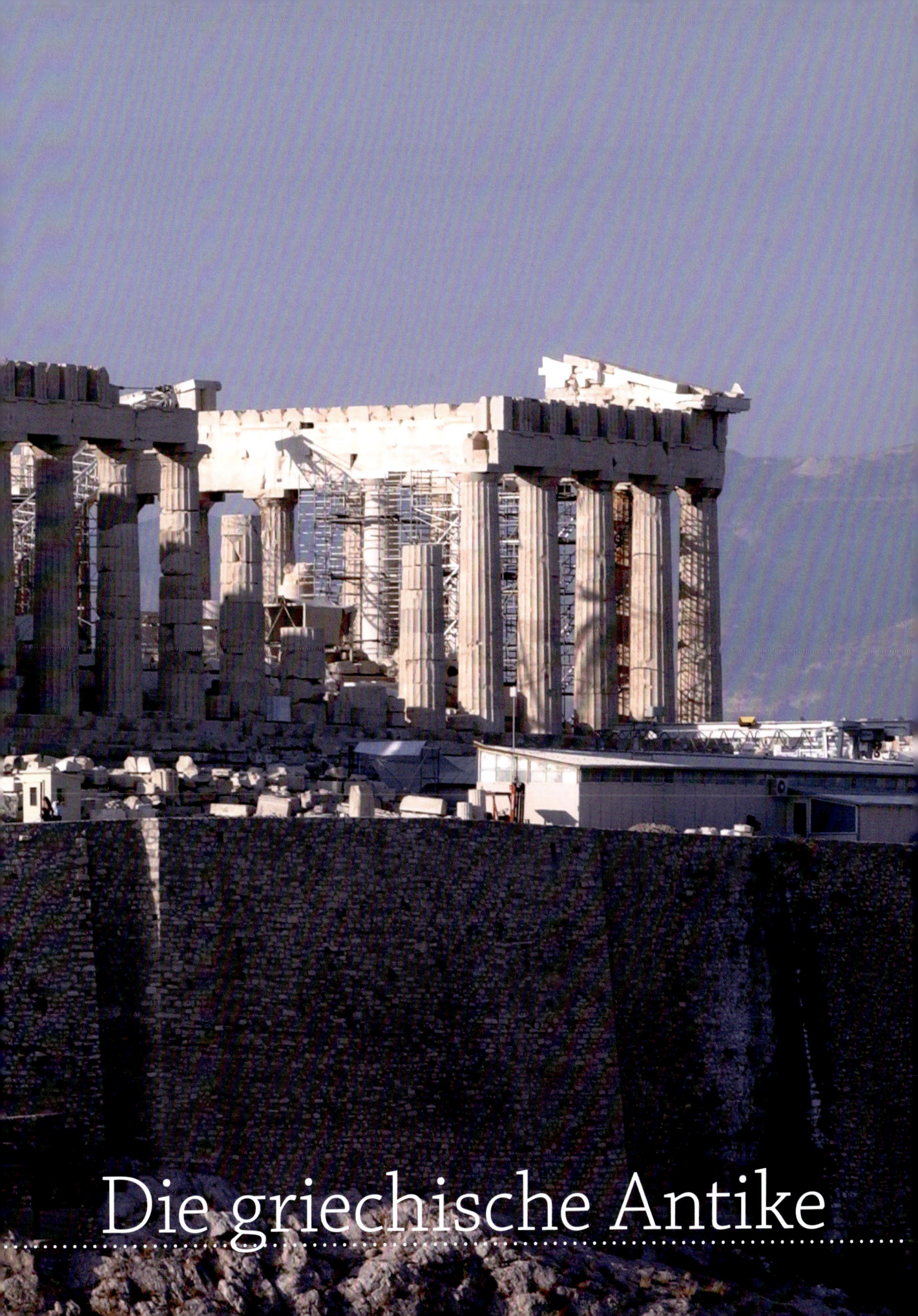

Die griechische Antike

III

Die griechische Antike

DER URVATER ALLER ÄRZTE
BEGRÜNDET DIE LIFESTYLE-MEDIZIN
UND EINE VERLIEBTE GÖTTIN MACHT
EINEN VERHÄNGNISVOLLEN FEHLER

Das alte Ägypten mag die Wiege der abendländischen Medizin gewesen sein. Im antiken Griechenland aber macht die ärztliche Kunst einen entscheidenden Schritt, der sie endgültig als eigene Disziplin etabliert. Sie löst sich von überkommenen magisch-religiösen Vorstellungen und erklärt Krankheiten allein auf der Basis von Naturphilosophie. Die in vielen frühen Kulturen zu findende Symbiose von Arzt und Priester gelangt endgültig an ihr Ende.

Kein anderer Arzt von der Antike bis zur Neuzeit hat sich derart intensiv und systematisch mit Fragen des Alterns und der Prävention beschäftigt wie Hippokrates.
Byzantinische Miniatur, 14. Jahrhundert

Entscheidend für diese Entwicklung ist Hippokrates von Kos (ca. 450–370 v. Chr.), ein Mann, der noch heute als Urvater aller Ärzte gilt. Als Ursache jeder Erkrankung sah Hippokrates ein Ungleichgewicht der vier Körpersäfte Blut, Schleim, gelbe und schwarze Galle. Bereits die vorsokratischen Philosophen hatten diese vier „Kardinalsäfte" als die entscheidenden Komponenten des Lebens beschrieben. Man ging also nicht mehr davon aus, dass Krankheitssymptome durch übernatürliche Ursachen hervorgerufen wurden, sondern sah in ihnen das Bestreben des Körpers dokumentiert, kranke Säfte unschädlich zu machen und auszustoßen. Vorgänge, die der Arzt durch Lebensumstellung, Diät, Arzneimittel und operative Eingriffe unterstützen kann. Immer wieder weisen Hippokrates und die auf ihn zurückgehende Ärzteschule auf die grundlegenden Prinzipien hin, die den neuen Berufsstand des aufgeklärten Medi-

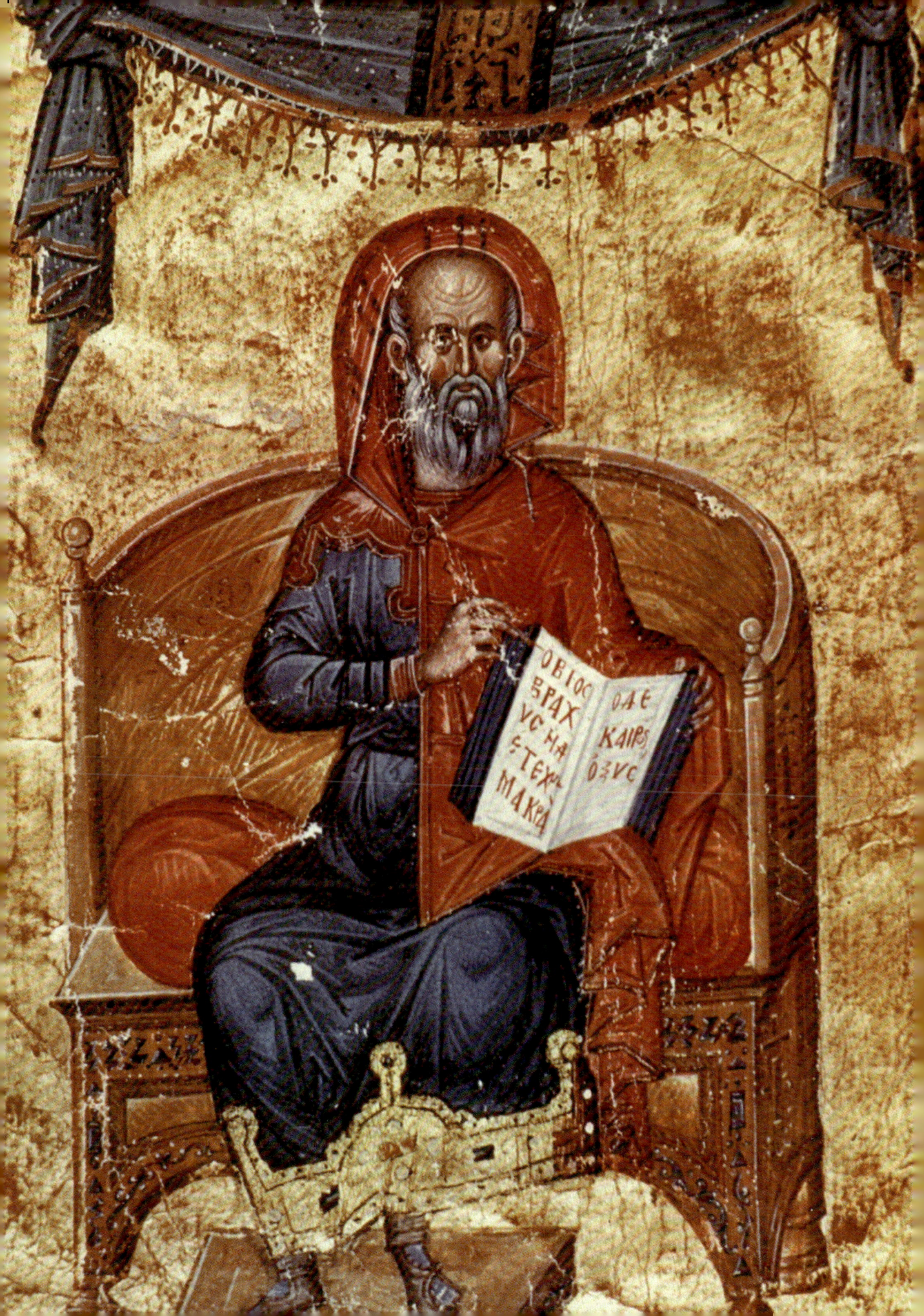

Ο ΒΙΟC
ΒΡΑΧ
VC ΗΑ
CΤΕΧΝ
ΜΑΚΡΑ
Ο ΔΕ
ΚΑΙΡΟ
ΟΞVC

ziners ausmachen. So betonen sie, dass die Ursache für die Krankheit eines Menschen sich weder aus dem Stand der Gestirne ablesen lässt noch aus der Leber eines geschlachteten Opfertiers. Vielmehr sind es die genaue Beobachtung der vorhandenen Symptome, die ausführliche Erhebung der Krankengeschichte und die sorgfältige und umfassende körperliche Untersuchung, welche es dem Arzt ermöglichen, seine Diagnosen und Therapien systematisch zu erarbeiten. Völlig zu Recht sehen wir Hippokrates daher heute als Begründer einer wissenschaftlich-empirisch ausgerichteten Medizin.

Der Vater der Anti-Aging-Medizin

Mit Sicherheit aber war Hippokrates auch der Vater der Anti-Aging-Medizin. Kein anderer Arzt von der Antike bis zur Neuzeit hat sich derart intensiv und systematisch mit den Fragen des Alterns und der Prävention beschäftigt wie der griechische Medizinpionier.

Entsprechend der Viersäftelehre teilt Hippokrates auch das Leben in vier Abschnitte ein. Diese werden zum einen durch einen zunehmenden Verlust von innerer Wärme, zum anderen durch eine Verschiebung der Lebenssäfte gekennzeichnet. Die Kindheit ist heiß und feucht, die Jugend heiß und trocken, das Erwachsenenalter kalt und trocken, das Greisenalter schließlich endet kalt und feucht. Letzteres begann bei Hippokrates mit 63 Jahren, immerhin ziemlich genau der Zeitpunkt, zu dem auch bei uns Menschen als Senioren bezeichnet und allmählich in den Ruhestand geschickt werden.

Hippokrates' Erklärungsmodell des Alterns mag inzwischen von der modernen Medizin überholt sein. Sein Konzept der Prävention ist es nicht. Im Gegenteil. In seinem Traktat „Peri diaties" („Von der Lebensweise") entwirft Hippokrates sein Bild einer „individuellen Diätetik". Dabei bezeichnet der Begriff „Diät" in der antiken griechischen Medizin mehr als nur die reine Nahrungsaufnahme, er umfasste vielmehr die gesamte Lebensweise. Dazu gehören neben der Ernährung auch Gymnastik und Sport sowie eine möglichst harmonische Existenz im Einklang mit der Umwelt.

Antike „Lifestyle-Medizin"

Was wir heute mit dem neuhochdeutschen Begriff der „Lifestyle-Medizin" bezeichnen, hat also Hippokrates schon vor 2500 Jahren mit seiner Diätetik entwickelt. Ganz besonderen Wert legte er dabei auf das angemessene Verhältnis von Essen und Bewegung:

„Dem Menschen, der Nahrung zu sich nimmt, kann es nicht gut gehen, wenn er nicht gleichzeitig seinen Körper durch sportliche Ertüchtigung beansprucht. Ernährung und Sport haben gegensätzliche Qualitäten [...] man muss nicht allein [...] diese Qualitäten [...] kennen, sondern auch das richtige Verhältnis zwischen dem Maß an körperlicher Ertüchtigung und der Nahrungsmenge, dem Wesen des Individuums, dem Alter ...".

Ein Hinweis, der auch heute noch in jedem modernen Anti-Aging-Ratgeber stehen könnte. Und noch einen weiteren wichtigen Rat erteilt Hippokrates allen, die lange leben und dabei vital bleiben möchten: Höre nicht auf, deinen gewohnten Tätigkeiten nachzugehen. Verrichte deine Arbeit, solange du dazu in der Lage bist. Denn es gibt keinen stärkeren Alterungsfaktor als untätig und faul auf das eigene Ende zu warten.

Die Angaben darüber, wie alt Hippokrates selbst wurde, schwanken. Viele schreiben ihm eine Lebensspanne von 100 oder sogar 112 Jahren zu. Und selbst wenn wir der historisch-kritischen Geschichtsschreibung folgen, die ihm ein Lebensalter von „nur" 90 Jahren zubilligt, scheint Hippokrates seine Anti-Aging-Ratschläge mit erstaunlichem Erfolg umgesetzt zu haben.

Der Körperkult der Griechen

Die Lehren des Hippokrates wirkten auch weit über die Medizin hinaus. Die klassische griechische Philosophie, auf der unser abendländisches Denken zu einem großen Teil aufbaut, griff viele seiner Ideen auf. Die starke Betonung des Faktors Leibesertüchtigung führte zu einem regelrechten Körperkult. In der Ausbildung der Schulkinder spielten neben dem Studium aller Wissensbereiche gymnastische Übungen eine so wichtige Rolle, dass wir höhere Schulen im deutschsprachigen Raum noch heute als Gymnasium bezeichnen. Im angloamerikanischen Sprachraum ist das „Gym" hingegen eine Turnhalle. Der griechische Ursprung ist in beiden Fällen derselbe.

Plato und Aristoteles erhoben in ihren Schriften die Gesundheitspflege sogar in den Stand einer Tugend. Die Abkehr von mythisch-religiösen Erklärungsmodellen für Krankheiten und die zunehmenden Erkenntnisse über den Einfluss des persönlichen Lebensstils auf die Gesundheit führten folgerichtig zu der Erkenntnis, dass Gesundheit auch auf Eigenverantwortung beruht.

Wohl niemand hatte diese Erkenntnis so pointiert formuliert wie Demokrit von Athen (460–370 v. Chr.). Dieser eminent wissenschaftliche Kopf, der als einer der Ersten den Aufbau der Erde aus Atomen postulierte, schreibt seinen Zeitgenossen den Satz ins Stammbuch:

„Da flehen die Menschen
die Götter um Gesundheit an
und wissen nicht, dass sie
die Macht darüber selbst besitzen."

Eine ungeheuer moderne Erkenntnis, denn auch im 21. Jahrhundert halten die meisten Menschen Krankheit noch immer für „Schicksal". Dies mag für einige wenige Erkrankungen tatsächlich zutreffen. Für die überwiegende Mehrzahl der modernen Zivilisationskrankheiten aber gilt: Sie sind im Wesentlichen Folge einer ungesunden Lebensweise. An das Prinzip Eigenverantwortung zu appellieren ist somit das Gebot

Die Lehren des Hippokrates wirkten weit über die Medizin hinaus.

der Stunde der Präventivmedizin. Unsere Gesundheit sollten wir weder den Göttern noch den Krankenkassen überlassen.

Der Anti-Aging-Medizin wird gelegentlich vorgeworfen, sie sei lediglich die Fortsetzung der Kosmetik mit anderen Mitteln. Der Kampf um die ewige Jugend sei im Wesentlichen ein Kampf gegen Falten und andere, äußerlich sichtbare Folgen des Alterungsprozesses.

Dazu ist zweierlei zu sagen. Zum einen versucht die Anti-Aging-Medizin in ihrer seriösen Form den „Faktor Alter" als solchen zu behandeln und damit Krankheiten wie Arteriosklerose, Osteoporose oder Demenz vorzubeugen. Zum anderen hat aber auch der Bereich des ästhetischen Anti-Agings seine Berechtigung. Wer lange jung bleiben will, der will zumeist auch lange jung aussehen. Und Letzteres hilft auch dabei, sich jünger zu fühlen.

Der Vater der medizinischen Kosmetik: Hippokrates

Dennoch bleibt die Frage: Ist es Aufgabe des Arztes, Runzeln, Krähenfüße oder lichter werdendes Haupthaar zu behandeln? Die Anti-Aging-Medizin antwortet darauf mit einem klaren: Ja, aber sicher doch. Und sie kann dabei auch einen prominenten Ahnherren für sich in Anspruch nehmen: Hippokrates.

In dem umfangreichen Werk des Urvaters aller Ärzte fehlt es nämlich nicht an entsprechenden Hinweisen: So findet sich etwa in seinem Buch über die Frauenheilkunde ein ausführliches Kapitel mit kosmetischen Rezepturen. Dort gibt es unter anderem Tipps „zur Glättung von Runzeln" oder auch „um dem Gesicht ein schöneres Aussehen zu verleihen".

Vor dem Hintergrund der griechischen Geistesgeschichte ist das keineswegs verwunderlich. Schon bei den frühen Philosophen wie etwa Pythagoras von Samos (um 570–610 v. Chr.) findet sich das Prinzip der Kalokagathia, das weitgehende Gleichsetzen von Gesundheit und Schönheit. In einer möglichst makellosen körperlichen Schönheit manifestiert sich demnach nicht nur eine außerordentlich gute Gesundheit, sondern häufig sogar moralische Überlegenheit.

Mit derartigen Gleichsetzungen von inneren und äußeren Werten sind wir heutzutage zu Recht etwas vorsichtiger geworden. Dennoch bleibt festzuhalten: Heutige Ärzte, die ihren Patienten Botolinumtoxin, Filler oder Hormonkosmetika anbieten, können sich dabei durchaus auf das Erbe ihres medizinischen Urvaters berufen. Hippokratische Medizin schließt die ästhetische Medizin mit ein.

Vier Säfte – vier Typen

Platos Viersäftelehre hat die Medizin bis in die frühe Neuzeit hinein geprägt. In einem Bereich hat sie sich sogar bis in unsere Tage hinein erhalten. Die „Temperamentenlehre" lehnt sich genau an eben jene vier Säfte an, die angeblich das innere Gleichgewicht des Menschen bestimmen. Wenn jedoch einer dieser Säfte ganz besonders dominiert, dann prägt dies auch den Charakter des Betreffenden.

So lässt ein Übermaß an gelber Galle den Choleriker rasch aufbrausen. Die schwarze Galle hingegen trübt dem Melancholiker nachhaltig die Stimmung. Allzu viel Schleim wiederum macht den Phlegmatiker zu einem eher undynamischen Zeitgenossen. Der blutvolle Sanguiniker hingegen gilt als überaus lebenslustiger Mitmensch.

Die klinisch-wissenschaftliche Psychologie hat sich von dieser Typologie inzwischen längst verabschiedet. In der Alltagspsychologie und im täglichen Sprachgebrauch lebt die Lehre von den Temperamenten, die durch die vier Säfte geprägt werden, allerdings weiter fort.

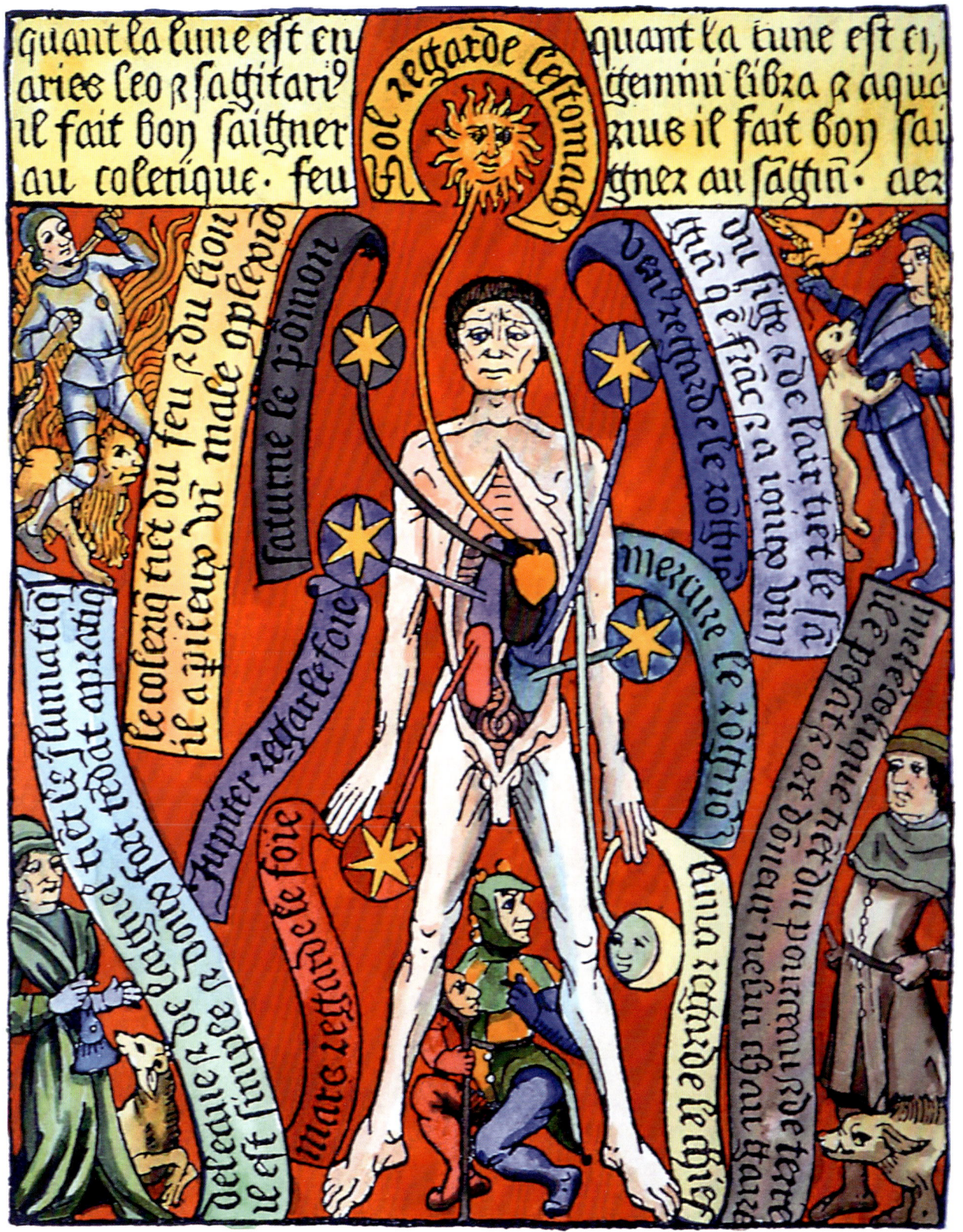

Alchemistische Darstellung der Beziehung der inneren Organe zum Planetensystem
sowie der vier Temperamente: o. l. Choleriker, o. r. Sanguiniker,
u. l. Phlegmatiker, u. r. Melancholiker. Holzdruck, um 1503

Das Tithonos-Trauma

Eine Legende über ein katastrophal missglücktes Beispiel von künstlich herbeigeführter Langlebigkeit findet sich im antiken Griechenland bereits um ca. 800 vor Christus, in etwa die Zeit, in der Homers „Ilias" und „Odyssee" entstanden. In den „Hymnen an Aphrodite" wird die tragische Geschichte von Eos und Tithonos beschrieben. Eos war die Göttin der Morgenröte. Ihr Auge war – das kam bei griechischen Gottheiten häufiger einmal vor – auf einen Sterblichen gefallen. Tithonos hieß der Auserwählte, ein junger Trojaner von außergewöhnlicher Attraktivität und ebensolcher Männlichkeit. Und im Gegensatz zu den eher flüchtigen Abenteuern vieler anderer griechischer Götter war es Eos mit Tithonos durchaus ernst.

Was aber macht eine Göttin, wenn sie, die Unsterbliche, sich unsterblich in einen Sterblichen verliebt? Eos konsultierte ihren obersten Chef, Göttervater Zeus und bat ihn um etwas Außergewöhnliches: Unsterblichkeit für ihren schönen Geliebten. Zeus, dem als griechischem Gott nichts Menschliches fremd war, gewährte Eos ihren sehnlichsten Wunsch. Tithonos erhielt die gewünschte Unsterblichkeit. Das Glück des jungen Paares schien perfekt. Beide teilten ihr Leben und ihre Liebe, und scheinbar nichts konnte die allseitige Harmonie trüben.

Bis auf eines: Tithonos wurde allmählich älter. Nachlässig wie auch griechische Göttinnen gelegentlich sind, hatte Eos bei Zeus für ihren Liebsten zwar das ewige Leben erwirkt, nicht aber die ewige Jugend. Die Folgen waren katastrophal. Aus dem schönen und kraftstrotzenden Jüngling wurde ein Mann, der nicht nur seine Attraktivität, sondern zunehmend auch seine Manneskraft verlor. Man muss nicht ausdrücklich erwähnen, dass Eos unsterbliche Liebe zu ihrem Gemahl damit relativ rasch ein Ende fand. Tithonos wurde schließlich in einen Raum weggesperrt, in dem er den nicht enden wollenden Rest seines Lebens verbrachte. Ein hilflos sabbernder Greis, der nicht sterben kann. Nach einer anderen Version der Geschichte wurde er in einen Grashüpfer verwandelt – auch nicht unbedingt ein schönes Ende.

Auf die internationale Anti-Aging-Medizin hat das „Tithonos-Trauma" nachhaltige Wirkung gehabt. Ihre Vertreter werden nicht müde zu betonen, dass es bei dieser Art von Medizin auf zwei Dinge ankommt: Add years to your life and life to your years. Denn es kommt nicht nur darauf an, dem Leben mehr Jahre zu geben, sondern auch den gewonnenen Jahren mehr Leben.

Eos galt im antiken Griechenland als Göttin der Morgenröte; in der römischen Mythologie wurde sie mit Aurora (hier dargestellt mit Cephalus) gleichgesetzt. Öl auf Leinwand, Pierre-Narcisse Guerin, 181

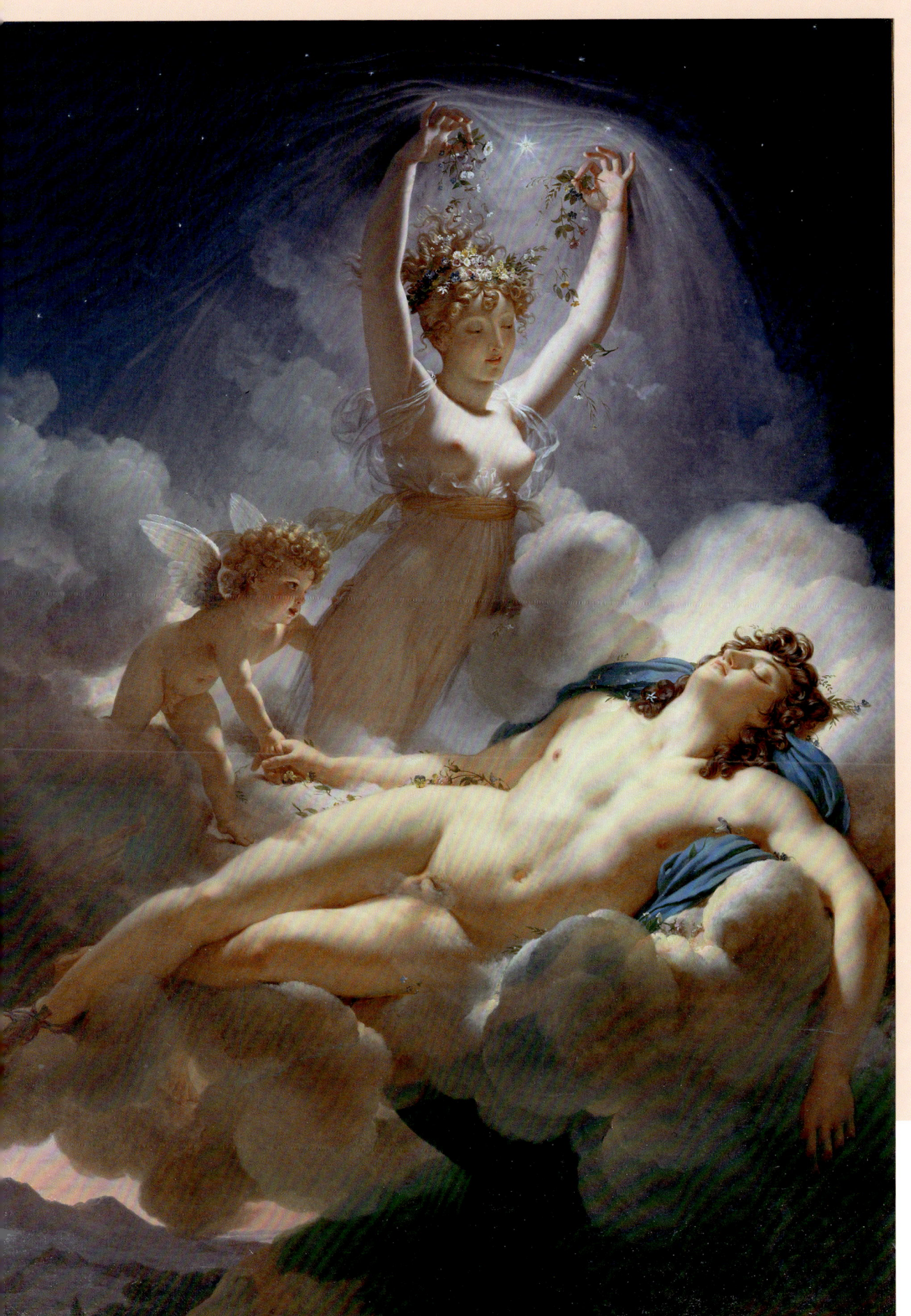

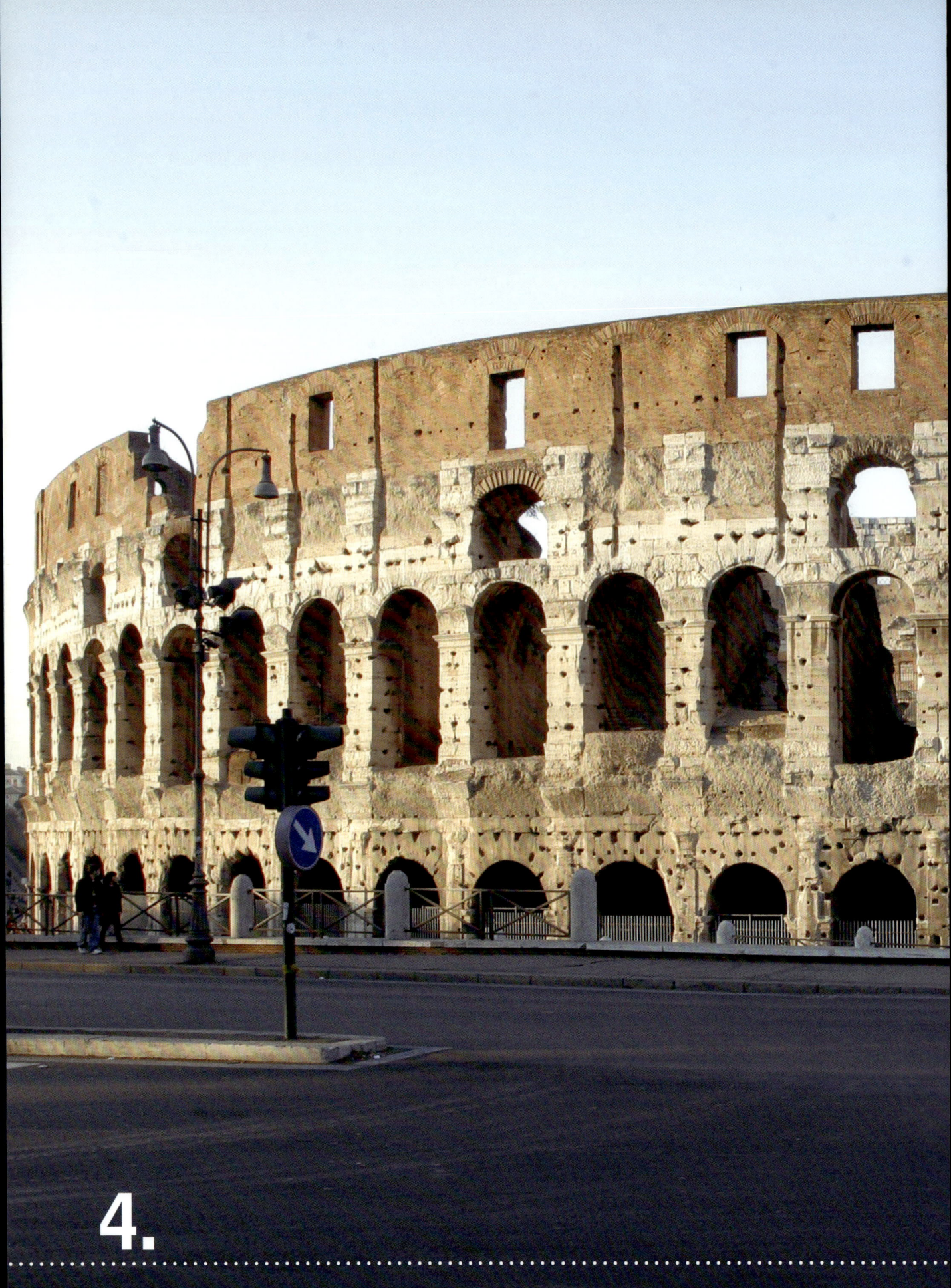

4.

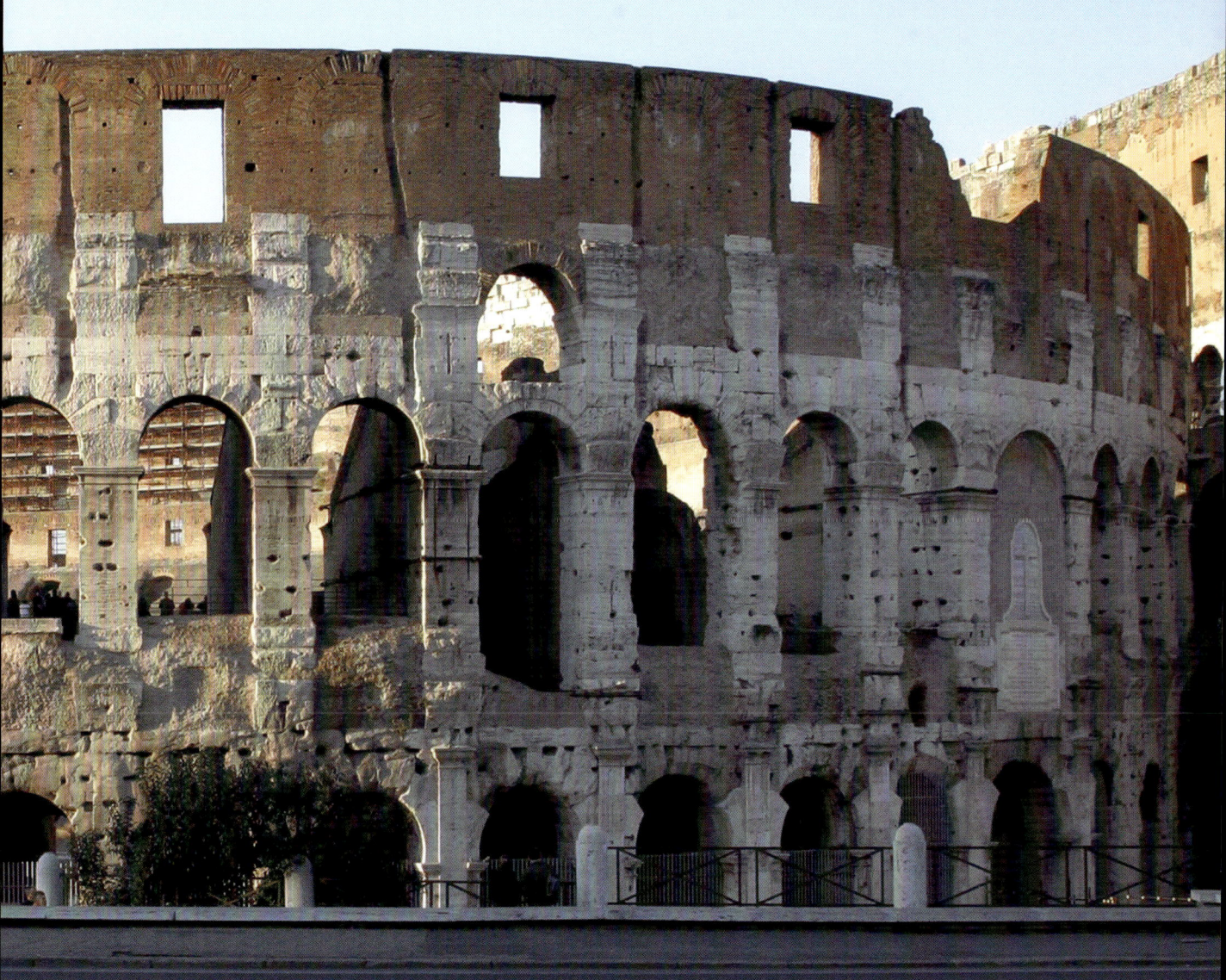

Das antike Rom

IV. Das antike Rom

EIN GLADIATORENARZT WIDMET SICH DER VINOTHERAPIE UND EIN ANWALT VERTEIDIGT DAS ALTER

Das römische Weltreich beruhte ganz wesentlich auf der Disziplin und Effizienz seiner hochgerüsteten Armee. Auch im Bereich der Architektur, des Straßenbaus und der Verwaltung leisteten die Römer Außerordentliches. Weit weniger talentiert waren sie dagegen auf dem Gebiet der schönen Künste, der Philosophie und der Wissenschaften. Hier übernahmen sie das meiste von einem Volk, das sie militärisch längst besiegt hatten, dessen Kultur sie jedoch vorbehaltlos bewunderten: den Griechen.

Wenn römisch-aristokratische Familien ihren Kindern eine gute Ausbildung zukommen lassen wollten, dann leisteten sie sich einen griechischen Hauslehrer. Was wir heute als römische Skulpturen bewundern, sind zumeist Nachbildungen griechischer Originale. Selbst die Götter übernahmen die Römer – unter geänderten Namen – im Wesentlichen von ihren besiegten Nachbarn. Zumindest bis sie sich Anfang des vierten Jahrhunderts nach Christus entschlossen, einen von ihnen einige Jahrhunderte zuvor hingerichteten Zimmermannssohn aus Palästina zum alleinigen Staatsgott zu erklären.

Auch die Medizin im alten Rom ist im Wesentlichen geprägt von dem, was griechische Medizinschulen zuvor erarbeitet hatten. Die meisten in Rom tätigen Ärzte waren folgerichtig griechischen Ursprungs. Das gilt nicht zuletzt für den mit Abstand bekanntesten unter ihnen: Galenos von

Rechts: Galenos von Pergamon begann seine Laufbahn als Sport- und Wundarzt für Gladiatoren. Gladiatorendarstellung eines unbekannten Künstlers nach dem Gemälde „Der letzte Kampf der Gladiatoren" von Joseph Stallaert, 1878

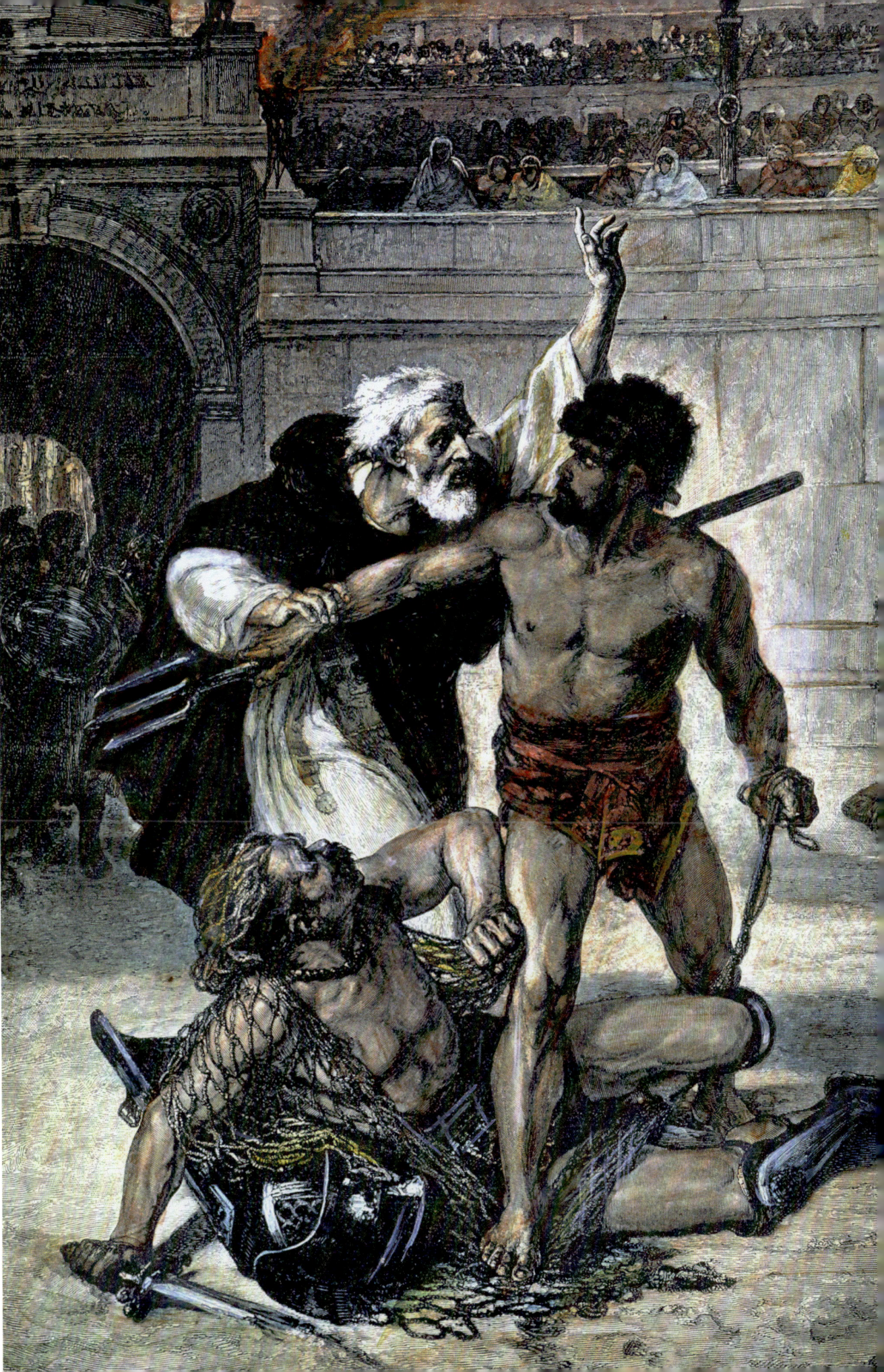

Pergamon (ca. 129–216 n. Chr.). In seiner Geburtsstadt Pergamon (dem heute in der Türkei liegenden Bergama) war Galenos zunächst als Sport- und Wundarzt der Gladiatoren tätig. Gleichzeitig unterhielt er eine Praxis, die aufgrund seines ausgezeichneten Rufes überaus erfolgreich war.

Sportmedizin im alten Rom

Während der olympischen Spiele untersuchte er die gut durchtrainierten Körper der Athleten und studierte die akuten Verletzungen der Sportler unmittelbar nach dem Auftreten.

Schon bald jedoch hielt es den aufstrebenden jungen Mediziner nicht mehr in der Provinz. Im Jahr 161 nach Christus übersiedelte er in das Zentrum der damaligen Welt, nach Rom. Dort wurde er rasch zum Arzt der römischen Aristokratie. Später stieg er sogar zum Leibarzt mehrerer Kaiser auf. Galen, der von seinen ärztlichen Zeitgenossen wenig hielt und dies auch häufig und offen zum Ausdruck brachte, war gleichwohl ein großer Bewunderer des Hippokrates. Von

Galen setzte auf „individuelle Diätetik" zur Erhaltung der Gesundheit.

ihm übernahm er im Wesentlichen die Viersäftelehre, erweiterte jedoch auch dessen medizinisches Wissen, in erster Linie aufgrund von anatomischen Studien, die er selber durchführte.

Als Hauptwerk des ebenso sendungsbewussten wie fleißigen Gelehrten gilt die aus 16 Bänden bestehende „Methodi medendi". Ihr Leitgedanke besteht darin, dass alle Erscheinungen in der Natur und im Menschen einen bestimmten Zweck erfüllen.

Wie sein großes Vorbild Hippokrates setzte auch Galen zur Gesunderhaltung auf eine „individuelle Diätetik". Ein ausgewogenes Verhältnis aus leicht verdaulicher Nahrung und moderater körperlicher Aktivität sei das beste Mittel, damit „die Flamme des Lebens nicht erlösche".

Antike Verkaufsschlager

Und selbstverständlich erfüllte ein Modearzt wie Galen auch das Bedürfnis seiner begüterten Patientinnen nach ästhetischen Anti-Aging-Produkten.

Sein „Unguentum refrigerans" (Kaltcreme) war ein veritabler kosmetischer Verkaufsschlager der Antike. Sie bestand aus 50 Prozent Olivenöl, 12,5 Prozent Bienenwachs und 37,5 Prozent Rosenöl. Bei allem, was man inzwischen über die antioxidativen und antiinflammatorischen Effekte von Olivenöl weiß, war das sicherlich keine schlechte Zusammensetzung. Übrigens lebt der Name Galen vor allem in der Kunst der Zubereitung von Arzneimitteln fort, denn diese wird auch heute noch als Galenik bezeichnet.

Bei seinem Tod hatte Galen ein so umfangreiches Werk hinterlassen und sich einen so herausragenden Ruf erworben, dass er als der bedeutendste Arzt der Antike galt. Seine Werke wurden zu Klassikern der Medizinliteratur. Der Entwicklung der Heilkunst tat das nicht immer gut, denn leider waren viele von Galens anatomischen Thesen falsch.

Während des Autoritäten-gläubigen Mittelalters galten Galens Anschauungen gleichwohl als unantastbar. Erst die Renaissance, die erneut auf die eigenständige Forschung und das überprüfbare Experiment setzte, revidierte einige seiner Irrtümer.

In vino sanitas

Unter den vielen Aktivitäten Galens gibt
es eine, die ihn bei modernen Anti-Aging-
Medizinern besonders beliebt macht und
interessante Anküpfungspunkte für aktuelle
Forschungsergebnisse bietet. Galen war ein
Vertreter der Vinotherapie, also der Behandlung von Erkrankungen mit Wein. Der in
Rom wie in Griechenland gleichermaßen
geschätzte Rebensaft spielte zwar schon
bei Hippokrates eine Rolle. Für den griechischen Urvater aller Ärzte war Wein aber
vor allem eine Trägersubstanz für Arzneien.
Bekanntlich werden viele Substanzen in
Alkohol nicht nur gelöst, sondern darin auch
exzellent konserviert.

Galen ging in seiner Therapie jedoch einen
Schritt weiter. Er setzte den Wein nicht nur
als allgemeines Arzneimittel ein, sondern
entwickelte eine Art „Differenzialtherapie
des Weines". Leichte, säurehaltige Weine
nutzte er zur Anregung des Stoffwechsels
und der Verdauung. Schwere, süße Weine
wirkten laut Galen beruhigend und schlaf-
fördernd. Und Rotwein verwendete der
erfolgreiche Gladiatorenarzt gerne auch
äußerlich zur Wundbehandlung. Das war
aus heutiger Sicht keine schlechte Maßnahme. Rotweine enthalten nämlich adstrin-
gierende Substanzen, die durch das Zu-
sammenziehen der Gefäße die Blutstillung
unterstützen.

Lange bevor also die Ernährungswis-
senschaft das „französische Paradoxon"
beschrieb, demzufolge täglich ein bis zwei
Glas Rotwein vor Herzinfarkt schützen, und
auch lange bevor mit Resveratrol eine der
vielversprechendsten Anti-Aging-Substan-
zen überhaupt aus Rotwein isoliert wurde,
wusste Galen bereits, dass im Wein nicht nur
Wahrheit, sondern auch Gesundheit liegt.

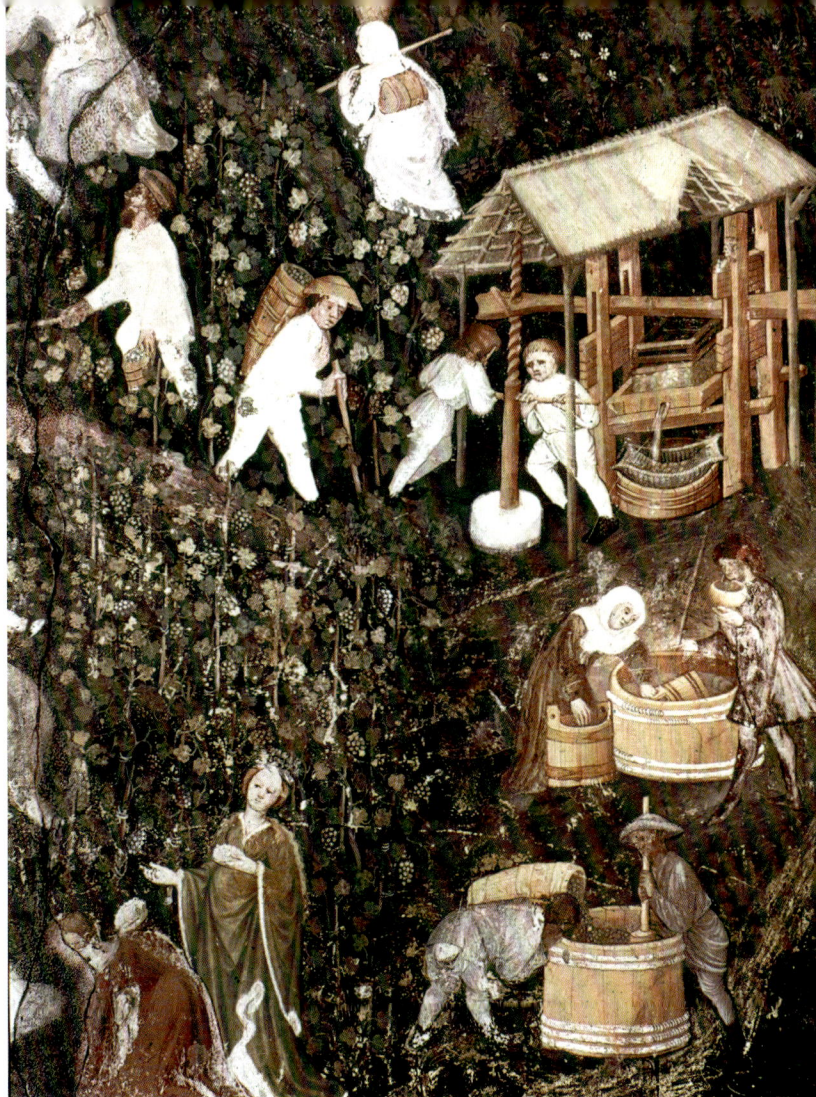

Wein galt bereits im alten Rom als gesundheitsfördernd,
lange bevor moderne Untersuchungsmethoden die Anti-Aging-
Substanz Resveratrol in Rotwein nachweisen konnten.
Lese und Weinpresse, Detail eines italienischen Freskos,
15. Jahrhundert

Eine streitbare Abhandlung zur Verteidigung des Alters

Während die römische Heilkunst also – mit
Ausnahme Galens – nur wenig zur Wei-
terentwicklung der Anti-Aging-Medizin
beitrug, setzten sich römische Dichter und
Denker in durchaus kreativer Weise mit
dem Phänomen des Alters auseinander. Eine
grundlegende und auch heute noch höchst

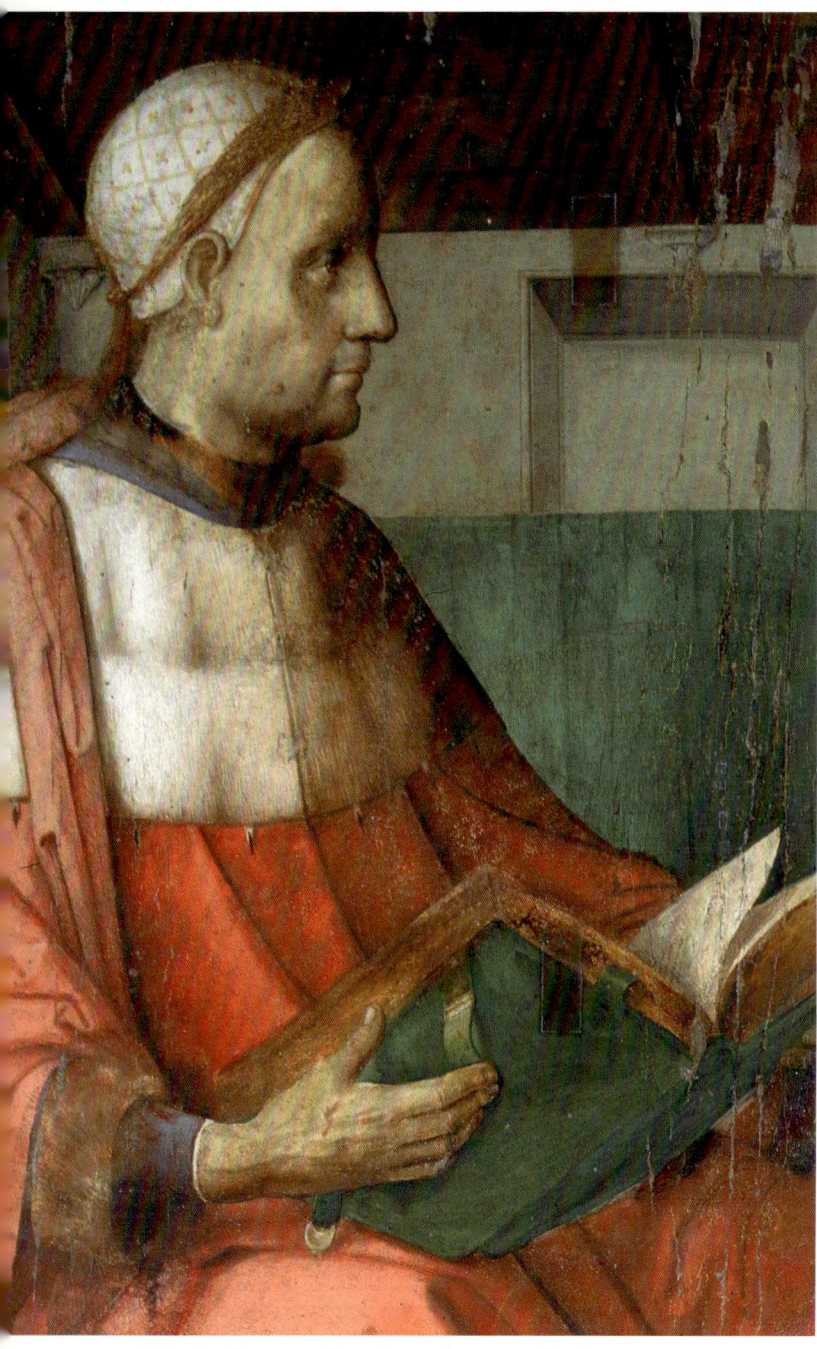

Mit „De Senectute" verfasste der römische Staatsmann Marcus Tullius Cicero eine der bekanntesten Streitschriften zur Verteidigung des Alters. Öl auf Holz, Giusto di Gand, um 1470

lesenwerte Abhandlung zu diesem Thema stammt aus der Feder des berühmten römischen Staatsmannes und Redners Cicero (106–65 v. Chr.). Seine Abhandlung „De senectute" („Über das Altern") ist wohl die vehementeste Streitschrift, die je zur Verteidigung des Alters verfasst wurde. Wie ein Rechtsanwalt zitiert der 62-jährige Cicero die wichtigsten Vorurteile gegen das Alter – um sie anschließend mit viel rhetorischer Brillanz zu widerlegen.

Argument eins: Alte Menschen sind zu nichts mehr nütze.
Gegenargument: Das Wissen und die Lebenserfahrung alter Menschen sind so umfangreich und wertvoll, dass die Gesellschaft darauf nicht verzichten kann. Alte Männer (Frauen waren vom öffentlichen Leben Roms weitgehend ausgeschlossen) können der Gemeinschaft in beratender und administrativer Form auch weiterhin viele wertvolle Dienste leisten.

Argument zwei: Alter führt zu einem zunehmenden Verlust aller Körperfunktionen.
Gegenargument: Während es unbestritten ist, dass die rein körperliche Kraft mit dem Alter abnimmt, gilt dies für die geistigen Kräfte nicht unbedingt. Viele Menschen entwickeln ihre intellektuellen und moralischen Fähigkeiten ein Leben lang fort und erreichen erst im Alter ihren eigentlichen geistigen Zenit.

Argument drei: Im Alter vergeht die Freude an sinnlichen Genüssen.
Gegenargument: Es muss nicht unbedingt nachteilig sein, wenn man sich nicht mehr allen sinnlichen Vergnügungen hingeben kann. Viele dieser Vergnügungen sind keine Genüsse, sondern lediglich Ablenkungen.

Mit dem Alter nimmt dagegen die Konzentration auf das Wesentliche zu: die Ausbildung von Vernunft und Tugend.

Argument vier: Mit dem Alter steigt die Angst vor dem Tod.
Gegenargument: Mit dem Alter kommt der Tod zwar näher, aber nicht die Angst vor ihm. Für religiöse Menschen ist der Tod sowieso nur eine Befreiung der unsterblichen Seele vom sterblichen Körper. Und für diejenigen, die nicht an so etwas glauben, bleibt die Erkenntnis, dass jedes Spiel einmal ein Ende hat. Auch das Spiel des Lebens. Für den abgeklärten älteren Menschen ist diese Erkenntnis viel leichter als für einen jüngeren.

Unser Zeitalter ist das erste, in dem ein hohes Lebensalter nicht mehr die Ausnahme, sondern die Regel darstellt. Eine der wichtigsten Aufgaben der Zukunft wird es daher sein, die Rolle des alten Menschen in der Gesellschaft neu zu definieren. Wer immer zu dieser Aufgabe etwas beitragen will – er sollte vorher Ciceros „De senectute" lesen.

Stoische Weisheit

Eine der einflussreichsten philosophischen Schulen im alten Rom bildeten die Stoiker. Ihr wichtigstes Ziel war es, in Harmonie mit der Natur und dem Schicksal zu leben. Weisheit besteht ihrer Ansicht nach darin, die unabwendbaren Dinge des Lebens – und das schließt den Tod ein – in Ruhe und Gelassenheit zu akzeptieren.
Als wichtigster Vertreter dieser Denkrichtung gilt Seneca (4 v. Chr. – 65 n. Chr.). In seiner Schrift „De brevitate vitae" („Über die Kürze des Lebens") setzt er sich mit der bereits von Aristoteles beklagten Tatsache auseinander, dass ein so hoch entwickeltes Wesen wie der Mensch nur über eine doch recht begrenzte Lebensspanne verfügt. Als großer Stoiker beklagt sich Seneca natürlich nicht über die Kürze des Lebens. Beklagenswert sei aber, was viele Menschen aus dieser kurzen Lebensspanne machten: Sie vergeuden sie mit öden und sinnlosen Aktivitäten. Das Leben ist, so Seneca, durchaus lang genug, wenn wir es nur richtig nutzen. Es kommt nicht darauf an, das Leben zu verlängern, sondern es zu verdichten – also die vorgegebene Lebensspanne so optimal wie möglich zu nutzen.
Ähnlich wie der Grieche

Der Stoiker Seneca beendete sein Leben, wie er es geführt hatte: selbstbestimmt und in stoischer Ruhe.

Sokrates gilt auch Seneca als Philosoph, der mit seinem eigenen Leben und Sterben für seine Lehre einstand. Als sein ehemaliger Schüler Nero in seiner Funktion als römischer Kaiser zunehmend Zeichen von Aggressivität und Größenwahn entwickelte und diese sich schließlich auch gegen seinen Lehrer wandten, wusste Seneca, dass seine Zeit abgelaufen war. Er zog sich in sein Bad zurück, ließ sich von seinen Sklaven die Pulsadern öffnen und beendete sein Leben, wie er es geführt hatte: selbstbestimmt und in stoischer Gelassenheit.
Trotz aller philosophischen Abgeklärtheit angesichts der Begrenztheit des Lebens und der daraus resultierenden Unausweichlichkeit des eigenen Todes hinterließ uns Seneca jedoch eine Einsicht, der wohl die meisten betagten Menschen zustimmen werden: In seinen „Briefen an Lucullus" schreibt er:

„Man ist niemals so alt, als dass man nicht aus ganzer Seele hoffen würde, noch einen Tag länger zu leben."

Die Erfinder der Wellness

Zu den noch heute Staunen machenden Errungenschaften der römischen Kultur gehört das Badewesen. Auch wenn es öffentliche Badeanstalten bereits in Griechenland und im Mittleren Osten gab, waren es doch die Römer, die das gemeinsame Bad von einem simplen Ort der Reinigung zu einem Zentrum des sozialen Lebens weiterentwickelten.

Im 4. Jahrhundert nach Christus gab es allein in Rom elf größere Thermenanlagen und zirka 900 öffentliche Bäder. Vor allem in den sogenannten Kaiserthermen wurde ein heute kaum noch vorstellbarer Luxus entfaltet. Hierhin kam man, um zu entspannen, die Seele baumeln zu lassen und natürlich auch, um private und gesellschaftliche Kontakte zu pflegen.

Ein typisches römisches Badehaus verfügte über Umkleideräume, einen Schwitzraum (Laconicum), ein Warmbad (Caldarium), einen mäßig warmen Raum (Tipidarium) und ein Kaltbad (Frigidarium). Beheizt wurde das Ganze mit einer technisch ausgeklügelten Fußbodenheizung.

Der Ablauf eines Badeaufenthaltes war formal genau festgelegt. Er entsprach weitgehend dem, was wir auch heute noch als „das volle Wellnessprogramm" bezeichnen würden. Nach dem Ablegen der Kleider ging der Besucher in Holzschuhen mit Badeutensilien und Handtuch zunächst in den Kaltbaderaum, um sich zu reinigen. Danach folgte ein Aufenthalt im Warmbad mit einer Raumtemperatur von 20 bis 25 Grad Celsius, in dem es Bänke und Wasserbecken gab. Hier konnte man sich auch von eigenen Bediensteten oder Angestellten des Badehauses einölen und massieren lassen. Als Nächstes stand die Nutzung des Laconicums mit trockener Wärme sowie des feucht-heißen Sudadoriums auf dem Programm. Der zentrale Raum war das Warmbad mit einer Temperatur von 50 Grad. Den Abschluss bildete wieder das Kaltbad.

Sendungsbewusst, wie die alten Römer waren, exportierten sie ihre Badekultur natürlich auch in andere Länder. Römische Bäder finden sich noch heute in Aachen (das auf den Namen Bad Aachen nur deshalb verzichtet, um im Alphabet deutscher Städte weiterhin ganz oben zu stehen), aber auch das englische „Bath" oder das belgische „Spa" gehen auf die Römer zurück. Der Begriff „Spa" leitet sich vom römischen „Salus per aquam" (Gesundheit durch Wasser) ab. Ein Zusammenhang, der wahrscheinlich auch nicht allen Besuchern bewusst ist, die den Spa-Bereich ihres Wellnesshotels nutzen …

Welch großen Einfluss die Hydrotherapie auf den Erhalt der Gesundheit hat, wissen wir nicht erst seit in neuerer Zeit Pfarrer Sebastian Kneipp das Wasser-

treten und die Franzosen die Thalasso-
therapie wiederentdeckt haben. Leider
ging jedoch mit dem Untergang des
Römischen Reiches das Bewusstsein
für die heilenden Kräfte des Wassers
zunächst einmal für viele Jahrhunderte
verloren. Mit dem Aufkommen des Chris-
tentums gewannen asketische Lehrrich-
tungen zunehmend an Bedeutung und
das Baden wurde als Verweichlichung
und Luxus abgelehnt. Stattdessen wurde
das Nichtbaden in den Rang einer
Tugend erhoben, die als ebenso bedeu-

tungsvoll galt wie das Fasten. So lehrte
etwa der einflussreiche Kirchenlehrer
Augustinus (354–430), ein Bad pro
Monat sei gerade noch mit dem christ-
lichen Glauben zu vereinbaren. Mönche
sollten am besten überhaupt nur vor
Ostern oder Weihnachten in die Wanne
steigen. Auf diese Weise bereitete die
frohe Botschaft des neuen Glaubens
dem fröhlichen Treiben in den antiken
Wellnessanlagen bis auf weiteres ein
trauriges Ende.

Südost-Ansicht des Forum Romanum

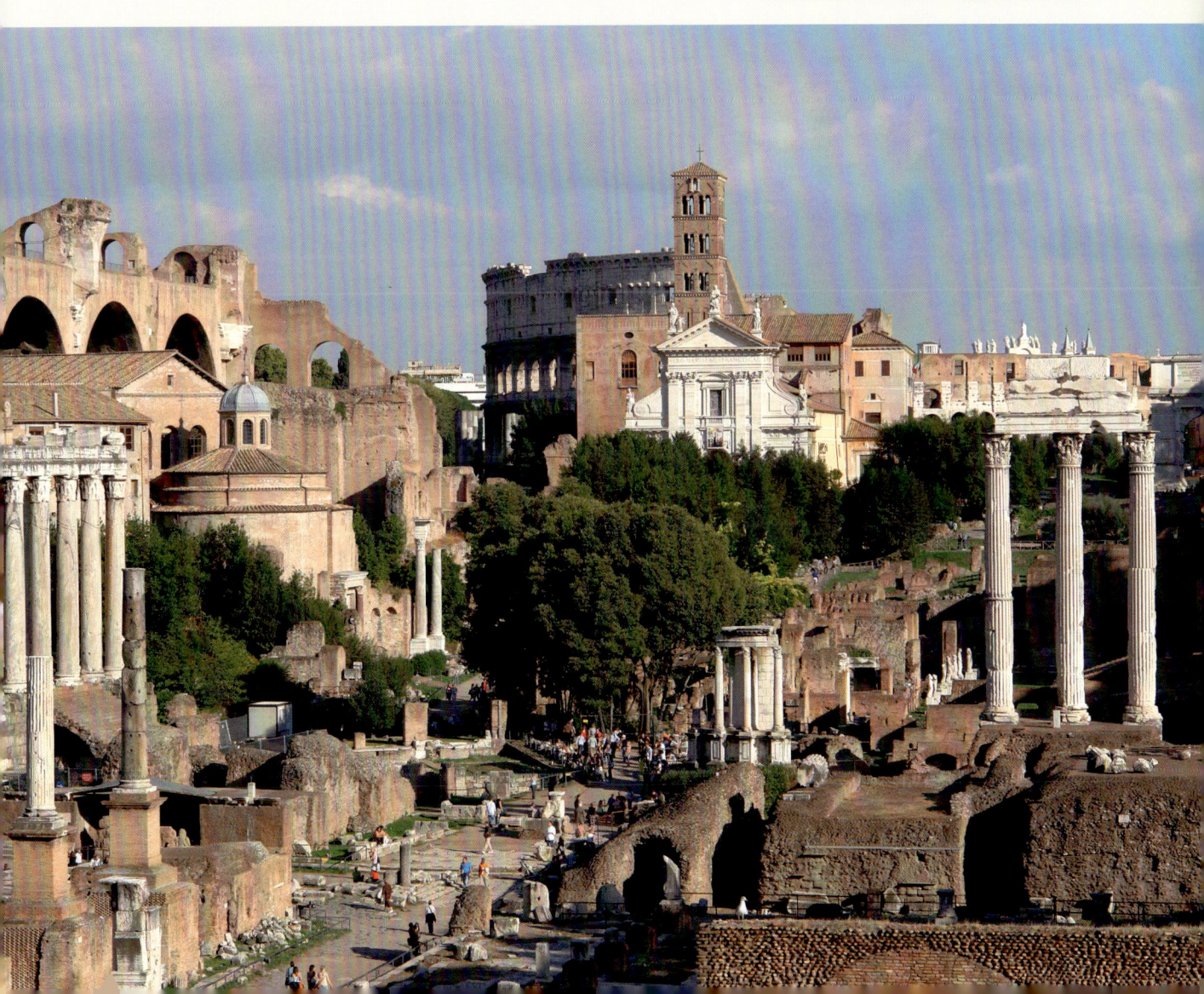

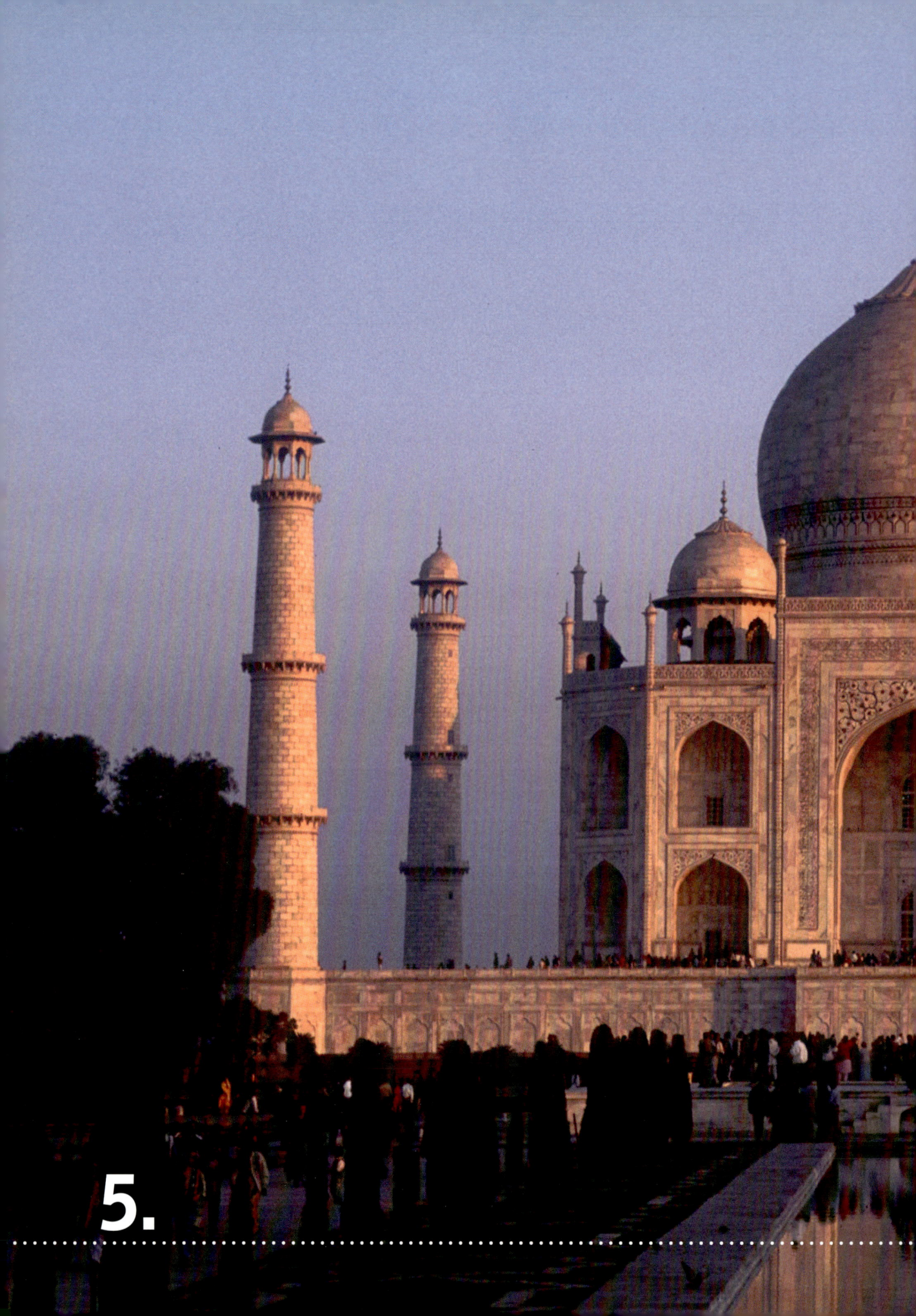

5.

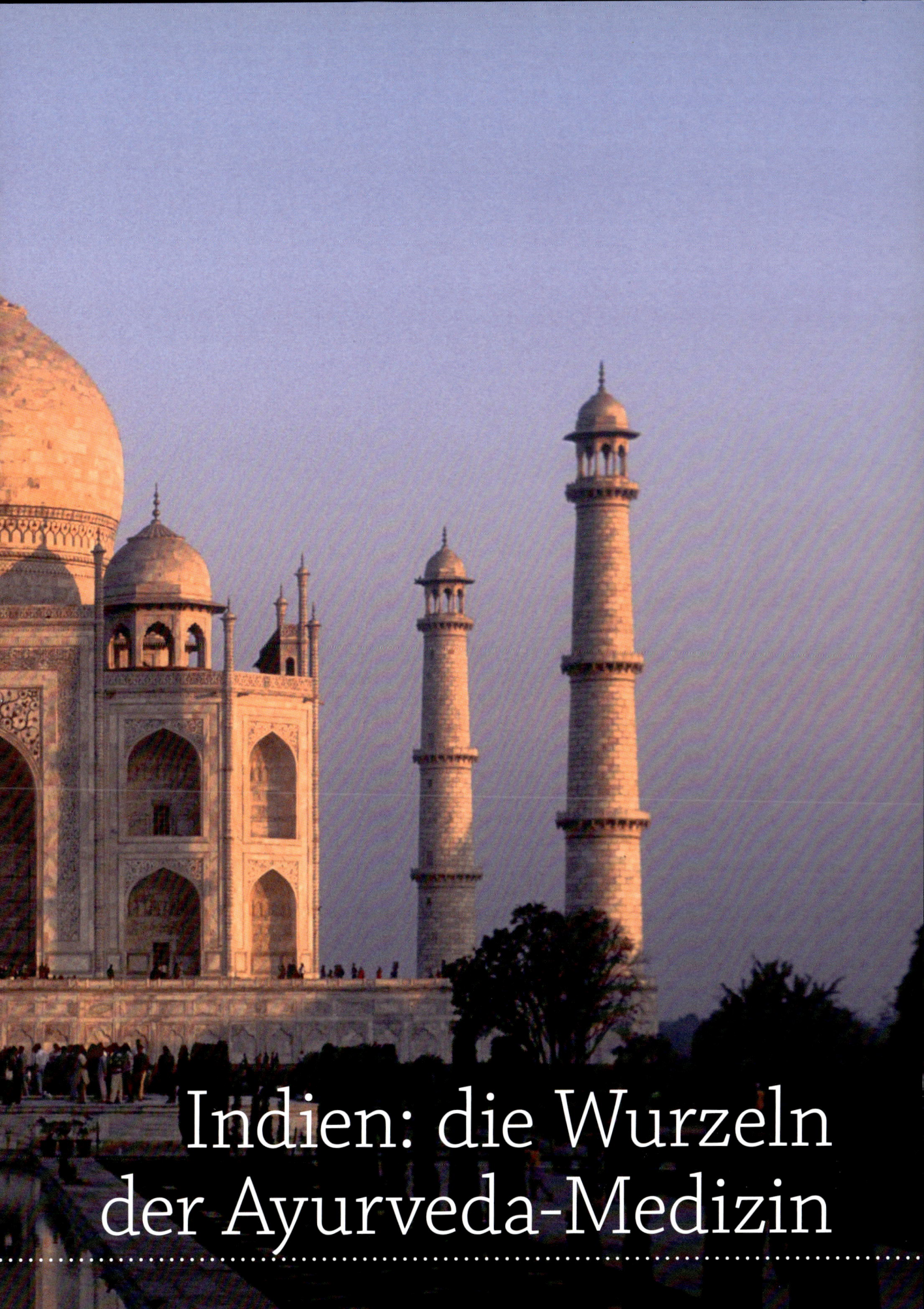

Indien: die Wurzeln der Ayurveda-Medizin

V. Indien: die Wurzeln der Ayurveda-Medizin

HEILIGE MÄNNER BEGRÜNDEN DIE WISSENSCHAFT VOM LANGEN LEBEN UND DER GURU DER BEATLES MACHT EIN VERMÖGEN

Das wohl älteste Medizinsystem der Menschheit stammt aus Indien und hat unter dem Namen Ayurveda weltweite Berühmtheit erlangt. Der Name leitet sich ab aus den beiden Sanskrit-Wörtern Ayus (Leben) und Veda (Wissen). Ayurveda ist also das Wissen vom Leben oder die Lebensweisheit. Es ist aber auch die Wissenschaft vom langen Leben. Denn von Beginn an hat sich die indische Heilkunst intensiv mit den Möglichkeiten der Lebensverlängerung beschäftigt.

Für die indische Landbevölkerung sind auch heute noch ayurvedische Verfahren oft die einzige erreichbare medizinische Hilfe.

Der Legende nach wurde Ayurveda vor etwa 5000 Jahren von Reshis, heiligen Männern Indiens, entwickelt und in mehreren Büchern in Form von Versen niedergeschrieben. Das bekannteste Werk ist das Rik Veda, das noch heute von Ayurveda-Ärzten studiert wird. Die Glanzzeit des Ayurveda in Indien war zwischen 700 vor und 1000 nach Christus. Danach geriet der Subkontinent für einige Jahrhunderte unter den Einfluss islamischer Herrscher, die ihre eigenen Heilverfahren propagierten. Auch die Engländer, die ab 1839 Indien als Kolonialherren regierten, brachten ihre eigene Medizin mit. Mit der Wiedererlangung der Unabhängigkeit 1947 erreichte die Ayurveda-Medizin eine neue Blüte. Heute praktizieren in Indien etwa 300 000 ayurvedische Heiler, viele von ihnen haben auch ein abgeschlossenes Medizinstudium. Vor allem für die Bewohner ländlicher Gebiete stellen ayurvedische Verfahren oft die einzige erreichbare medizinische Hilfe dar.

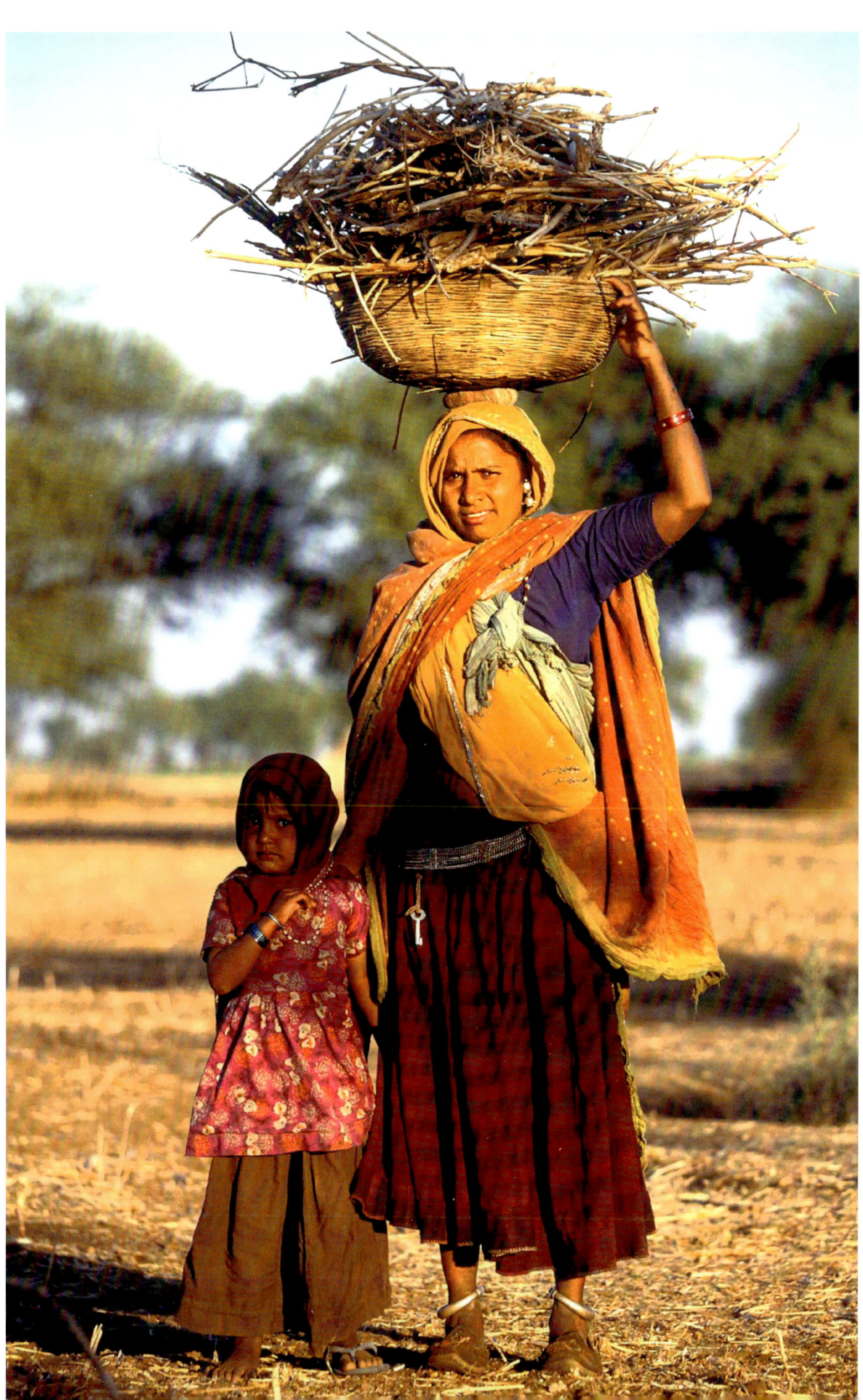

Die Grundlagen
der Ayurveda-Medizin

Grundlage der Ayurveda-Medizin ist eine Typen- und Temperamentenlehre, die auf den sogenannten drei Doshas beruht.

- **Vata** steht für Wind, Luft und Äther. Vata-Typen haben dementsprechend einen eher leichten Körperbau. Geistig und körperlich sind sie ständig in Bewegung. Sie haben einen wachen Intellekt und sind betont rational.

- **Pitta** steht für das Feuer, kontrolliert aber auch das Wasser. Pitta-Typen haben zumeist ebenfalls einen eher leichten Körperbau und zeichnen sich durch eine warme, positive Ausstrahlung aus. Das Feuer, das sie in sich tragen, lässt sie nach Veränderungen streben. Sie sind häufig gute Redner und ihre charismatische Ausstrahlung befähigt sie zu Führungspositionen.

- **Kapha** dagegen steht für das Erdhafte und Schwere. Das manifestiert sich zum einen in einem eher kräftigen Konstitutionstyp, zum anderen in einem zumeist bodenständigen und traditionsverhafteten Denken. Kapha-Typen strahlen häufig Ruhe und Würde aus. Sie müssen sich nicht ständig bewegen wie die Vata-Typen und sind auch nicht so sehr auf Außenwirkung bedacht wie Pitta-dominierte Menschen.

Nach der ayurvedischen Lehre gibt es selten reine Monotypen. Zumeist dominieren eine oder zwei Doshas. Wohlbefinden und Gesundheit bestehen dann, wenn sich die Energien bzw. Temperamente in einem Gleichgewicht befinden. Wenn dieses Gleichgewicht gestört ist, kommt es zu Unwohlsein und Krankheiten.

Die wichtigste Ursache von Erkrankungen ist das sogenannte „Verbrechen gegen die Weisheit". Das heißt: Wer nicht im Rhythmus mit der ihm eigenen Natur lebt, wird krank.

Ziel des Ayurveda-Arztes ist es, dieses innere Gleichgewicht wiederherzustellen. Dabei konzentriert er sich jedoch nicht nur auf die Dysfunktionen, sondern fokussiert ebenso auf die Stärken und besondere Qualitäten seines Patienten, um Letztere im Kampf gegen die Ersteren einsetzen zu können. Genau wie in der modernen Anti-Aging-Medizin spielt dabei die Ernährung eine wichtige Rolle. Die ayurvedischen Ernährungsempfehlungen werden jeweils auf die verschiedenen Dosha-Typen abgestimmt. Allgemeine Empfehlungen, die für alle gelten, sind:

- nur bei Hunger essen
- keine Zwischenmahlzeiten zu sich nehmen
- die Hauptmahlzeit um die Mittagszeit einnehmen
- nie in unruhiger, angespannter Gemütsverfassung essen
- mindestens drei Stunden Pause zwischen den Mahlzeiten einlegen
- sich nicht völlig satt essen
- frische Lebensmittel auswählen
- Wasser (auch erwärmtes) und Kräutertee trinken

Eine schlechte bzw. nicht typengerechte Ernährung erzeugt „Mala" (was man mit Rückständen übersetzen könnte) oder auch „Ama", Giftstoffe, die sich im Körper ansammeln können. In diesem Fall kommen

Reinigungs- und Entgiftungstherapien zum Einsatz. Die klassische Reinigungsbehandlung ist das Pancha-Karma, was wörtlich übersetzt „die fünf Handlungen" bedeutet. Dabei geht es durchaus handfest zur Sache: Die klassischen fünf Handlungen bestehen aus provoziertem Erbrechen, Anregen der Darmtätigkeit mit Hilfe von Abführmitteln, Öl- und Kräuterextrakteinläufen, nasaler Medikamentenzufuhr und der Reinigung durch Aderlass. Das ist dann schon etwas anderes als die westlich weichgespülten Ayurveda-Wellnessangebote, die sich zumeist auf ein paar wohltuende Ganzkörpermassagen und ein wenig Aroma-Therapie beschränken.

Gleichgewicht der Energien

Einen hohen Stellenwert nimmt in der Ayurveda-Medizin schließlich auch die Phytotherapie ein, die nach einer Reinigungsbehandlung das wiederhergestellte Gleichgewicht der Doshas stabilisieren soll. Schon in den ältesten Aufzeichnungen des Ayurveda, mehr als 3000 Jahre alten Handschriften, finden sich über 500 verschiedene Heilpflanzen mit präzisen Indikationsangaben, Dosierungsempfehlungen und Wirkbeschreibungen.

Insgesamt ist Ayurveda sehr viel mehr als nur ein System zur Behandlung von Krankheiten. Vielmehr lässt sich auf seiner Grundlage ein individuell abgestimmtes Modell gesunder Lebensführung aufbauen, das die Entstehung von Krankheiten weitestgehend verhindern soll.

Ayurveda ist also angewandte Präventivmedizin. Nicht zuletzt diese Tatsache ist es, die dieses alte indische Medizinsystem auch für unsere heutige Anti-Aging-Medizin so interessant macht.

Bleivergiftung durch Phytotherapeutika

Bei allem Respekt vor außereuropäischen Kulturen und der gebührenden Hochachtung vor Jahrtausende altem Erfahrungswissen – eine gewisse skeptische Grundhaltung sollte man auch bei der Bewertung dieser Medizinsysteme nicht aufgeben. So gibt es etwa im Rahmen der ayurvedischen Phytotherapie sogenannte Rasa-Shastra-Präparate, bei denen Pflanzen mit Metallen kombiniert werden.

Ob derartige Kombinationen überhaupt sinnvoll sind, soll hier nicht weiter diskutiert werden. Sicherlich nicht gesundheitsfördernd sind sie allerdings, wenn es sich bei den Metallen um toxische Schwermetalle wie Blei, Quecksilber oder Arsen handelt. Auch wenn insbesondere das Quecksilber aufgrund seiner außergewöhnlichen Eigenschaften lange als Anti-Aging-Substanz galt (siehe auch das entsprechende Kapitel über das alte China), so wissen wir doch heute, dass die Aufnahme von Quecksilber sich nicht gerade lebensverlängernd auswirkt. In manchen indischen Produkten ist es allerdings immer noch zu finden. Schwere Vergiftungen und Lähmungserscheinungen nach Einnahme der entsprechenden Präparate sind mehrfach dokumentiert. Und noch im Jahr 2007 ergaben Stichproben ayurvedischer Arzneimittel, die das ARD-Gesundheitsmagazin Plusminus durchführte, in vielen Fällen Konzentrationen von Blei und Arsen, die deutlich über den in Europa geltenden Grenzwerten lagen. Auch für Ayurveda-Produkte gilt also: Vorsicht bei unbekannten Herstellern und obskuren Internet-Angeboten.

Der Guru der Beatles

Ayurveda ist längst ein Mega-Trend im weltweiten Wellness-Business geworden. Der deutschsprachige Markt wird von Anhängern des indischen Gurus Maharishi Mahesh Yogi (1918–2008) dominiert. Der stets weißgewandete Heilslehrer brachte es in den 1960er–70er Jahren zu einiger Berühmtheit. 1968 pilgerten die Beatles am Höhepunkt ihres Ruhmes in den Ashram des charismatischen Inders und begründeten damit jenen seltsamen Hippie-Mystizismus, der zwischen Cannabis-Schwaden, esoterischen Heilslehren und psychedelischer Musik nach Bewusstseinserweiterung strebte. Mahesh Maharishi Yogi propagiert als Weg zur Erleuchtung vor allem die sogenannte Transzendentale Meditation (TM) – nicht viel anderes als eine klassische Mantra-Meditation, verbrämt mit allerlei hochtrabenden Welterlösungstheorien. Wer nach der von dem Yogi propagierten Methode meditierte, sollte nicht nur gesund und leistungsfähiger werden, sondern auch über unbegrenzte Energie und Intelligenz verfügen. Fortgeschrittene TM-Jünger können angeblich sogar fliegen lernen. Über einige Hüpfbewegungen im Lotussitz geht der Sieg über die Schwerkraft allerdings nicht hinaus. Mitte der 80er Jahre erweiterte Mahesh Maharishi seine Aktivitäten. Er verbreitete die Botschaft, er habe die alte indische Heilslehre Ayurveda wiederentdeckt. Eine ziemlich dreiste Behauptung, denn Ayurveda war in Indien nie in Vergessenheit geraten.

Dennoch gelang es dem geschäftstüchtigen Guru, der einst Physik und Mathematik studiert hatte, den Begriff „Maharishi-Ayurveda" als Marke eintragen zu lassen. Den Umsatz, der unter seinem Namen heute gemacht wird, schätzen Marktkenner auf rund drei Milliarden Euro jährlich. Ein weiteres Beispiel dafür, welch erstaunlichen materiellen Erfolg häufig diejenigen erzielen, die ihren Lehren die Kritik am Materialismus des Westens zugrunde legen.

Doch auch den größten Gurus gehen gelegentlich Jünger stiften. John Lennon etwa war nach dem Besuch des anfangs von ihm hochverehrten Lehrers recht rasch desillusioniert und schrieb das Lied „Sexy Sadie", das ursprünglich Maharishi hieß. Ein Textauszug: „Was hast du getan? Du hast uns alle zum Narren gehalten!"

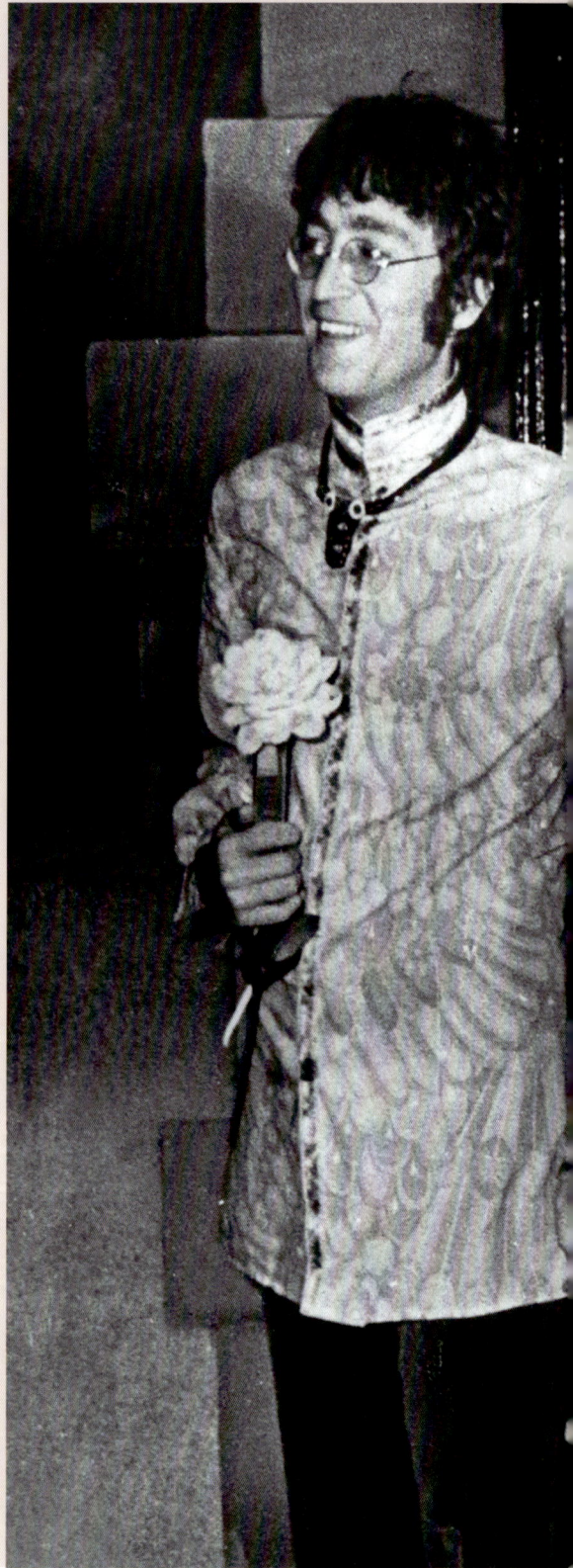

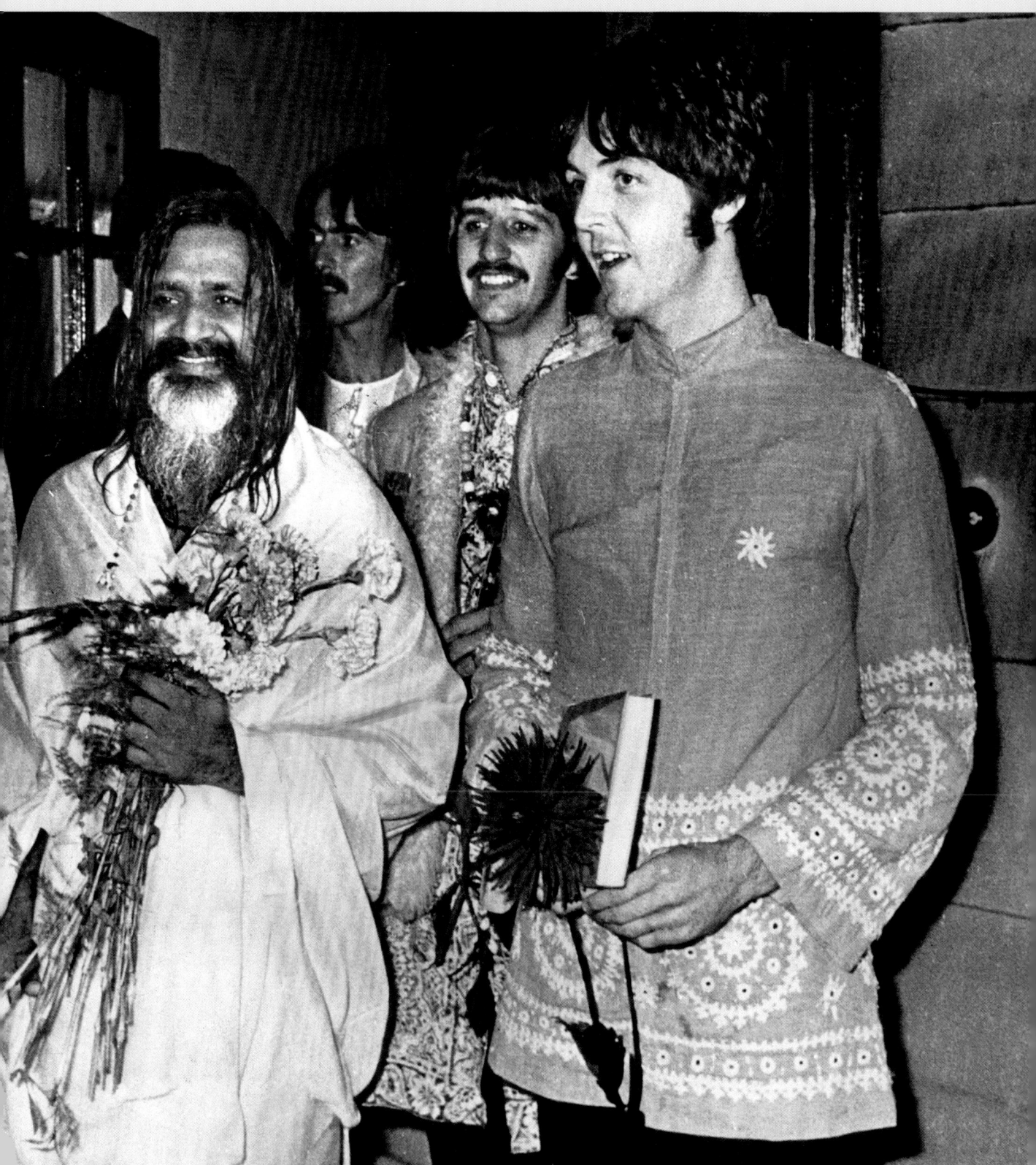

Die Beatles treffen ihren Guru zur Meditation in Wales: John Lennon,
Maharishi Mahesh Yogi, George Harrison, Ringo Starr und Paul McCartney (v.l.n.r.).

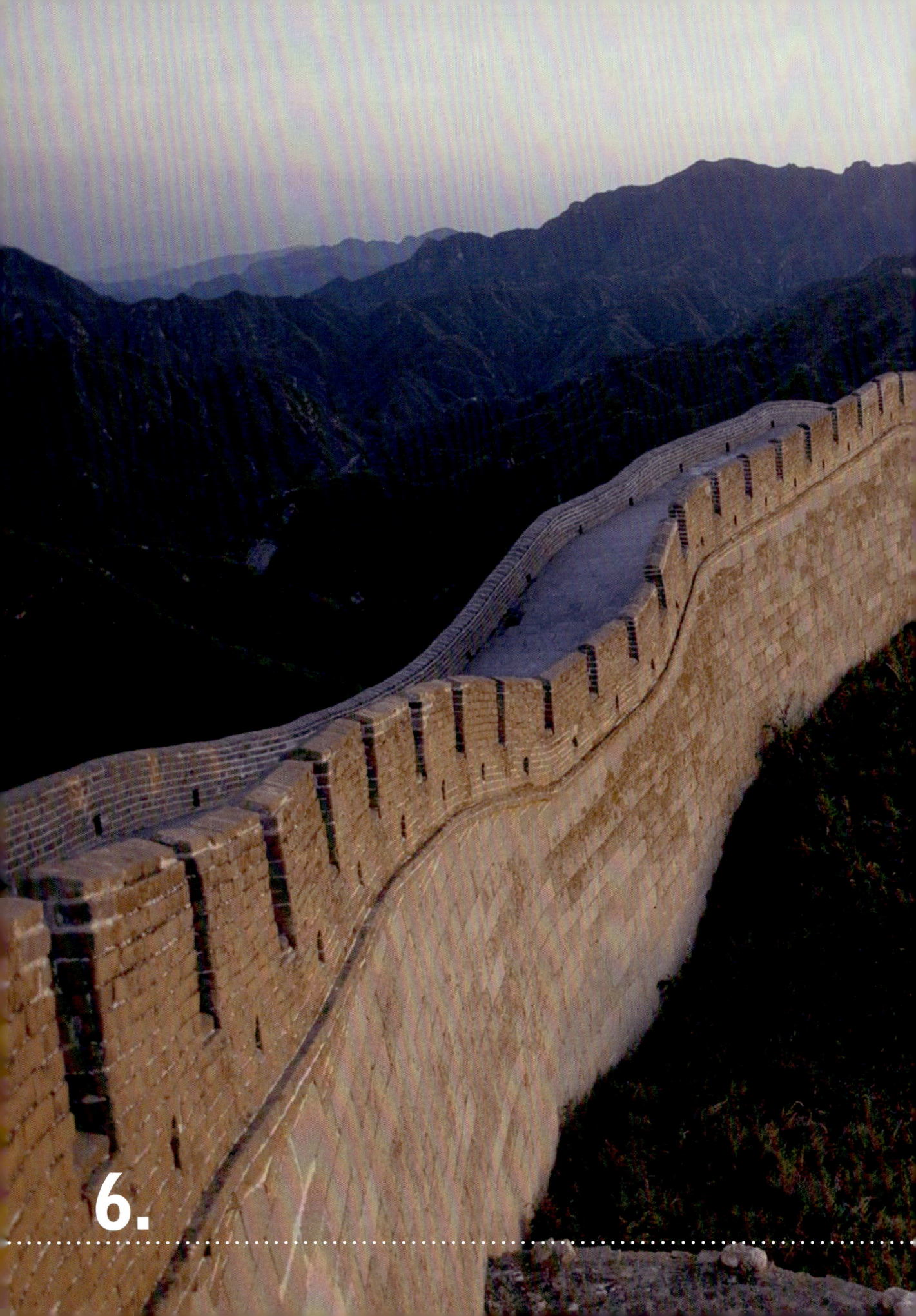

6.

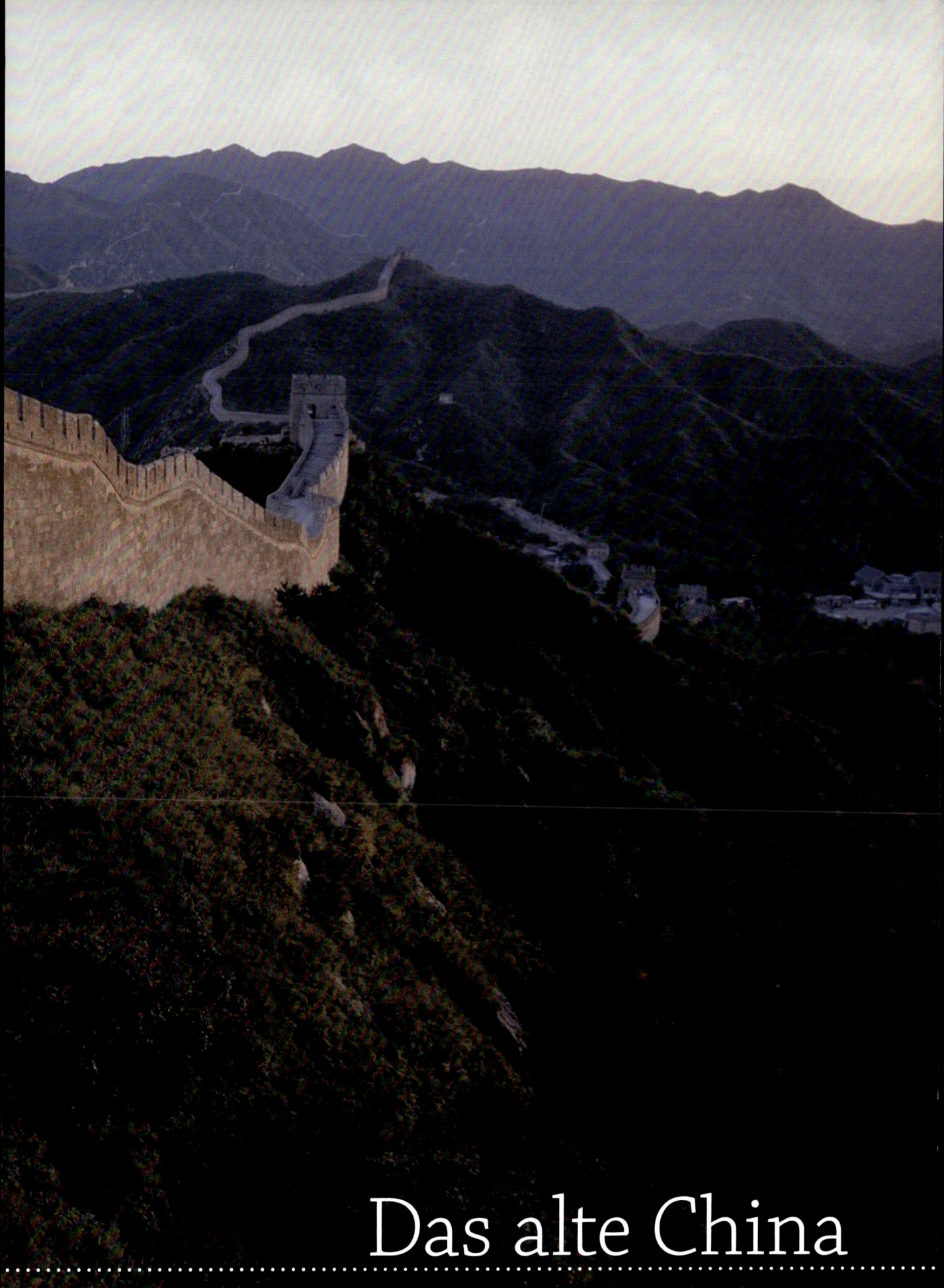

Das alte China

VI. Das alte China

EINE RELIGION WIDMET SICH DER LEBENS-VERLÄNGERUNG UND EIN KAISER WIRD ZUM OPFER DER ANTI-AGING-MEDIZIN

Jede Epoche und jede Kultur kannte ihre eigenen Anti-Aging-Maßnahmen. Zu keiner Zeit und in keinem anderen Kulturkreis aber hat das Thema der Lebensverlängerung und der ewigen Jugend eine derart zentrale Rolle gespielt wie im alten China. Dies gilt vor allem für die Zeit zwischen 200 vor bis 1200 nach Christus. Maßgeblich für diese Tatsache ist vor allem die damals vorherrschende philosophisch-religiöse Lehre: der Taoismus.

Rechts: Konfuzius, einer der bedeutendsten Philosophen des alten China
Jesuitische Darstellung eines unbekannten Künstlers aus „Description de la Chine" von Jean-Baptiste Duhalde (1674–1743)

Ebenso wie der Konfuzianismus hat diese geistige Strömung die chinesische Geschichte geprägt und beeinflusst sie bis heute. Während der Konfuzianismus, zurückgehend auf den Gelehrten und Staatsmann Konfuzius (551–479 v. Chr.), sich im Wesentlichen mit der Ordnung des Staates, der Gesellschaft und der Familie beschäftigt und dabei eine hierarchisch-konservative Grundauffassung vertritt, widmet sich der Taoismus eher den philosophisch-spirituellen Grundlagen des Lebens.

Als Begründer des Taoismus gilt Laotse, der im 6. Jahrhundert vor Christus gelebt haben soll. Seine Lehren hat er im Buch „Tao Te King" niedergelegt. Moderne Sinologen streiten inzwischen darüber, ob Laotse tatsächlich eine historische Figur war bzw. der alleinige Autor des „Tao Te King" ist. Wahrscheinlich ist das Buch eher eine Sammlung von Reflexionen unterschiedlicher Gelehrter, die dann einem einzelnen

Autor zugeschrieben wurde. Unbestritten ist jedenfalls, dass das Werk bis heute einen enormen Einfluss auf das chinesische Denken hat. Vor allem das darin entwickelte Konzept des Yin-Yang, also die Vorstellung von entgegengesetzten und sich dennoch gegenseitig bedingenden Grundprinzipien, ist auch im Westen auf großes Interesse gestoßen.

Tao, der Weg der Natur

Weitere wichtige taoistische Denker sind Jhuang Tzu und Liah Tsu, welche die im „Tao Te King" vorgegebenen Grundideen weiterentwickelt haben. Die Werke dieser beiden taoistischen Klassiker entstanden in der Zeit zwischen 350 und 250 vor Christus. Tao bedeutet wörtlich übersetzt „der Weg", in einem anderen Sinne aber auch „die Natur". Zusammengenommen geben diese beiden Begriffe die Essenz des Tao sehr treffend wieder: die Art und Weise, wie die Natur funktioniert. Tao ist der Ausdruck für die fundamentalen Prinzipien, auf denen die gesamte Natur, einschließlich des menschlichen Denkens und Daseins beruht. Es ist die unveränderliche Basis einer sich stets verändernden Welt.

Ursprünglich ein rein philosophisches System nahm der Taoismus – ähnlich dem Buddhismus – schon nach kurzer Zeit religiöse Züge an. Etwa ab 200 nach Christus wurde er dann zur vorherrschenden institutionalisierten Volksreligion Chinas. Ab ca. 1200 zerfällt die taoistische Religionsgemeinschaft jedoch zunehmend. Der eher weltlich geprägte Teil schwenkte zum pragmatischen Konfuzianismus über, die spirituell orientierten Anhänger des Taoismus wendeten sich mehrheitlich dem aufkommenden

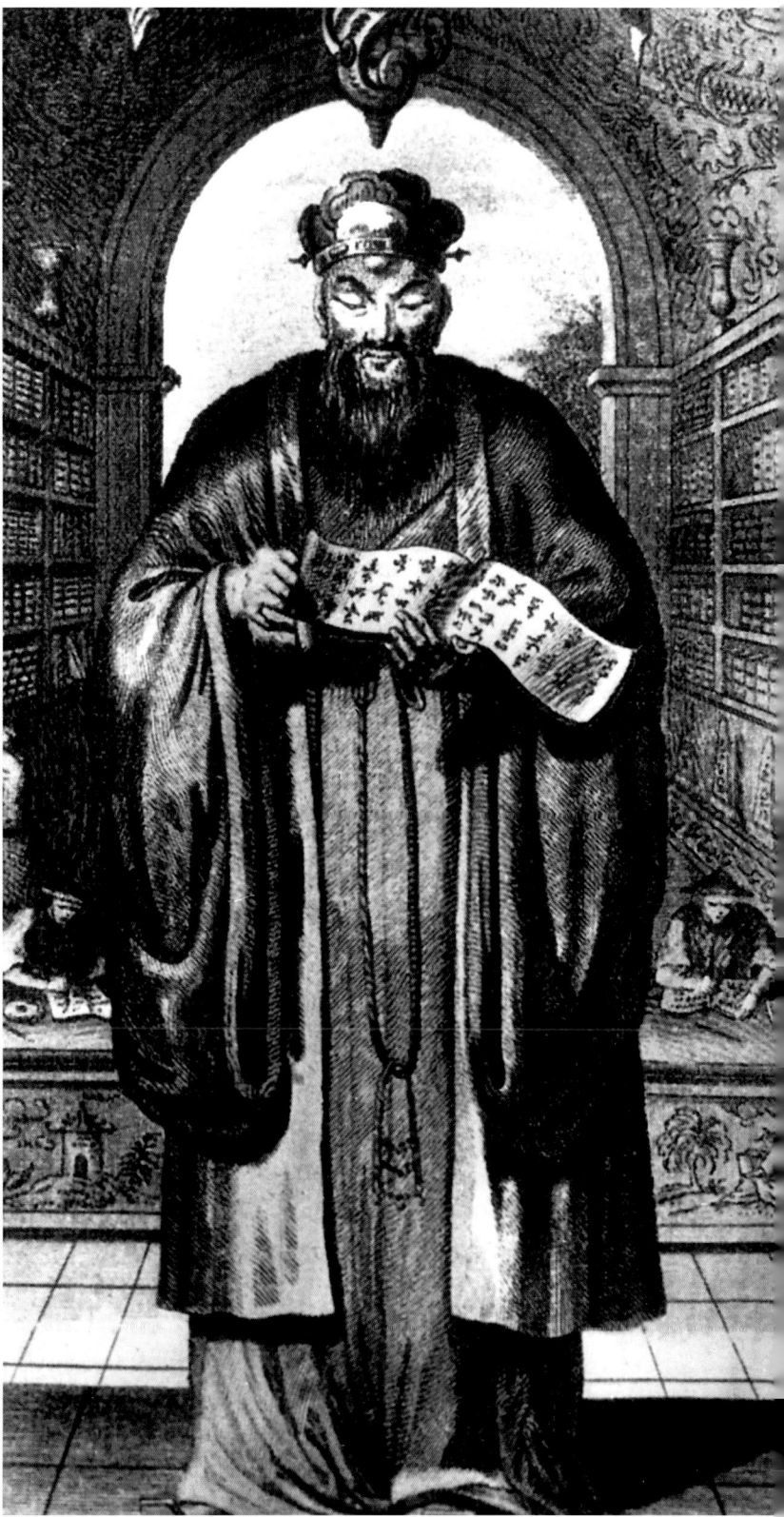

Buddhismus zu. Die philosophischen Grundideen des Taoismus überlebten gleichwohl den Zerfall seiner institutionalisierten Form.

Charakteristisch für den Taoismus ist nicht nur seine tiefe Spiritualität und die profunde Reflexion über die das Weltgeschehen prägenden Kräfte. Ein herausragendes Merkmal ist vor allem auch ein höchst weltlicher Kult um die Gesundheit, die Verlängerung des Lebens und die Möglichkeit der Wiederverjüngung. Wenn es jemals so etwas gab wie eine „Gesundheitsreligion", so war es der Taoismus.

Fünf Prinzipien sind es, auf denen das taoistische Gesundheitskonzept zur Lebensverlängerung beruht. Wer sie richtig erlernt und unermüdlich anwendet, der hat die Chance, ein

Das taoistische Gesundheitskonzept zur Lebensverlängerung beruht auf fünf Prinzipien.

sogenannter „Hsien" zu werden. Ein solcher Hsien ist nicht nur das höchste Ziel taoistischer Selbstverwirklichung. Er zeichnet sich darüber hinaus vor allem durch zwei Dinge aus: Weisheit und Unsterblichkeit. Der Hsien ist „der wahre Mann des Alters". Die fünf Wege dorthin lauten:

- das richtige Atmen
- das richtige Essen
- die richtige Bewegung
- die richtige Sexualtechnik
- die richtige Spiritualität

Auch wenn die Versuchung sicher groß ist, gleich zu Punkt vier weiterzublättern, wollen wir doch die richtige Reihenfolge beibehalten. Kommen wir also zum ersten der fünf Wege, ein Hsien zu werden: dem richtigen Atmen.

Das richtige Atmen

In der taoistischen Lehre kommt der Atemtechnik herausragende Bedeutung zu. Der Atem gilt als Symbol der jedem Menschen innewohnenden Lebenskraft. Den Atem kontrollieren heißt somit: die Lebenskraft kontrollieren. Die Anhänger des Taoismus nahmen dies durchaus wörtlich. Je länger der Atem angehalten werden konnte, umso weniger Lebenskraft ging ihrer Überzeugung nach verloren. Dies führte zu Übungen, die heutzutage wahrscheinlich nur noch von professionellen Apnoe-Tauchern praktiziert werden.

Die Exerzitien begannen simpel: Zunächst einmal wurde versucht, für eine Periode von 3, 5, 7 oder 9 Atemeinheiten (Ein- und Ausatmen) die Luft anzuhalten. Wem es gelang, über 12 Einheiten die Luft einzubehalten, der hatte bereits eine „kleine Serie" geschafft.

Ab dann wurde es schwieriger. Denn es galt, eine kleine Serie der nächsten hinzuzufügen. Zehn kleine summierten sich zu einer „großen Serie" – immerhin der Zeitraum von 120 normalen Atemzügen. Ab jetzt – so die taoistische Lehre – begann der verjüngende Effekt. Wer Unsterblichkeit erreichen wollte, musste den Atem für 1000 Einheiten anhalten können.

Wie schnell jemand ein- und ausatmet, ist natürlich individuell recht unterschiedlich. Nehmen wir einmal an, dass die Taoisten, um auf die entsprechenden Zahlen zu kommen, von einer sehr schnellen Atemfrequenz ausgingen. Veranschlagen wir also für das Ein- und Ausatmen jeweils eine Sekunde. Dann muss man für eine „lange Serie" etwa dreieinhalb Minuten lang die Luft anhalten. Mit einiger Übung ist dies durchaus machbar. Auf jeden Fall wird jeder Mensch,

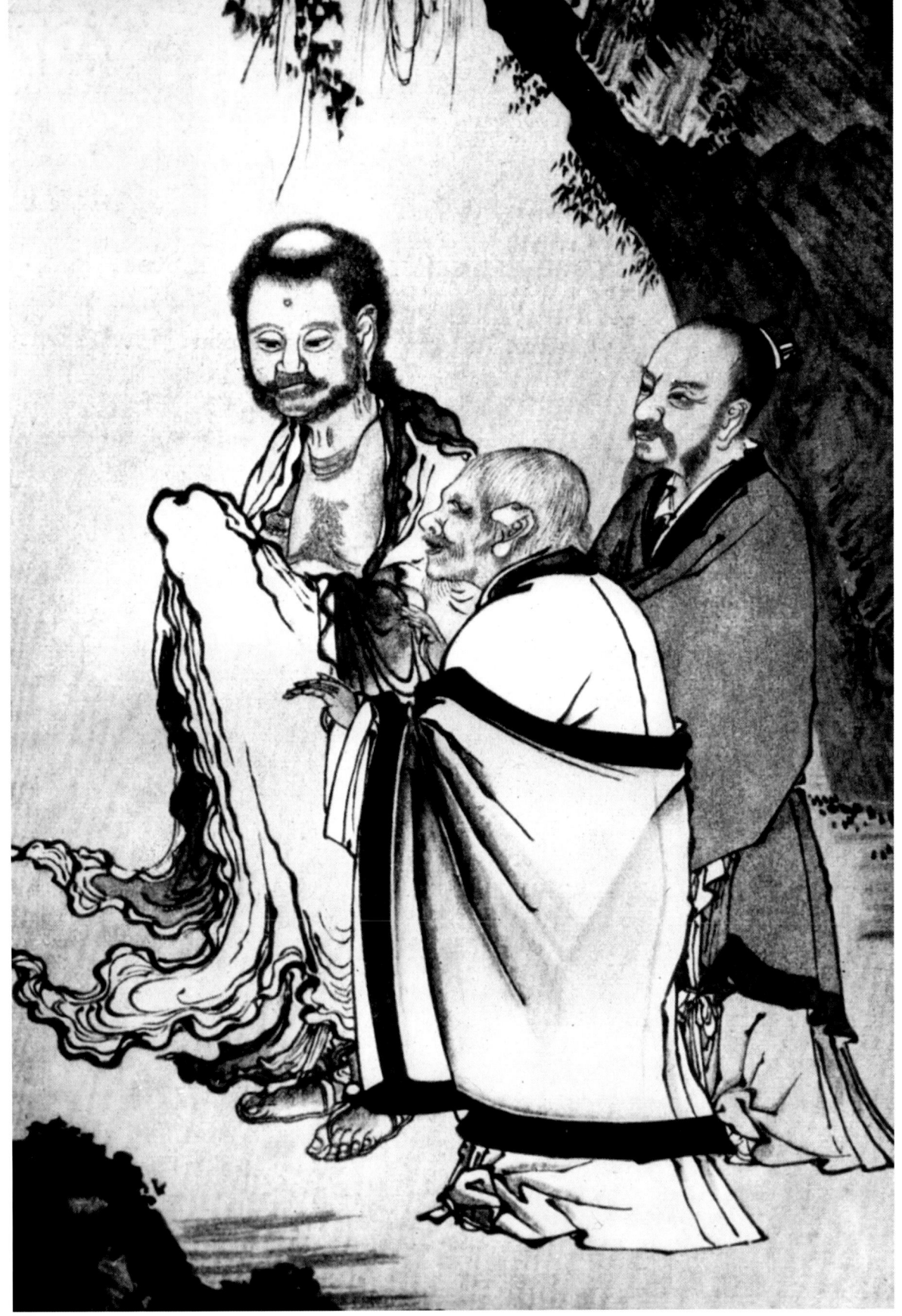

Die drei großen Weisen Buddha, Konfuzius und Laotse
Gemälde des japanischen Malers Kano Masanobu, 15. Jahrhundert

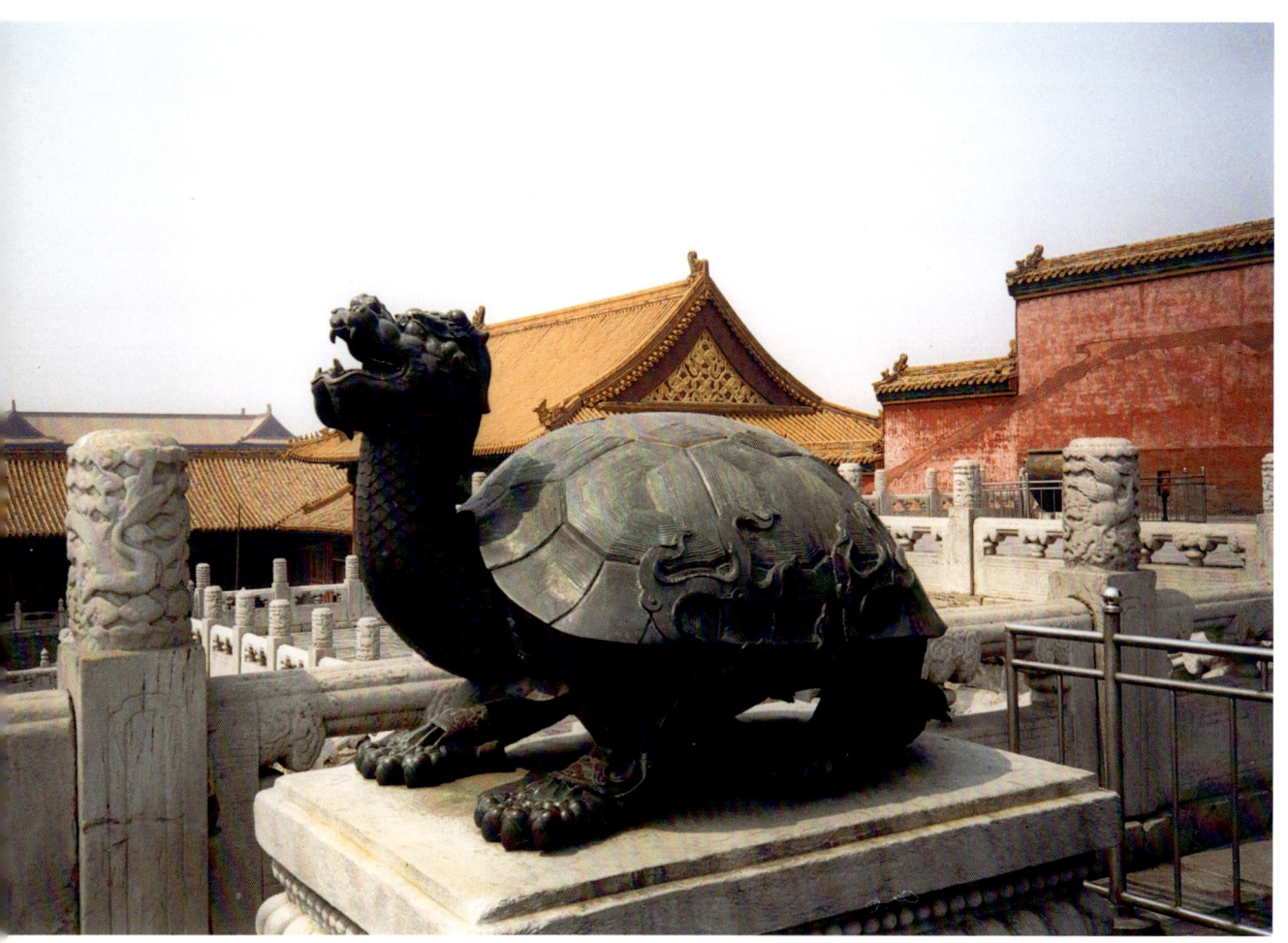

Mit Blick auf die Langlebigkeit der Tiere wird im Taosimus
Schildkrötensuppe eine lebensverlängernde Wirkung zugeschrieben.
Skulptur einer Schildkröte in der Verbotenen Stadt

der derartige Übungen praktiziert, in den
Grenzbereich der Anoxie (des Sauerstoff-
mangels) kommen und dabei eventuell
entsprechende Symptome verspüren, die als
Teil einer spirituellen Bewusstseinserweiterung empfunden werden können.

Aber man sollte es nicht übertreiben. So
konstatieren auch die taoistischen Lehrmeister, dass man spätestens nach zwei bis
drei langen Serien in einen Zustand gerate,
in dem „die Ohren nicht länger hören, die
Augen nicht länger sehen und das Herz nicht

länger denkt. Dann ist es notwendig, wieder
ein wenig Luft aufzunehmen."

Begleitet wurden die Atemübungen von
strengen diätetischen Vorschriften. Der
Atem, der reine Stoff der Luft, sollte möglichst wenig verunreinigt werden durch irdische Nahrung und die unreinen Produkte
der Erde.

Das höchste Ideal bestand darin, ausschließlich von Luft zu leben. Auch dazu
wurden spezielle Techniken entwickelt. Man
sammelte Speichel im Mund und vermischte

diesen mit möglichst viel Atemluft. Die dadurch entstandene schaumige Masse wurde als „Ernährung aus Luft" geschluckt. Die Technik ist auch als „embryonales Atmen" bekannt, da man sich dergestalt die Atmung der Feten im Mutterleib vorstellte. Embryonales Atmen galt als höchst wirksame Verjüngungsmaßnahme. Aber nur vom eigenen Speichel konnten natürlich auch die Tao-Jünger nicht leben.

Das richtige Essen

Die diätetischen Grundregeln des Taoismus lassen sich in zwei fundamentalen Sätzen zusammenfassen, auf denen auch heute noch jeder moderne Anti-Aging-Ratgeber beruht:

- iss wenig
- iss richtig

So wie der Taoist versuchte, seinen Atem zu kontrollieren und möglichst wenig davon zu verbrauchen, so versuchte er auch, seine Nahrungsaufnahme auf ein Minimum zu reduzieren. Nahrung – vor allem in Form von Reis und Getreide – galt als Produkt der unreinen Erde. Die aus der körperlichen Nahrungsverarbeitung resultierenden Exkremente wurden als unansehnlicher Beweis für die Unreinheit von all dem angesehenen, was mit der Nahrungsaufnahme zu tun hat. Die Nahrungsaufnahme weitgehend einschränken – möglichst nur eine Mahlzeit am Tag – lautete daher die diätetische Grundregel. Die Kalorienrestriktion ist somit durchaus keine Erfindung der modernen Anti-Aging-Medizin. Sie war vielmehr bereits ein fundamentales Prinzip des Taoismus. Nun wissen wir aber auch, wie schwierig

dieses Prinzip durchzuhalten ist. Mag der Geist noch so willig sein – das Fleisch wird doch immer wieder schwach. Und schmiert sich dann gerne mal ein zusätzliches Butterbrot. Auch hierfür hat der Taoismus eine plausible Erklärung. Es sind „die drei Würmer", die in unseren Eingeweiden hausen und uns immer wieder böswillig dazu verführen, vom Pfad der asketischen Tugend abzuweichen. Sie sind dafür verantwortlich, dass wir immer wieder unsere kostbaren Lebensenergien an höchst weltliche Dinge wie Essen oder gar noch Schlimmeres verschwenden. Mag bisher auch noch niemand diese „drei Würmer" leibhaftig zu Gesicht bekommen haben – wer längere Zeit

Kalorienrestriktion ist fundamental im Taoismus.

versucht, asketischen Idealen zu folgen und dabei intensiv in sich hineinhört, der wird bestätigen: Es gibt sie wirklich.

Ganz ohne Essen geht es natürlich nicht. Das wussten auch die Taoisten. Aber wenn schon, dann sollte es das Richtige sein. Vom Menschen angebauter Reis oder Weizen galt als unrein. In deutlich höherem Ansehen standen die Früchte, Wurzeln und Beeren des Waldes. Auch hier zeichnet sich bereits eindeutig ein Trend zum „Biofood" im alten China ab.

Manchen Nahrungsmitteln wurden sogar lebensverlängernde Eigenschaften zugeschrieben. Sie galten als „Hsien-Medizin". Dazu gehörten im Wesentlichen alle Arten von Eiern, da das Ei im Taoismus als die vollkommene Form der embryonalen Vitalität angesehen wird. Hoch im Kurs standen auch Nahrungsmittel aus Tieren und Pflanzen, die für ihre Langlebigkeit bekannt waren. Schildkrötensuppe war aus diesem Grunde ebenso beliebt wie die wahrscheinlich etwas schwerer verdaulichen Kiefernzapfen.

Die richtige Bewegung

Von den vier Säulen des Taoismus ist diese wahrscheinlich die am wenigsten wichtigste, da sie vor allem eine unterstützende Funktion hatte. Spezielle Gymnastikübungen dienten in erster Linie dazu, die Punkte eins und vier zu optimieren. Sprich: das richtige Atmen zu erleichtern und die entsprechenden Sexualtechniken möglich zu machen.

Dennoch hat der Bewegungspart in der westlichen Welt große Bedeutung erlangt. Im Jahr 1779 publizierte ein jesuitischer Missionar namens Jean-Joseph-Marie Amiot

Manche taoistische Übungen imitieren die Bewegungen langlebiger Tiere.

einen illustrierten Artikel über taoistische Bewegungsübungen, die er als „ Kung Fu" bezeichnete. Der Artikel fiel Per Henrik Ling in die Hände, dem Gründer des berühmten Stockholmer Instituts für medizinische Gymnastik. Lings Institut gehörte zu den wenigen Zentren, die in der ersten Hälfte des 19. Jahrhunderts systematisch die Entwicklung der Physiotherapie und der medizinischen Rehabilitation vorantrieben. Neben griechisch-römischen Elementen war es vor allem das chinesische Kung Fu, also das taoistische Bewegungsprogramm, das in die Lehre Lings einfloss.

Im taoistischen China dienten die Übungen vor allem dazu, die schwierigen Atemtechniken zu erleichtern. Wichtig für das richtige Atmen war nicht nur, den Atem möglichst lange anzuhalten. Es war darüber hinaus auch wichtig, ihn in unterschiedliche Körperregionen und Organe zu lenken.

Dabei erlebten die Tao-Anhänger häufig „Blockaden", der Energiefluss war gestört.

Spezielle gymnastische Übungen erlaubten es dann, diese Blockaden zu lösen und das „Chi", die Lebensenergie, wieder fließen zu lassen. Ein Konzept, das die traditionelle chinesische Medizin bis heute prägt. Ein gymnastisches Übungsprogramm sah zum Beispiel folgendermaßen aus:

„Beuge die Wirbelsäule nach rechts und links, 36 Mal in jede Richtung.
Massiere das Lager der Niere mit den Händen, 36 Mal. Je häufiger dies getan wird, um so besser sind die Ergebnisse.
Verschränke deine Hände und halte mit der ‚Schaufel', die dabei entsteht, deine Füße. Zwölf Mal. Dann gehe in die normale Position zurück.
Zunächst kreuze deine Hände über dem Kopf und beuge dich dann hinunter zum Boden. Mache fünf Atemzüge und dann halte den Atem an. Dies füllt den Magen mit Luft.
Als Nächstes berühre mit der linken Hand dein linkes Knie und erhebe die rechte Hand so weit wie möglich. Dann hebe deine linke Hand so hoch wie möglich, mit der rechten Hand das linke Knie berührend. Mache fünf Atemzüge, dann halte den Atem an. Dieses dehnt den Atem im Bauch aus.
Als Nächstes verschränke deine Hände über dem Bauch und bewege dich kräftig nach links und rechts, bis du müde wirst. Dies lässt das Blut die Blutgefäße besser durchströmen.
Als Nächstes kreuze deine Hände über dem Kopf und bewege dich langsam nach rechts und links. Dies dehnt den Atem in der Lunge und der Leber aus."

Die Übungen wurden zumeist rhythmisch durchgeführt, häufig auch von Massagen begleitet. Manche Übungen verfolgten zudem den Ansatz, die Bewegung langlebiger Tiere zu imitieren, etwa die einer Schildkröte. Auch diese Tradition lebt heute noch fort, zum Beispiel im chinesischen Schattenboxen, dem Tai Chi. Das Ziel allerdings war in allen Fällen das gleiche: das Einhalten des Atems und das Fließen des Chi zu verbessern, Blockaden aufzuheben und schädlichen Atem auszustoßen. Und nicht zuletzt jene Übungen zu ermöglichen, zu denen wir im folgenden Kapitel kommen: die taoistischen Sexualtechniken.

Die richtige Sexualität

Die Gegner des Taoismus beschuldigten dessen Anhänger oft der sexuellen Zügellosigkeit. In der Tat hielten die Taoisten die von vielen Religionsgemeinschaften – unter anderem auch vom konkurrierenden Buddhismus – als Tugend angesehene sexuelle

Abstinenz für widernatürlich und schädlich. Im „Tao Tsung", einem wichtigen Lehrbuch des Taoismus, lesen wir:

„Der Mann mag nicht ohne Frau sein. Ist er ohne Frau, so wird er unleidlich. Ist er unleidlich, so wird sein Geist ermüdet. Ist sein Geist ermüdet, so nimmt seine Lebenserwartung ab."

Verzicht auf Sex wurde also als lebensverkürzend gesehen. Somit galt Abstinenz als völlig unakzeptabel in einer Religion, welche die Lebensverlängerung zu einem ihrer wichtigsten Ziele erkoren hatte. Dennoch tat sich ein großes Problem auf: Das Sperma des Mannes ist Teil des Chi, also der Lebensenergie. Die Ausstoßung des Spermas beim Orgasmus bedeutete also einen Verlust an vitaler Kraft, es wirkt lebensverkürzend. Ließ dieses Dilemma sich lösen?
Die alten Chinesen wären nicht über Jahrtausende hinweg ein führendes Kulturvolk,

Der jesuitische Missionar Jean-Joseph-Marie Amiot machte das von ihm als Kung Fu bezeichnete taoistische Bewegungsprogramm in Europa bekannt.

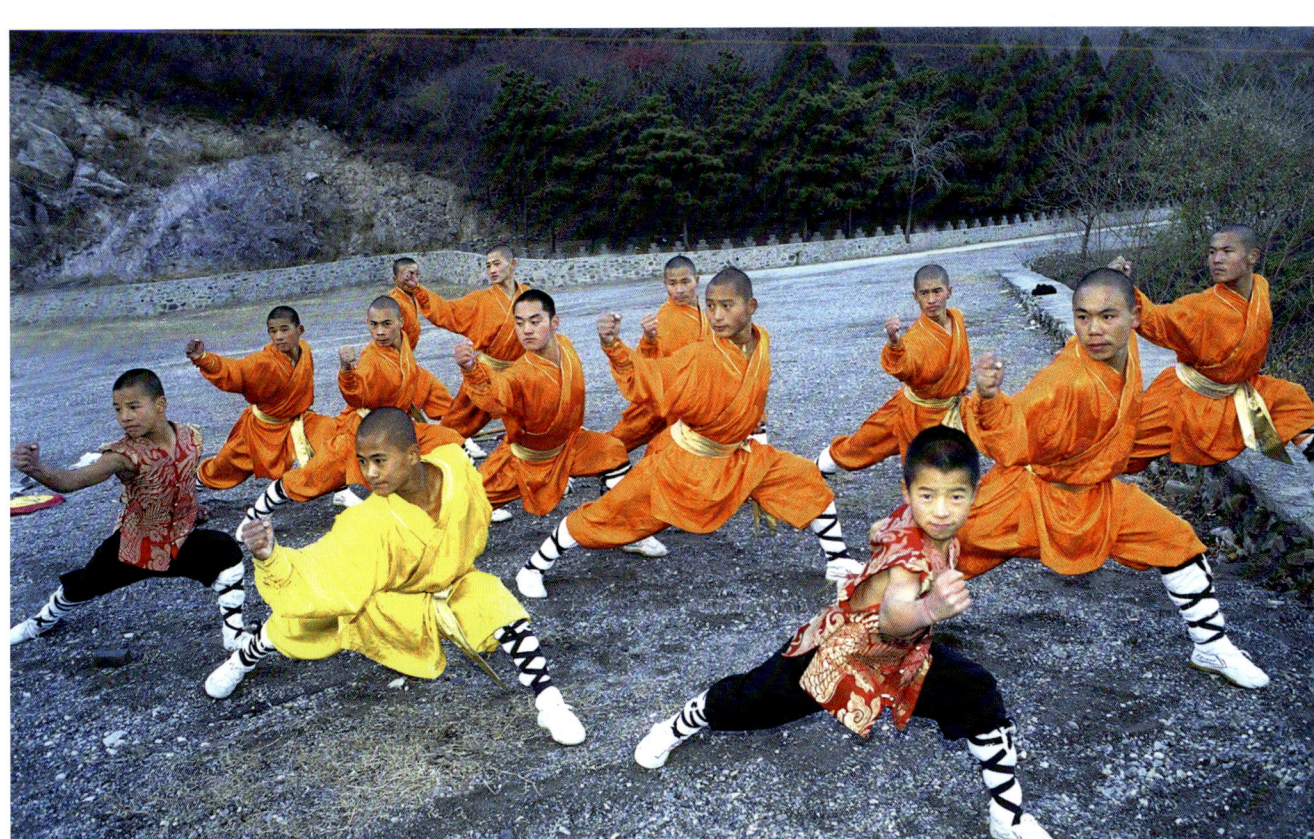

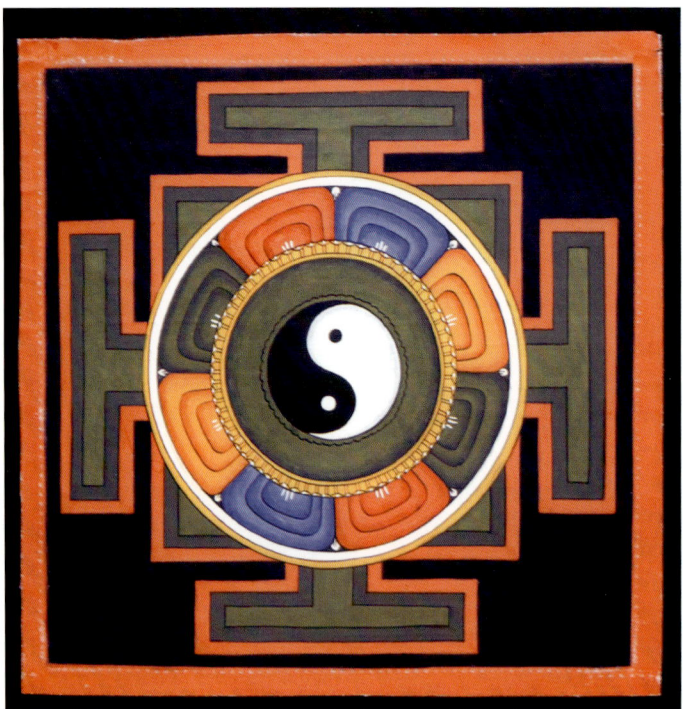

**Das Tai-Chi-Zeichen zeigt Yin und Yang als Symbol
für die komplementären Gegensätze der Welt.
Detail einer nepalesischen Meditations-Thangka**

hätten sie nicht auch für dieses Problem eine konstruktive Lösung gefunden. Der Ausweg lautete: Koitus reservatus. Der Geschlechtsakt sollte so durchgeführt werden, dass es dabei zwar zur vollständigen Befriedigung des weiblichen Partners kam. Der Mann allerdings sollte den Akt kurz vor dem eigenen Höhepunkt abbrechen, um somit die Ejakulation und den damit verbundenen lebensverkürzenden Spermaverlust zu vermeiden. Diese uns heute ein wenig absonderlich anmutende Sexualpraktik galt neben den entsprechenden Atemübungen als wichtigster Bestandteil taoistischer Anti-Aging-Strategien. Der taoistische Koitus reservatus hatte auch einen völlig anderen Stellenwert als der „gewöhnliche", lediglich der Fortpflanzung dienende Geschlechtsverkehr.

Während bei Letzterem der Penis möglichst hart und groß in die Scheide der Frau eingeführt wird, die er dann nach vollbrachter Tat deutlich geschrumpft und erschlafft verlässt, wurde bei der taoistischen Praktik das genaue Gegenteil angestrebt: Der Penis sollte in möglichst wenig erigiertem Zustand eingeführt werden, um dann die Vagina in umso größerer Pracht wieder zu verlassen. Bei einem gewöhnlichen Geschlechtsverkehr – so glaubte man – verlor der Mann etwas. Bei der taoistischen Vorgehensweise jedoch gewann er an Lebensenergie. Ein weiterer Vorteil ist, dass derartige Sexualpraktiken mehrere Male hintereinander durchgeführt werden konnten. Und zwar auch mit mehreren Partnerinnen. Das „Tao Te King" informiert uns über die gesundheitlichen Folgen derartigen Tuns:

„Derjenige, dem es gelingt, den Koitus mehrere Male an einem einzigen Tag oder einer einzigen Nacht durchzuführen ohne seine Essenz entweichen zu lassen, wird von allen Krankheiten geheilt werden und seine Lebenserwartung vergrößern. Wenn er dabei die Frau mehrere Male wechselt, ist der Vorteil noch größer. Wenn er in einer Nacht die Partnerin zehnmal wechselt, das ist überaus exzellent."

Neben der richtigen Technik spielte natürlich auch die richtige Partnerin eine nicht unerhebliche Rolle. Äußerliche oder charakterliche Merkmale waren dabei allerdings von untergeordneter Bedeutung. Es galt die Devise: je jünger desto besser. Die besten lebensverlängernden Resultate wurden jungen Mädchen zwischen 14 und 19 Jahren zugeschrieben. Vom Verkehr mit Frauen über 30 wurde abgeraten, Frauen über 40 waren absolut tabu.

Nun stellt sich spätestens hier die Frage, was denn die Frauen ihrerseits tun können, um die eigene Lebenserwartung zu steigern. Die taoistischen Schriften sind diesbezüglich wenig auskunftsfreudig. Zwar wird auch Frauen im sexuellen Bereich ein Chi zugestanden. So wie beim Mann das Sperma die Lebensenergie enthalte, so sei es bei den Frauen das Menstruationsblut. Dieser Vorstellung liegt die richtige Beobachtung zugrunde, dass beides – Samenflüssigkeit und Menstruationsblut – im Laufe des Alters weniger wird, um schließlich völlig zu versiegen. Eine Verbindung mit der „force vital", der Lebenskraft, liegt also durchaus nahe. Techniken zur Unterdrückung der Menstruationsblutung – und damit gegebenenfalls einer weiblichen Lebensverlängerung – finden sich in den entsprechenden Schriften jedoch nicht. Für den Taoismus, wie für viele andere historische Lehren, gilt: It is a man's world.

Die richtige Spiritualität

Der Taoismus bietet ein überaus komplexes System von unterschiedlichen Übungen, welche dem ultimativen Ziel, der Erreichung der Unsterblichkeit, dienen sollten. Seine eigenen Anhänger sahen dabei schon frühzeitig die Gefahr, sich in technischen Details zu verlieren und die übergeordnete, spirituelle Komponente zu vergessen. Ko Hung, einer der großen Lehrmeister des 3. Jahrhunderts nach Christus, mahnte denn auch in einer seiner vielen Schriften:

„Derjenige, der nach Unsterblichkeit sucht, soll vor allem anderen seinen hauptsächlichen Pflichten nachkommen: Loyalität, Frömmigkeit, Freundschaft, Gehorsam, Güte und Treue. Wer kein tugendhaftes Leben führt, sondern sich nur in der Durchführung magischer Kunststücke übt, wird keinesfalls ein langes Leben erreichen."

Ziel der spirituellen Übungen war die Erfahrung des Tao, die Einsicht in die tiefere Natur der Dinge. Wesentliches Hilfsmittel dazu war die Meditation, zumeist in der auch heute noch durchgeführten Form der Sitzmeditation. Das Tao erfahren heißt dabei vor allem, Yin und Yang in Einklang zu bringen, also nach der chinesischen Philosophie das weibliche und das männliche Prinzip. Harmonie ist somit ein Schlüsselbegriff des Taoismus. Harmonie sollte jeder Mensch in sich selber suchen und finden, im Mikrokosmos. Dabei sollte er aber auch ganz bewusst in Harmonie mit der Natur, dem Makrokosmos, leben. Es sind vor allem diese Ideen, die den Taoismus im Westen populär gemacht haben. Esoterisch angehauchte Spiritualitätssucher berufen sich dabei ebenso auf das Yin-Yang-Prinzip wie friedensbewegte Ökoaktivisten oder auf Nachhaltigkeit setzende Firmenberater. Das Streben nach Harmonie, die Suche nach dem richtigen Maß, ist allerdings auch ein Beispiel für ein Grundthema der Anti-Aging-Medizin, welches sich in fast allen Zeitaltern und Kulturen findet. Die Diätetik eines Hippokrates ist davon ebenso geprägt wie die makrobiotischen Lehren eines Hufeland. Und auch viele populäre „Lebenshilfebücher" unserer Zeit variieren das Thema. Ein besseres Symbol für den Ausgleich und das harmonische Miteinander von Gegensätzen als das taoistische Yin-Yang-Zeichen wurde dabei bis heute nicht gefunden.

Harmonie ist ein Schlüsselbegriff des Taoismus.

Chinas erster Kaiser:
ein Opfer der Anti-Aging-Medizin

Am Anfang der chinesischen Geschichte steht ein Mann, den man wohl ohne Übertreibung als den bedeutendsten Herrscher aller Zeiten bezeichnen kann. Er einigte das zahlenmäßig größte Volk der Welt. Er schuf ein Reich, welches das römische Imperium um anderthalb Jahrtausende überdauerte. Er ließ das monumentalste Bauwerk der Erde errichten (die Chinesische Mauer) und erschuf sich eine Grabstätte, gegen die sich selbst die ägyptischen Pyramiden bescheiden ausnehmen.

Die Rede ist von Qin Shi Huangdi (259–210 v. Chr.), dem ersten Kaiser von China. Geboren als Königssohn des Reiches Chin unterwarf er bereits als junger Mann die sechs Nachbarkönigreiche, die sich über Jahrhunderte hinweg gegenseitig bekriegt hatten. Anschließend proklamierte er sich zum Gottkaiser des geeinten Reiches. Er schuf einen Zentralstaat mit einheitlicher Sprache, Währung und einem allumfassenden Verwaltungsapparat. Als das Land im Inneren befriedet war, gab er den Bau der Chinesischen Mauer in Auftrag, um ein Bollwerk gegen die kriegerischen Reitervölker der mongolischen Steppe zu errichten. Früh schon begann er auch mit den Arbeiten für sein eigenes Mausoleum. Das Grab selbst liegt noch immer unangetastet unter einem riesigen Hügel. Seit mehr als drei Jahrzehnten legen chinesische Archäologen allerdings bereits seine „Grabbeigabe" frei, die berühmte Terrakotta-Armee.

In seinen letzten Regierungsjahren fasste Qin Shi Huangdi einen Entschluss, der sein Mausoleum fast zur Bauruine hätte werden lassen. Chinas erster Kaiser hatte sich vorgenommen, unsterblich zu werden. In guter taoistischer Tradition versuchte er dies zunächst einmal unter Inanspruchnahme seiner weit über 100 Konkubinen. Aber bald schon erschien ihm ein ausschweifendes Sexualleben als nicht wirklich geeignet, seine Unsterblichkeit sicherzustellen. Der Gottkaiser suchte nach neuen Möglichkeiten. In der chinesischen Mythologie gab es seit alters her Erzählungen über die legendären Inseln Peng Lai, auf denen „die Unsterblichen" leben sollten. Qin Shi Huangdi rüstete eine Expedition aus, um diese sagenhaften Inseln endlich zu entdecken und ihren Einwohnern das Geheimnis der Unsterblichkeit zu entreißen. Die Expedition machte sich unter Führung seines Leibarztes auf den Weg. Zurückgekommen ist sie nie.

Am Kaiserhof wuchs sich unterdessen die Suche nach der „Droge des langen Lebens" zur Paranoia aus. Ein weiterer Leibarzt des Kaisers, Xu Fu, offerierte dem Herrscher schließlich die ultimative Anti-Aging-Droge der damaligen Zeit: Quecksilber.

In der Tat ist Quecksilber eine außergewöhnliche Substanz. Es ist das einzige Metall, das bei Raumtemperaturen in flüssigem Zustand vorliegt. Ein im wahrsten Sinne des Wortes quicklebendiges Element (siehe hierzu auch das Kapitel „Alchemisten auf der Suche nach Unsterblichkeit").

Kein Wunder also, dass in der taoistischen Medizin Quecksilber als die Substanz galt, welche die Lebensessenz Chi enthielt. Was die taoistischen Ärzte damals noch nicht wussten: Quecksilber ist hochgiftig. Vor allem das zentrale Nervensystem wird durch das flüssige Metall nachhaltig geschädigt.

Qin Shi Huangdi jedenfalls schluckte täglich brav die Quecksilberkügelchen, die ihm sein Leibarzt als Anti-Aging-Mittel verordnet hatte. Und so nimmt es kaum Wunder, dass die Aufzeichnungen seiner Zeitgenossen von zunehmenden Verhaltensauffälligkeiten ihres Herrschers berichteten. Auch von einer manifesten Geisteskrankheit war die Rede. Im Jahr 210 vor Christus starb dann der erste Kaiser Chinas körperlich und geistig zerrüttet mit nur 49 Jahren. Als Todesursache muss man eine Quecksilbervergiftung annehmen.

Alles an diesem Herrscher war gewaltig. Seine militärischen Leistungen, sein politisches Durchsetzungsvermögen, seine Bauvorhaben. Gewaltig war aber nicht zuletzt auch der Fehler, den Langlebigkeitsversprechen seiner Ärzte zu vertrauen. Chinas erster Kaiser hat für seinen Glauben an die Anti-Aging-Medizin seiner Zeit mit dem Leben gezahlt.

Als Qin Shi Huangdi, der erste chinesische Kaiser, an den Folgen seiner Suche nach der Unsterblichkeit starb, bekam er eine Grabbeigabe, die heute weltberühmt ist: die Terrakotta-Armee.

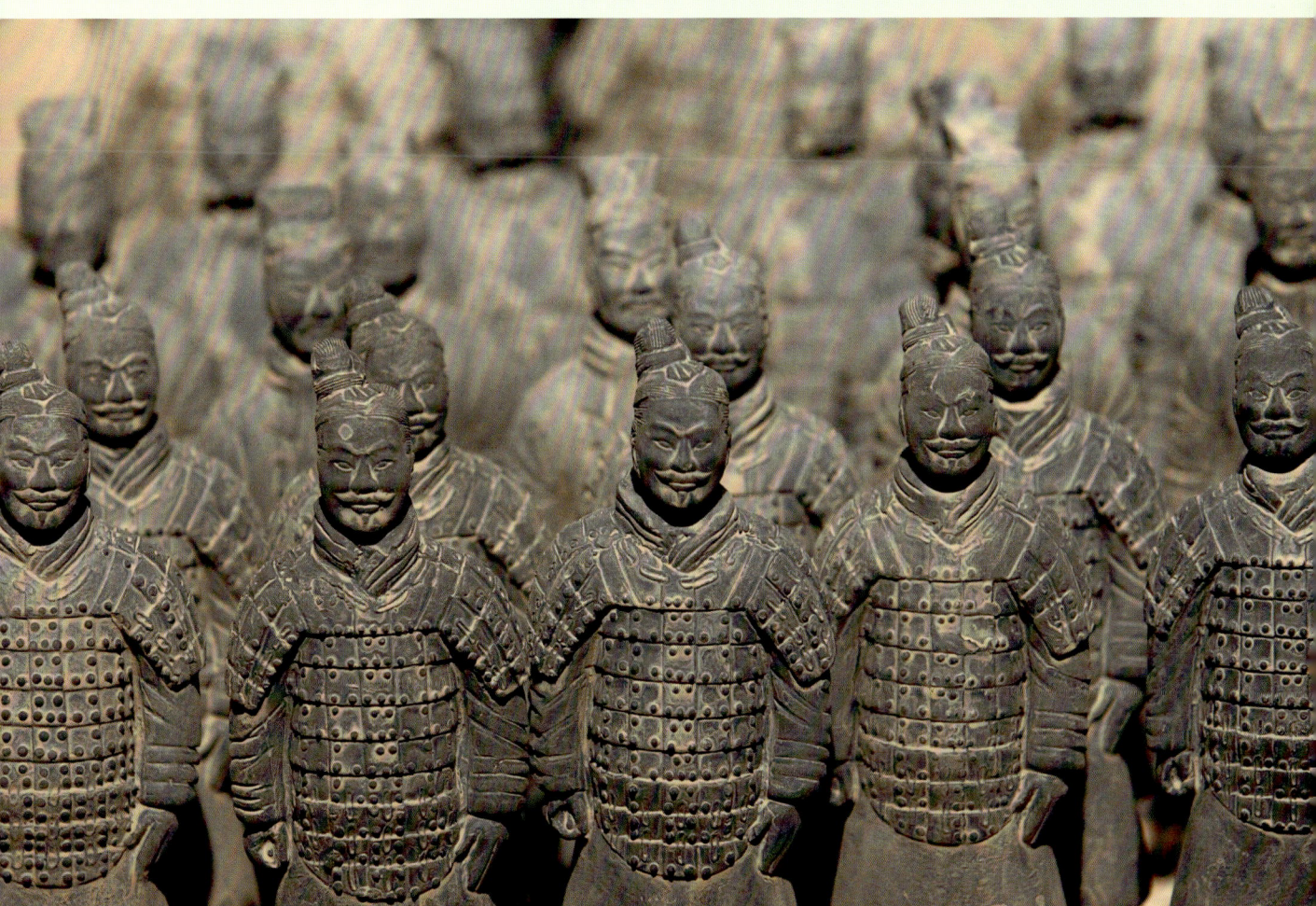

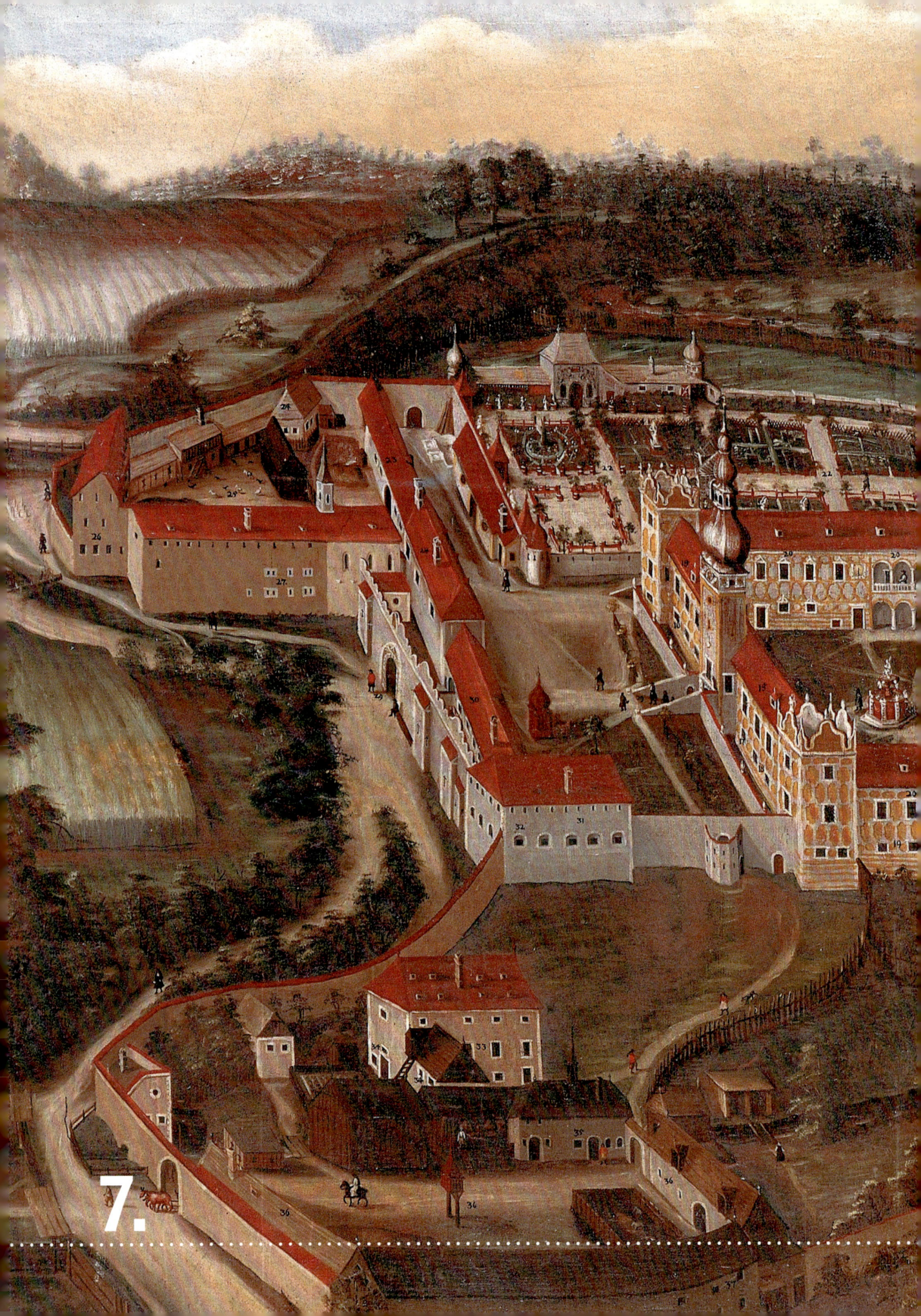

7.

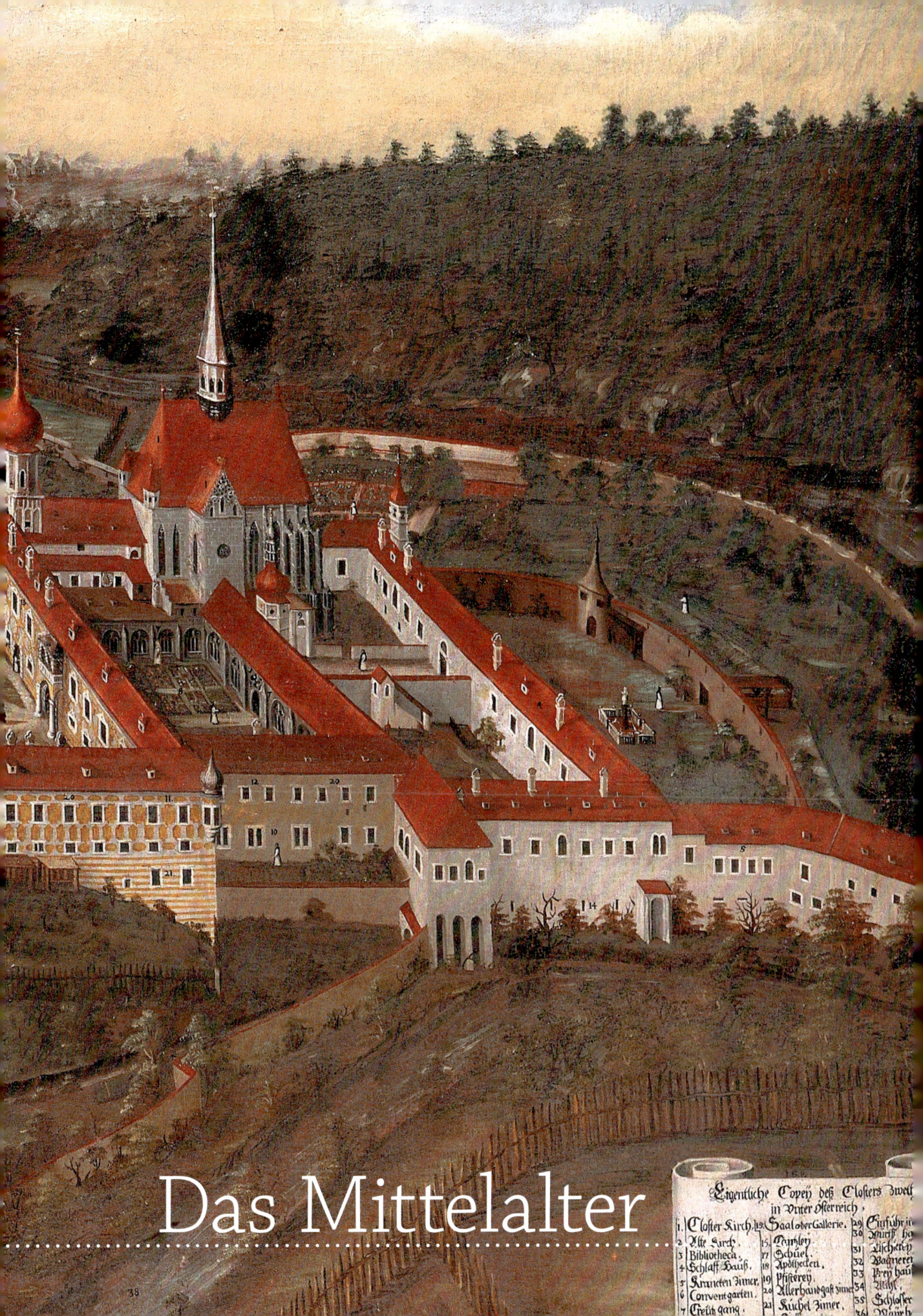

Das Mittelalter

VII. Das Mittelalter

MÖNCHE ÜBERNEHMEN DIE MEDIZIN UND ALCHEMISTEN VERSUCHEN DAS UNMÖGLICHE

Für die Entwicklung der Heilkunde war das Mittelalter eine wenig fruchtbare Zeit. Die medizinische Versorgung lag fast ausschließlich in den Händen von Nonnen und Mönchen, weshalb man auch vom Zeitalter der Klostermedizin spricht. Bereits als Benedikt von Nursia im Jahr 527 das erste Kloster auf dem Monte Cassino gründete, schrieb er in den Ordensregeln fest, dass die Krankenpflege zu den wichtigen Aufgaben eines Klosters gehöre.

Im Mittelalter lag die medizinische Versorgung in den Händen von Mönchen und Nonnen.
Stift Zwettl, Bernhardi-Altar der Stiftskirche, Tafelbild von J. Breu d. Ä., 1500

Allerdings lag der Schwerpunkt tatsächlich eher auf der Pflege als im Bemühen um Heilung. Krankheiten galten allgemein als Strafen bzw. als Prüfungen Gottes, die es geduldig zu ertragen galt. Die Rettung der Seele war stets wichtiger als die Heilung des Körpers. Die Ordensschwestern und -brüder sahen ihre Hauptaufgabe folglich darin, den durch Krankheit Geprüften den Weg zum ewigen Heil zu ebnen. Die Bezeichnung „Schwester" für weibliches Krankenhauspersonal erinnert noch heute an die langen Jahrhunderte der Klostermedizin. Eine systematische medizinische Ausbildung, wie sie in der Antike üblich war, fand in den Klöstern jedoch nicht statt. Und außerhalb der Klöster gab es im frühen Mittelalter sowieso keine Gelehrsamkeit. Von einer rühmlichen Ausnahme gilt es allerdings zu berichten. Im süditalienischen Salerno entwickelte sich im 12. Jahrhundert ein medizinisches Ausbildungszentrum, das

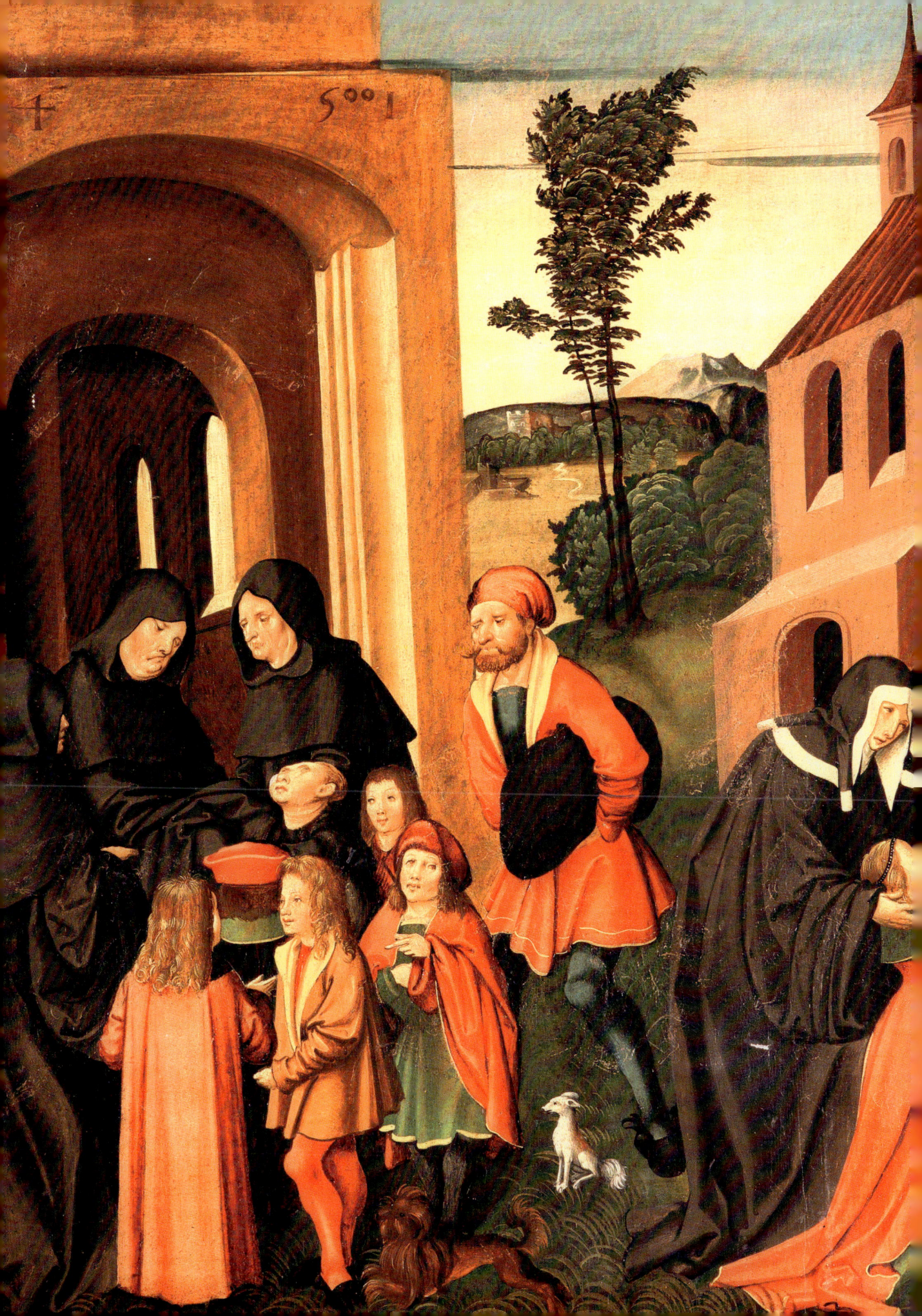

die wohl besten Ärzte der damaligen Zeit hervorbrachte. Grund für diesen einsamen Glücksfall: Die geographische Lage und das moderate Klima begünstigten das Zusammentreffen der europäischen Kultur mit der arabischen, die damals in voller Blüte stand und auch auf dem Gebiet der Heilkunde führend war. Als Laienschule stand Salerno darüber hinaus allen Konfessionen und sogar beiden Geschlechtern offen. Die Leitung der Schule teilten sich gleichberechtigt jeweils ein Christ und ein Sarazene. Ein schönes Beispiel dafür, dass die größten Fortschritte immer in einer offenen und toleranten Gesellschaft erzielt werden.

Als dann im 13. Jahrhundert in Bologna, Paris und anderen europäischen Zentren die ersten Universitäten entstanden, spielte auch dort die Medizin eine eher untergeordnete Rolle. Die „Wissenschaft" des Hochmittelalters war die Scholastik, die im Wesentlichen die „Autoritäten", also religiöse Texte sowie Schriften antiker Autoren, bemühte, um strittige Fragen zu klären. Jegliche Art von handwerklicher Ausbildung war dagegen verpönt, was die universitäre Heilkunde zu einer unfruchtbaren Büchermedizin werden ließ. Chirurgische Tätigkeiten (Chirurgie heißt wörtlich nichts anderes als „Handwerk") überließ man den Badern und Friseuren.

Das Thema Anti-Aging stand bei den neu gegründeten Universitäten ebenfalls nicht auf dem Programm. Unter dem alles dominierenden Einfluss einer monotheistischen Religion, welche Krankheit und Tod als Prüfung Gottes verstand, wäre jedes Auflehnen gegen das angebliche Schicksal des Menschen einer Blasphemie gleichge-

An den ersten Universitäten Europas spielte Medizin eine geringe Rolle.

kommen. Doch auch wenn die Ärzte und Wissenschaftler des Mittelalters wenig zur Entwicklung der Anti-Aging-Medizin beitrugen – eine geheimnisvolle Gruppe gab es, die sich dem Thema mit großem Eifer widmete: die Alchemisten.

Alchemisten auf der Suche nach Unsterblichkeit

Heutzutage steht Alchemie nicht unbedingt in hohem Ansehen. Zumeist stellen wir uns unter einem Alchemisten eine etwas obskure Figur vor, die in finsteren Labors durch allerlei abstruse Machenschaften das Unmögliche versucht: künstliches Gold zu erschaffen. Vor allem die moderne, naturwissenschaftlich geprägte Chemie hat schon früh versucht, sich von ihrer mittelalterlichen Vorläuferin, der Alchemie, zu distanzieren. Dabei hat die Alchemie durchaus Beiträge zur Entwicklung der modernen Chemie geleistet. Das gilt für die Beschreibung von Eigenschaften unterschiedlicher Mineralien ebenso wie für die Entwicklung von Techniken wie der Destillation. Und auch wenn es den Alchemisten nicht gelang, Gold zu erschaffen: Als „Abfallprodukte" ihrer Tätigkeit fielen doch eine Reihe interessanter Substanzen an. So entdeckte der vom sächsischen König August dem Starken beschäftigte Alchemist Johann Friedrich Böttcher zum Beispiel, wie man Porzellan herstellt. Das „weiße Gold aus Meissen" füllte dem barocken Herrscher dann auch recht nachhaltig die königlichen Kassen. Alchemisten hatten sich allerdings nicht nur zur Aufgabe gesetzt, unedle Substanzen zu veredeln und damit künstliches Gold zu erschaffen. Sie engagierten sich auch in Bereichen, die wir heute als „Biowissenschaften"

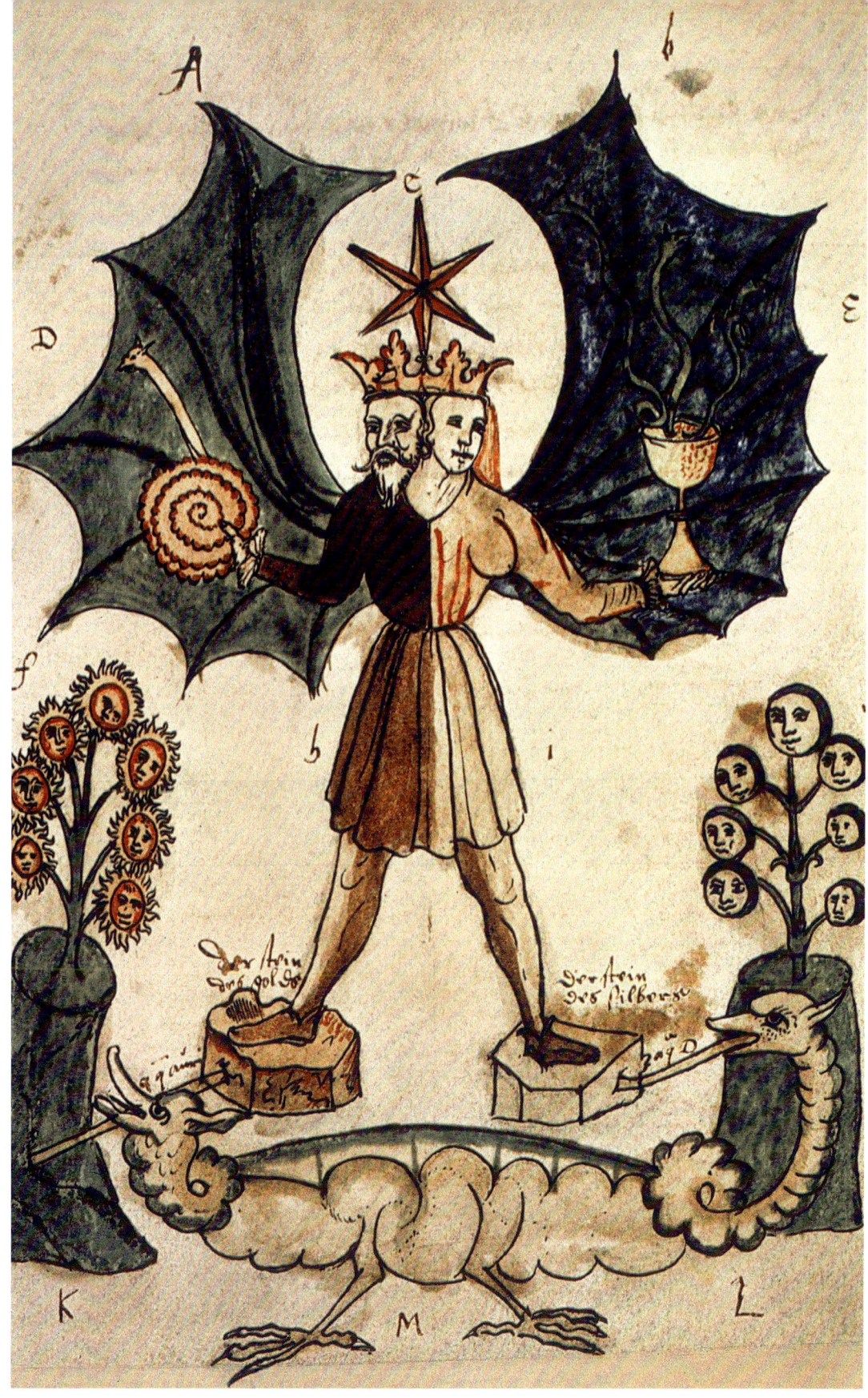

Zeitgenössische Darstellung der alchemistischen Doktrin vom
„Stein der Weisen": König und Königin symbolisieren Mann und Frau,
Sonne und Mond, Tag und Nacht vereint in einem Körper.

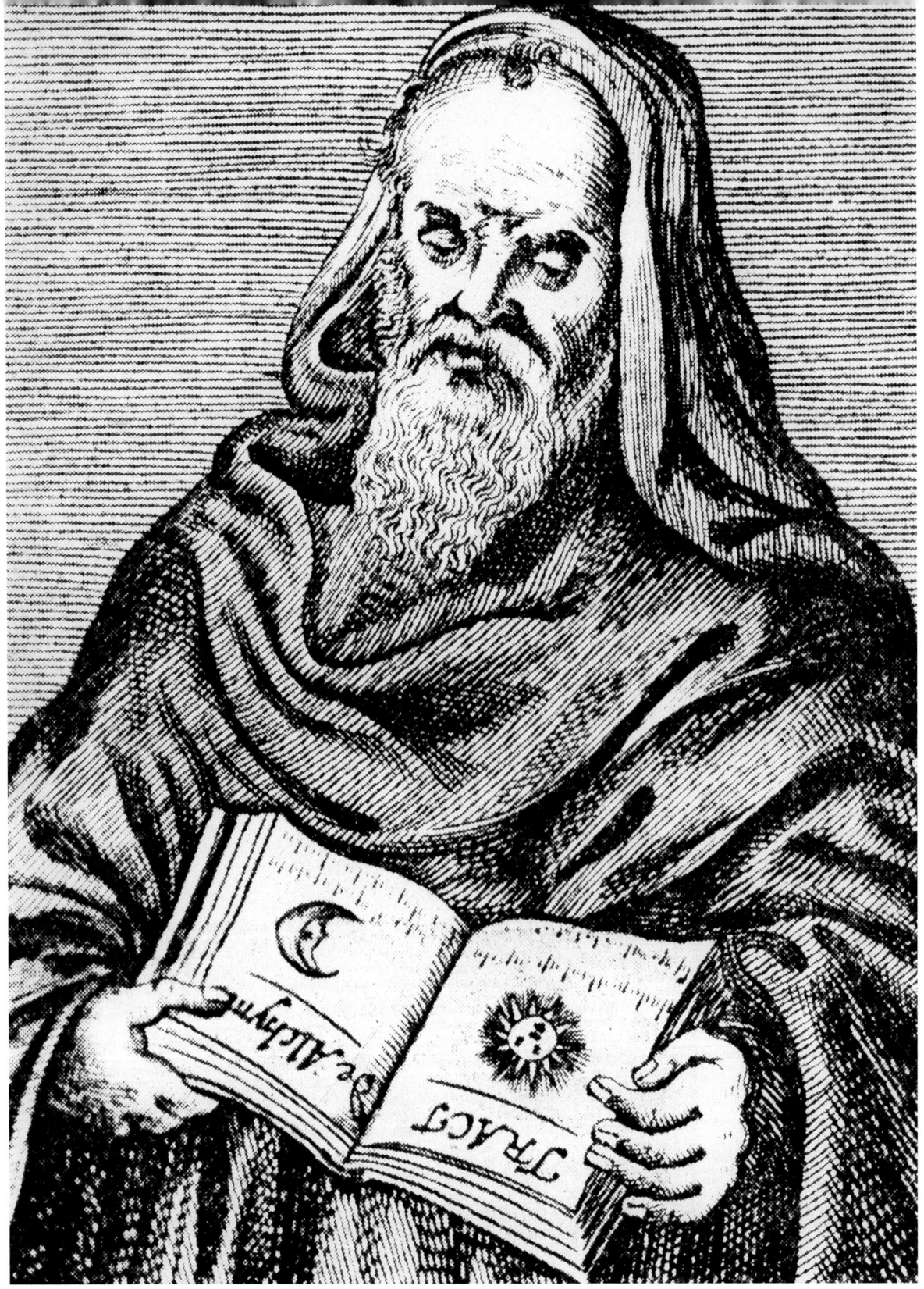

Der in Oxford tätige Gelehrte und Fanziskanerpate Roger Bacon
war einer der herausragendsten Exponenten der Alchemie.
Stich eines unbekannten Künstlers, um 1500

bezeichnen würden. Dabei waren ihre Absichten alles andere als bescheiden. Höchstes Ziel der alchemistischen Aktivitäten war die Entdeckung des ewigen Lebens.

Chinesische Wurzeln

Die mittelalterliche Alchemie hat weit zurückliegende Wurzeln. Und wie so oft, liegen diese Wurzeln in China. Wir haben oben bereits den Taoismus ausführlich als „die erste Anti-Aging-Religion" beschrieben. Neben den spirituellen Übungen mit ihren dezidierten Atem-, Bewegungs- und Sexualpraktiken gab es aber auch noch einen anderen „Wissenschaftszweig" des Taoismus: die Alchemie. Ihre Vertreter genossen höchstes Ansehen. Der Gelehrte Ko Hung, auch bekannt als der „chinesische Paracelsus", führt uns in sein Werk über die Alchemie mit Worten ein, deren Poesie auch heute noch bezaubert:

„Wenn wir uns mit dieser Wissenschaft vertraut machen wollen, so müssen wir uns der Tatsache bewusst werden, dass wir unseren sumpfigen Dorfweiher verlassen und uns hinausbegeben auf die Wogen des Ozeans; wir drehen dem Licht des Glühwürmchens den Rücken zu und wenden uns der Sonne und dem Mond entgegen; wir hören das Grollen des Donners und erkennen, wie dürftig das Schlagen der Stofftrommel ist."

Basis der alchemistischen Lehre ist die Hypothese der Transmutation, also des Übergangs einer Substanz in eine andere. Im mineralischen Bereich glaubten die chinesischen Gelehrten diese Transmutation im Bereich des Quecksilbers und seiner

Abkömmlinge entdeckt zu haben. Zinnober ist zum Beispiel ein Mineral, das zunächst einmal durch seine charakteristische rote Farbe auffällt. Chemisch gesehen handelt es sich um Quecksilbersulfid. Erhitzt man zinnoberhaltiges Gestein, dann entweicht der Schwefel und es entsteht reines Quecksilber. In der Vorstellung der taoistischen Alchemisten bildete sich bei diesem Vorgang aus einem toten, unreinen Stein (dem zinnoberhaltigen Mineral) ein reines, „lebendiges" Metall (das flüssige Quecksilber). Wenn Derartiges möglich war, so sollte es auch möglich sein, jenes Mineral herzustellen, das als das reinste von allen galt: Gold. Gold war nicht nur selten und kostbar. Es war auch das alchemistische Bindeglied auf der Suche nach dem ewigen Leben. Denn Gold ist das Metall, das nicht altert. Eisen rostet, Kupfer oxidiert, Silber verfärbt sich – reines Gold bleibt immer reines Gold. Es ist unveränderbar und was unveränderbar ist, ist unsterblich. Gelänge es dem Menschen – so die chinesischen Alchemisten – einen ähnlichen Grad an Reinheit zu erlangen wie Gold, so würde auch ihm Unsterblichkeit zuteil.

Arabische Überlieferungen

Im frühen Mittelalter waren es vor allem die Araber, die das alchemistische Wissen über Zeit und Raum hinweg bewahrten und vom Fernen Osten in das mittlere Europa brachten. Dabei lieferten sie auch eigene Beiträge, welche die Alchemie weiterentwickelten. Der wichtigste war sicherlich die Erfindung der Destillation und damit die Möglichkeit, hochprozentigen Alkohol zu erhalten. Dieser galt zur damaligen Zeit weniger als Genussmittel denn als chemisches Lösungs-

und Konservierungsmittel mit vielfältigen Eigenschaften.

Wie die arabische Medizin insgesamt, so fand auch die Alchemie etwa im 12. Jahrhundert über Spanien und Sizilien ihren Weg nach Europa. In dieser Zeit war es vor allem der in Oxford tätige Gelehrte Roger Bacon (ca. 1220–1292), der zum herausragenden Exponenten der Alchemie wurde. Obgleich als Franziskanerpater ein Mann der Kirche, war Bacon doch eine geradezu faustische Natur. In einem Jahrhundert, das von der experimentellen Naturwissenschaft

Die Alchemie kam im 12. Jahrhundert aus Arabien nach Europa.

noch nichts wusste, glaubte er fest daran, dass es durch die Beherrschung der Wissenschaft gelingen müsse, auch jenes Leiden zu behandeln, das er als das furchtbarste der Menschheit betrachtete: das Alter.

Im Gegensatz zur vorherrschenden Erbauungsliteratur seiner Zeit ist das Bild, das Roger Bacon in seinem „Opus maius" vom Alter zeichnet, ein überaus düsteres:

„Zunehmende Verschleimung, faulig riechender Atem, Entzündung der Augen, allgemeines Nachlassen aller Sinne, Verdünnung des Blutes und des Geistes, Schwäche der Bewegung, des Atems und des ganzen Körpers, Nachlassen der animalischen wie der natürlichen Kräfte der Seele, Schlaflosigkeit, Wut und Unruhe des Geistes, Vergesslichkeit".

Kein Wunder also, dass Bacon die „Wiederherstellung der Jugend" als seine Hauptaufgabe betrachtete. Dazu machte er eine Reihe von sehr konkreten Vorschlägen. Unter anderem entwickelte er eine Art „Anti-Aging-Küche". Darin finden sich unter anderem solch ungewöhnliche Menüvorschläge wie in Salzwasser gekochte Vipern mit Rotwein. Schlangen galten in vielen Kulturkreisen als die Verjüngungskünstler der Natur. Ihre Fähigkeit, sich zu häuten wurde als eine Wiedergeburt aus sich selbst heraus gedeutet. Durch den Genuss von Schlangenfleisch sollte etwas von dieser Fähigkeit auf den Esser übergehen. Schlangenfleisch steht in der modernen Anti-Aging-Küche nur noch selten auf dem Speiseplan. Den Rotwein allerdings empfehlen wir heute noch.

Ansonsten war Roger Bacon, wie nahezu alle Gelehrten seiner Zeit, ein Vertreter der Viersäftelehre. Altern sah er hauptsächlich als Verlust an innerer Wärme und Lebensenergie. Auch hierfür hatte Bacon eine außergewöhnliche Therapie parat. Er empfahl alternden Männern, sich von jungen Mädchen, möglichst von Jungfrauen, anhauchen zu lassen. Diese uns heute etwas seltsam anmutende Methode hatte durchaus ihre Logik. Sie beruhte auf dem Analogiekonzept: Jugend besaß noch vitale Lebenskraft im Überfluss, diese musste nur auf irgendeine Art und Weise auf denjenigen übertragen werden, der davon nicht mehr so viel besaß. Krankheit, so wusste man bereits damals, konnte auf dem Luftwege übertragen werden. Schlechter Atem konnte einen mit allen möglichen Infektionen anstecken. Warum sollte es sich mit der Gesundheit anders verhalten? Wieso sollte nicht auch Jugend, als eine Art ansteckender Gesundheit, über den Atem übertragbar sein?

Die Idee hielt sich bis in das 17. und 18. Jahrhundert. Bedeutende Ärzte wie Sydenham und Boerhave setzten sich durchaus ernsthaft mit diesem Konzept auseinander. Populär wurde es dann noch einmal durch ein im 18. Jahrhundert erschienenes Buch von Cohausen. In seinem „Hermippus redivivus" berichtet der Autor bereits ein wenig

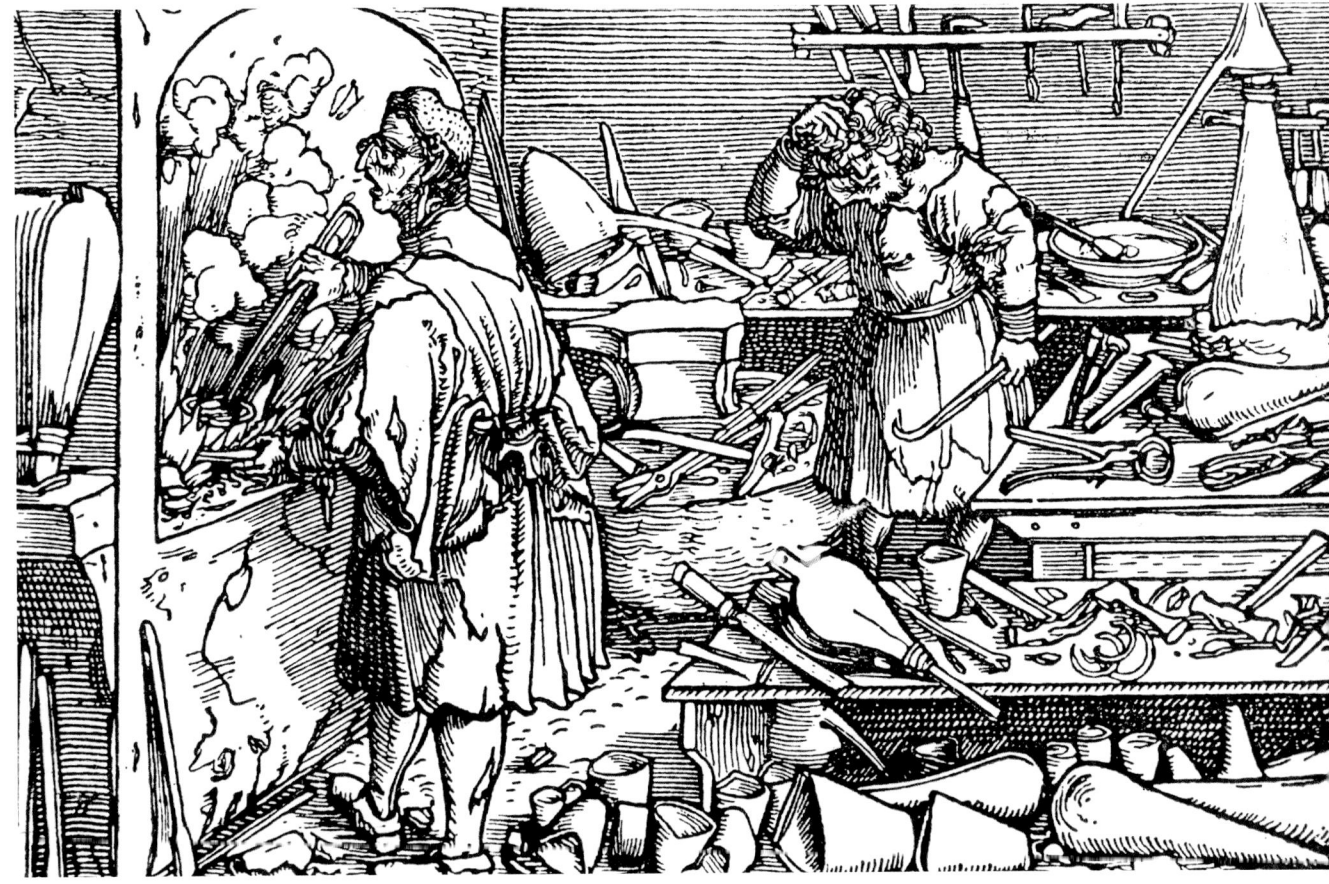

Laboratorium eines Alchemisten,
Zeichnung von Hans Burgkmair, 1. Hälfte 16. Jahrhundert

ironisch über den Römer Hermippus, der angeblich durch das regelmäßige Anwenden der Methode sein Leben über den 100. Geburtstag hinaus verlängert haben soll.

Der Stein der Weisen

Da sich das Verwandeln unedler Metalle in Gold als ebenso schwierig erwies wie die Rückverwandlung eines Greises in einen Jüngling, setzten die Alchemisten ihre Hoffnung zunehmend auf Hilfe von außen. Die Lösung des Problems sollte der sogenannte, sprichwörtlich gewordene Stein der Weisen bringen. Er wurde so etwas wie der heilige Gral der Alchemisten. In den Schriften von John Dartins, einem der führenden Vertreter der Zunft, heißt es:

„Dies ist das Geheimnis der Geheimnisse, der Stein der Weisen, welcher, entsprechend den Traditionen der Philosophen, jedes Metall in pures Gold und Silber verwandelt, der die Essenz des Körpers erhält, seine Tugend stärkt, der einen alten Mann in einen jungen verwandelt und jegliche Krankheit aus dem Körper vertreibt."

Die Araber als Bewahrer medizinischen Wissens

Die Tatsache, dass in den langen Jahrhunderten des ebenso frommen wie bildungsfeindlichen Mittelalters das reiche Wissen der Antike nicht völlig verloren ging, ist vor allen den Arabern zu verdanken. Das gilt auch für das heilkundliche Wissen. Das Zentrum der Medizin verlagerte sich von Alexandrien nach Bagdad, wo die klassischen Schriften der Antike – von Hippokrates bis Galen – ins Arabische übersetzt wurden. Der herausragendste Arzt des Mittelalters ist folglich auch ein Araber. Abu Ali Ali-Hussein Ibn Abd Allah Ibn Sina, bei uns besser bekannt unter dem leichter zu merkenden Namen Avicenna (980–1037), unternahm die Herkulesaufgabe, das gesamte medizinische Wissen seiner Zeit unter Einbeziehung der antiken Autoren in einem „Kanon" zusammenzufassen. Dies brachte ihm auch bei europäischen Ärzten späterer Jahrhunderte großen Ruhm und den Ehrentitel eines „Fürsten der Medizin" ein. Die enorme Leistung des arabischen Universalgelehrten trug allerdings auch nicht unwesentlich dazu bei, dass die gelehrte Medizin lange Zeit eine reine Buchmedizin blieb.

Dass die Fortschritte sich nicht nur zwischen Buchdeckeln entwickeln, bewiesen dagegen die arabischen Pharmazeuten. Sie griffen beherzt zu Mörser und Destillierkolben und entwickelten ihr Fach auf experimentell-empirischer Basis weiter. Daraus entstand allmählich die Institution der Apotheke, ein Begriff, der auf ein arabisches Wort zurückgeht. Aber auch viele andere Wörter arabischen Ursprungs zeugen von der Dominanz der morgenländischen Wissenschaft im Mittelalter. Dazu gehören zum Beispiel fast alle Worte, die mit Al anfangen, wie das Alkali oder die Alchemie. Und – richtig – auch die Bezeichnung Alkohol verdanken wir den Arabern.

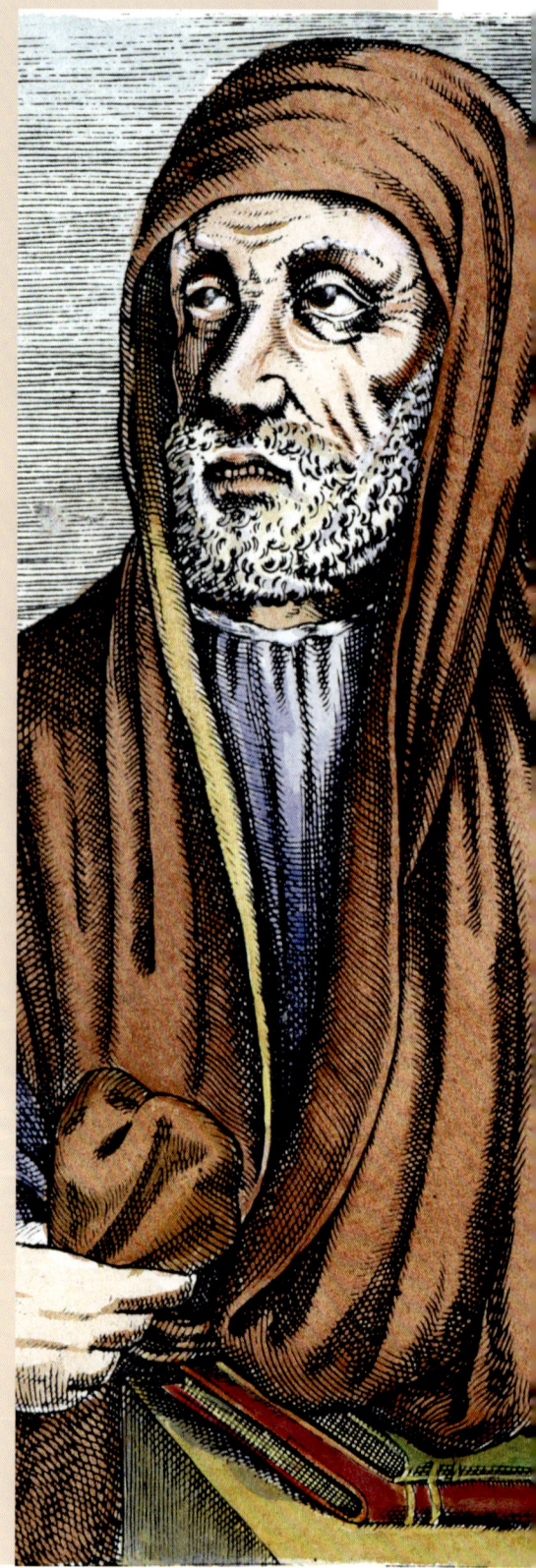

Avicenna, der wohl bedeutendste Mediziner des Mittelalters
Stich, Frankreich, 1584

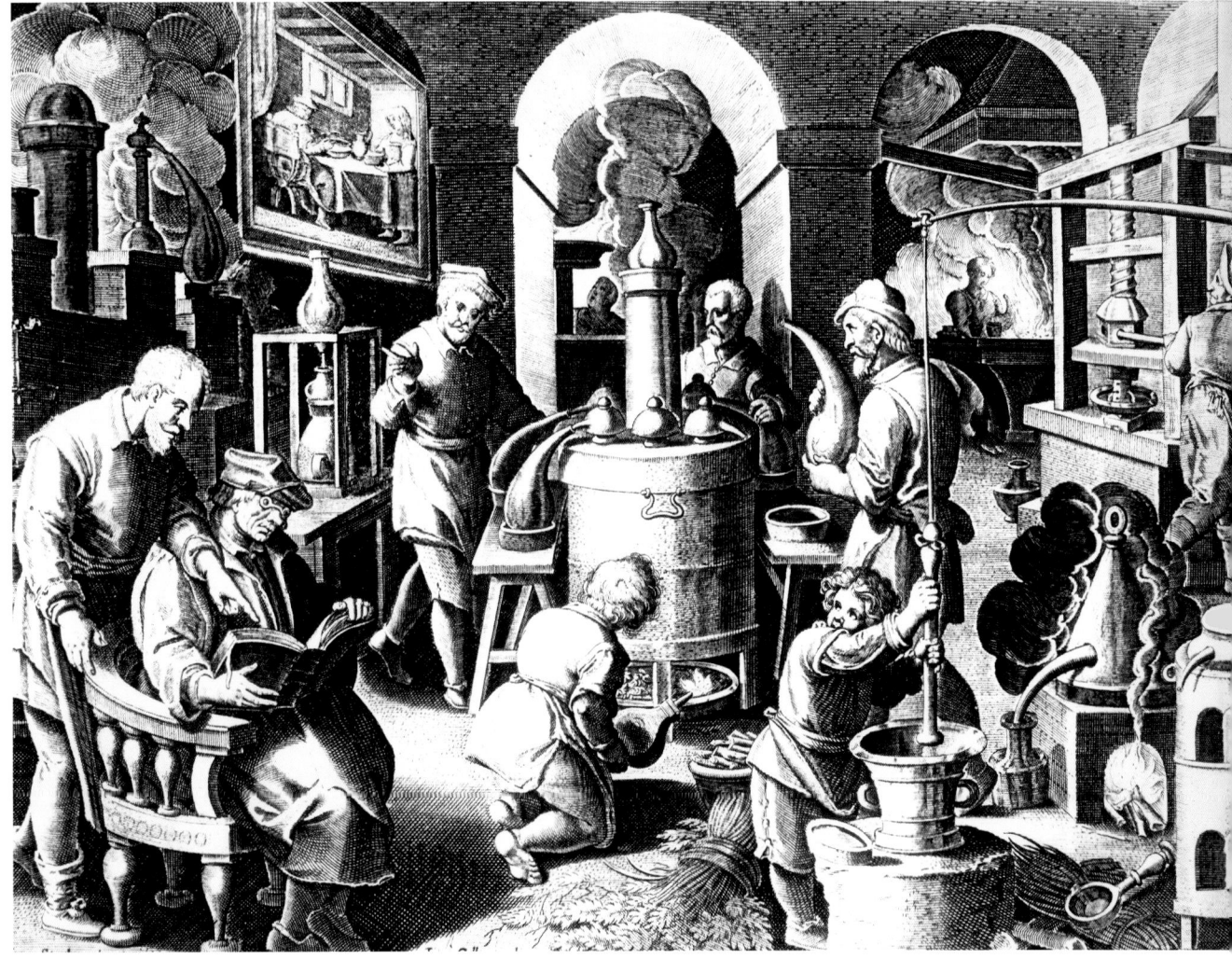

Ein Alchemist (links mit Brille) und seine Assistenten
Kupferstich von Joan Galle nach Joannes Stradanus (1523–1605)

Wie das mit großen Geheimnissen aber häufig ist – sie lassen sich nicht so ohne weiteres lösen. Trotz der nahezu sprichwörtlichen Suche nach dem Stein der Weisen blieb dieser zur großen Enttäuschung der Alchemisten unauffindbar. Näher kam man da schon einem anderen Ziel, das zunächst ebenso unerreichbar schien: der Suche nach dem fünften Element, der quinta essenzia, der Quintessenz.

Nach der Lehre des Aristoteles setzen sich alle irdischen Dinge aus vier Elementen zusammen: Feuer, Wasser, Erde und Luft. Diese Dinge unterliegen dem gewöhnlichen irdischen Schicksal – sie altern und vergehen. Das fünfte Element jedoch ist dem Menschen nicht zugänglich. Es ist die himmlische Essenz, die von ewiger Dauer und grenzenloser Schönheit ist. Aber eben auch unerreichbar.

Auf dem Weg zu dieser fünften Essenz glaubten die Alchemisten allerdings einen gehörigen Schritt vorwärts gemacht zu haben. Sie postulierten, zumindest die quinta essenzia einer bestimmten Substanz gefunden zu haben: die des Weines. Durch die von den arabischen Alchemisten entwickelte Technik des Destillierens

Die Alchimisten suchten die „fünfte Essenz".

war es wie gesagt erstmals gelungen, den seit langem bekannten Wein in hochprozentigen Alkohol zu verwandeln. Dieser konzentrierte Alkohol, der Weingeist, hatte so erstaunliche Qualitäten, wie sie eigentlich nur die quinta essenzia besitzen konnte. Er war flüssig wie Wasser und dennoch brennbar. Er wirkte kühlend (auf der Haut) und erwärmend (im Mund und Magen). Er löste viele mineralische Substanzen auf und wirkte gleichzeitig auf viele organische Stoffe konservierend. Er war das Aqua Vitae, das Lebenswasser. Eine Bezeichnung, die sich in vielen Sprachen bis heute für hochprozentige Alkoholika erhalten hat (Aquavit, Eau de vie, etc).

Und so haben die Alchimisten auch nach mehreren Jahrhunderten intensiver Bemühungen weder den Stein der Weisen gefunden noch Metall in Gold verwandelt. Auch das endgültige Mittel zur Verjüngung haben sie nicht entdeckt. Aber immerhin haben sie uns das Porzellan und den Schnaps hinterlassen. Und das ist ja schließlich auch etwas.

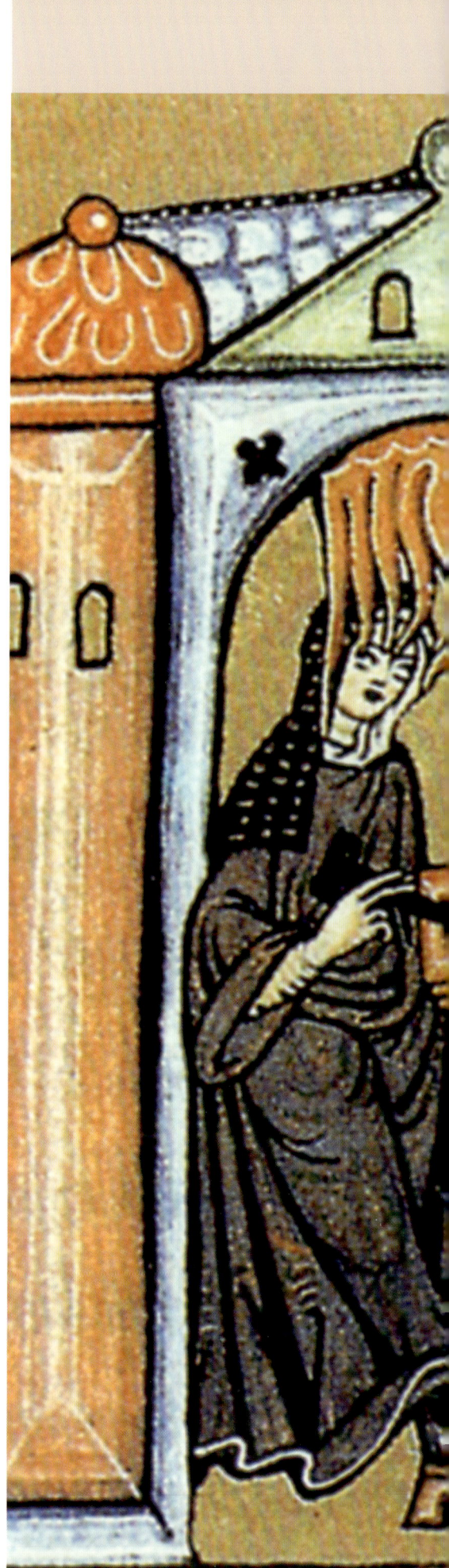

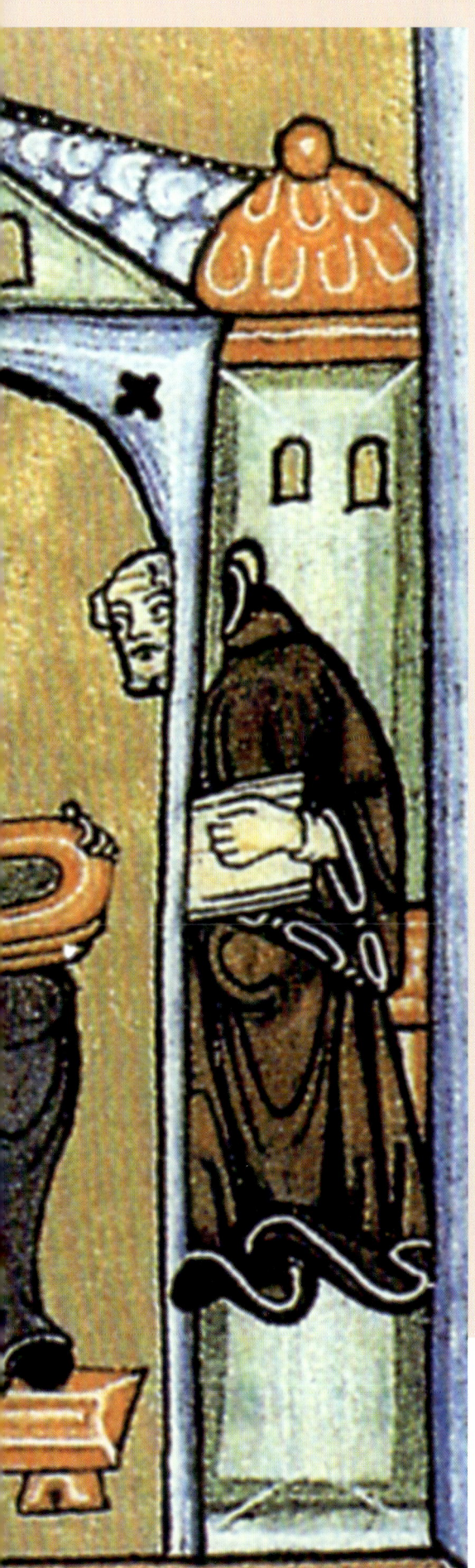

Hildegard von Bingen –
Emanze mit Visionen

Einen gewissen Höhepunkt erreichte die Klostermedizin im
12. Jahrhundert mit dem Werk Hildegards von Bingen. Die Be-
nediktineräbtissin war sicherlich eine der bemerkenswertesten
Frauen ihrer Zeit. Ihre zahlreichen Schriften befassen sich mit
Religion, Medizin, Musik, Ethik und Kosmologie. Sie stand im
regen Briefwechsel mit den führenden Köpfen Europas. Dass
eine Frau im 12. Jahrhundert eine derartige Stellung einnehmen
konnte, ist im Wesentlichen darin begründet, dass Hildegard
von Bingen ihre Ansichten auf Visionen zurückführte, die sie
schon seit ihrer frühesten Kindheit erlebte. Sie brachten ihr
den Ruf ein, die erste Mystikerin Deutschlands zu sein. Man
schätzte an ihr also nicht so sehr das eigenständige Denken
einer Frau – das galt im Mittelalter eher wenig – sondern die
göttliche Inspiration, welche aus ihr sprach.

Die Medizin bereicherte Hildegard vor allem dadurch, dass sie
das damalige Wissen über Krankheiten und Pflanzen aus der
griechisch-lateinischen Tradition mit dem der Volksmedizin
verband. Erstmals nutzte sie dabei auch die deutschen Pflan-
zennamen wie Ringelblume oder Liebstöckel. Nach Hildegards
Ansicht hatten aber nicht nur Pflanzen, sondern auch Metalle
und Edelsteine heilende Kräfte. Natürlich gehörten auch die
Hinwendung zum Glauben und eine maßvolle Lebensführung zum „ganzheitlichen Gesundheitskonzept" der frommen
Ordensfrau. Hildegard von Bingen wurde damit zur Urmutter
einer alternativen Medizin, deren Ideen in feministischen und
esoterischen Zirkeln des späten 20. Jahrhunderts auf einen
überaus fruchtbaren Boden fielen.

**Die mittelalterliche Klosterfrau Hildegard von Bingen ist
heute noch für ihre Beschäftigung mit der Heilkunde bekannt.
Zeitgenössische Darstellung**

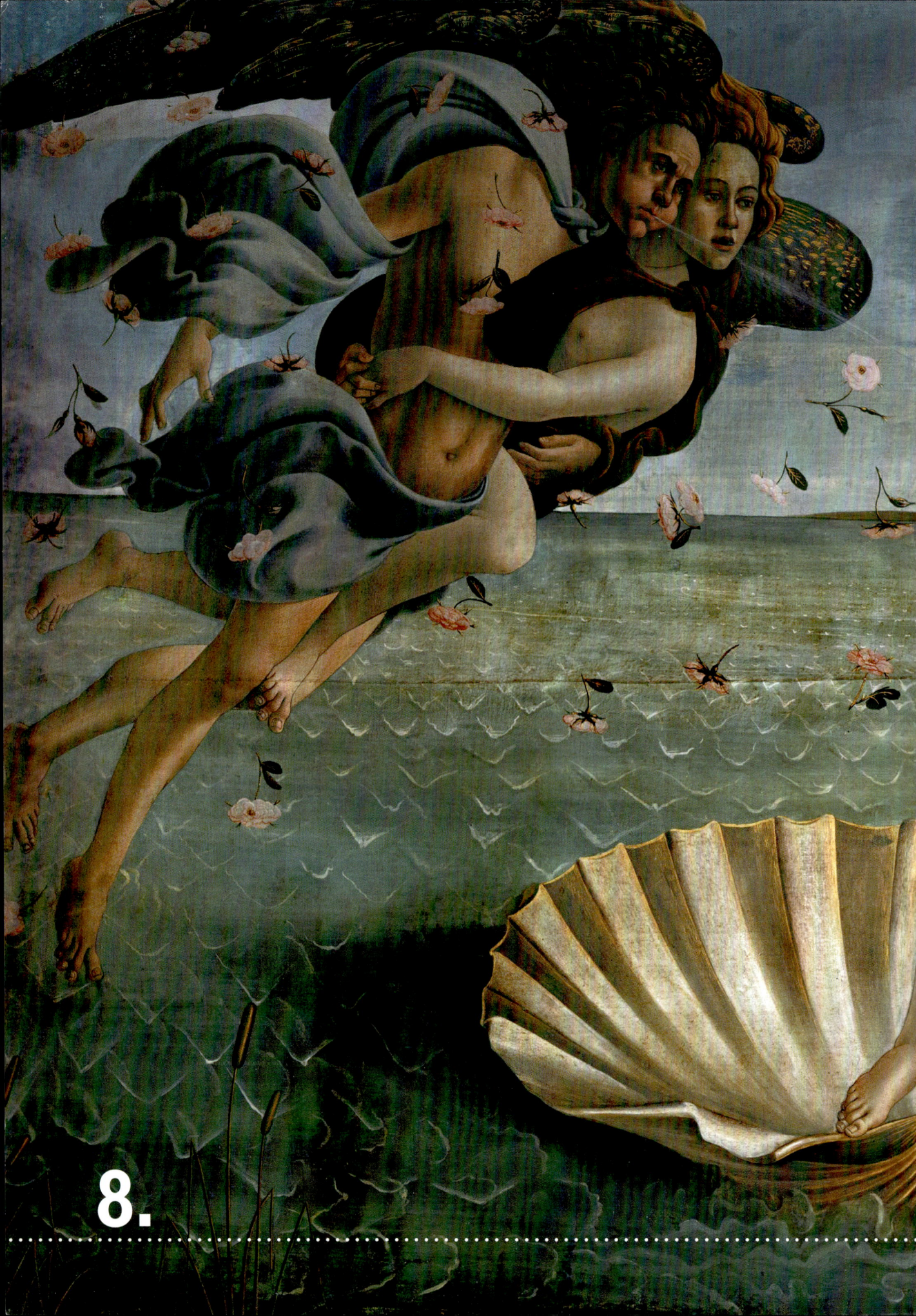

8.

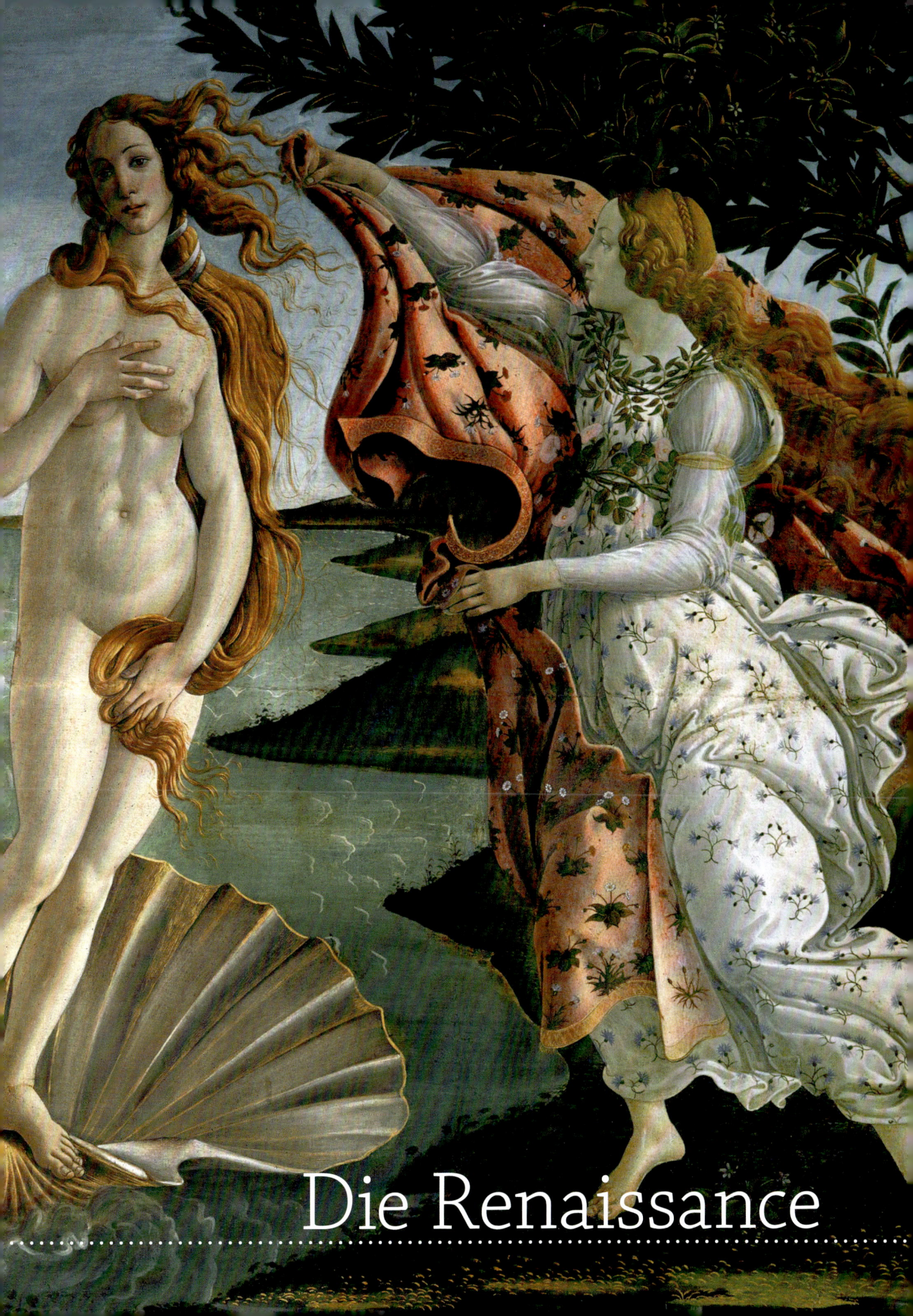

Die Renaissance

VIII. Die Renaissance

EIN DEUTSCHER PHARMAZEUT VERSUCHT SICH
IN RADIKALER LEBENSVERLÄNGERUNG
UND EIN ITALIENISCHER ADLIGER ERFINDET
DAS DINNER CANCELLING.

Im 15. Jahrhundert entstand in Italien eine völlig neue Art des Denkens, die sich rasch über das ganze Abendland ausbreitete. Nach nahezu einem Jahrtausend christlich geprägten Mittelalters wurden nun die antiken Traditionen mit ihrem Sinn für Lebensfreude, aber auch mit ihrer Lust an der Naturbeobachtung wiederentdeckt. An den Universitäten kam es zu einem Aufstand gegen die scholastische Weltordnung, welche die Weisheit ausschließlich in den Büchern der Autoritäten suchte und eigene Forschung und Handwerk verachtete. Ein neues Zeitalter der Kunst und der Wissenschaften blühte auf. Oder vielmehr: Es wurde aus dem Geist der Antike wiedergeboren, denn nichts anderes als Wiedergeburt bedeutet Renaissance.

Der Belgier Andreas Vesalius revolutionierte
die Kenntnis der menschlichen Anatomie.
Holzschnitt, Titelseite der Erstausgabe seines Hauptwerks „De Humani Corporis Fabrica" (Basel, 1543)

Diese enorme kulturelle Umwälzung wirkt sich auch auf die Medizin aus. So verstieß etwa in Padua der dortige Professor für Anatomie, Andreas Vesalius (1514–1564) gegen jegliche Etikette, als er sich nicht länger auf das Dozieren der Schriften des seit mehr als einem Jahrtausend verstorbenen Galen beschränkte, sondern selbst zum Messer griff, um Leichen zu sezieren.

Vesalius' Werk „De Humanis Corpori fabrica" entstand 1543 und wurde zu einem Meilenstein der modernen Medizin, weil es erstmals – illustriert mit vielen anschaulichen Zeichnungen – die Anatomie des Menschen weitgehend richtig darstellte. Die etwa zur gleichen Zeit erfundene Technik des Buchdruckes sorgte darüber hinaus dafür, dass sich das neu entdeckte Wissen rasch verbreiten konnte.

Die wiedergewonnene Wertschätzung des Handwerklichen bewirkte, dass auch die Chirurgie eine erste Blüte erlebte. Der

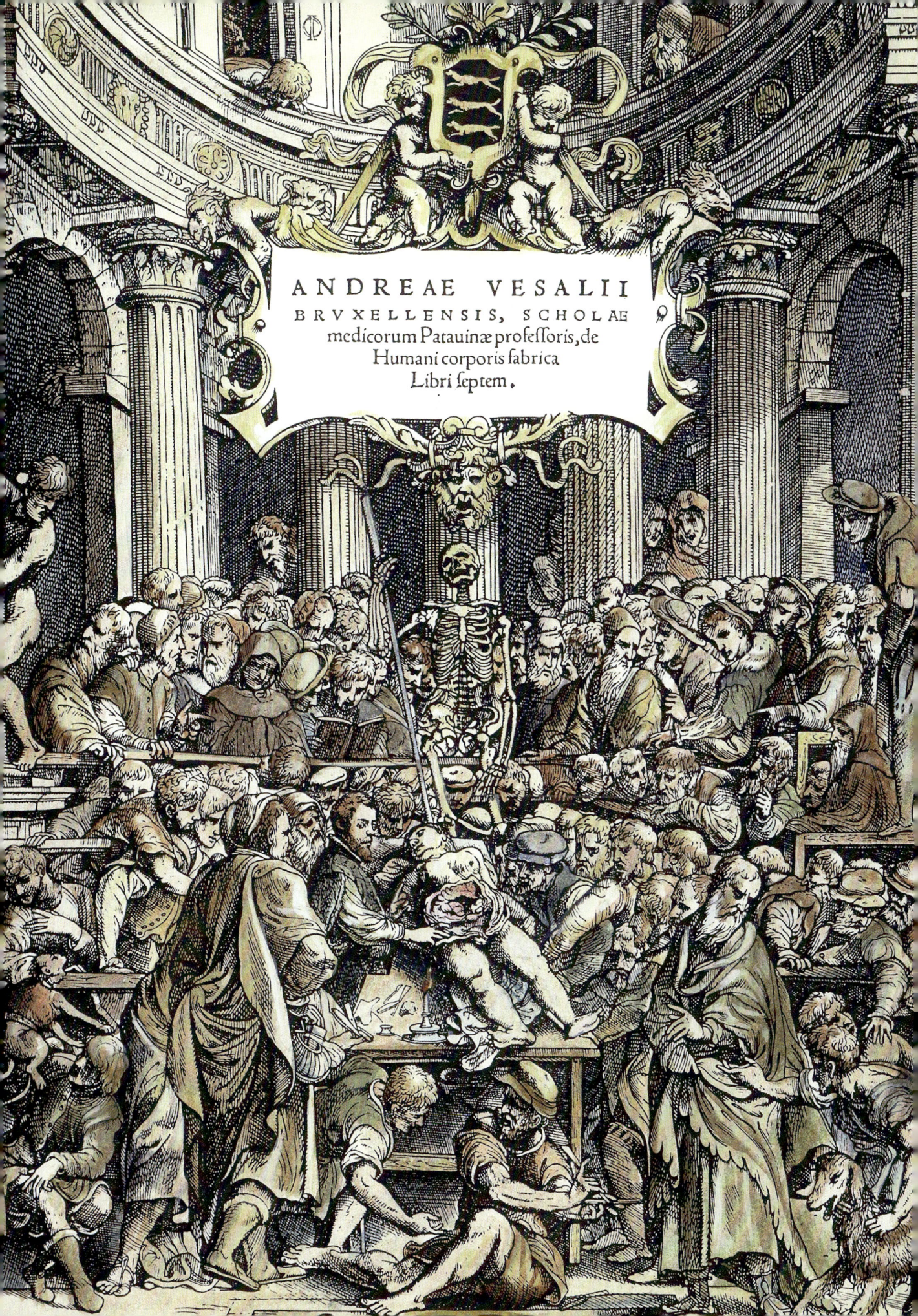

ANDREAE VESALII
BRVXELLENSIS, SCHOLÆ
medicorum Patauinæ profefforis, de
Humani corporis fabrica
Libri feptem.

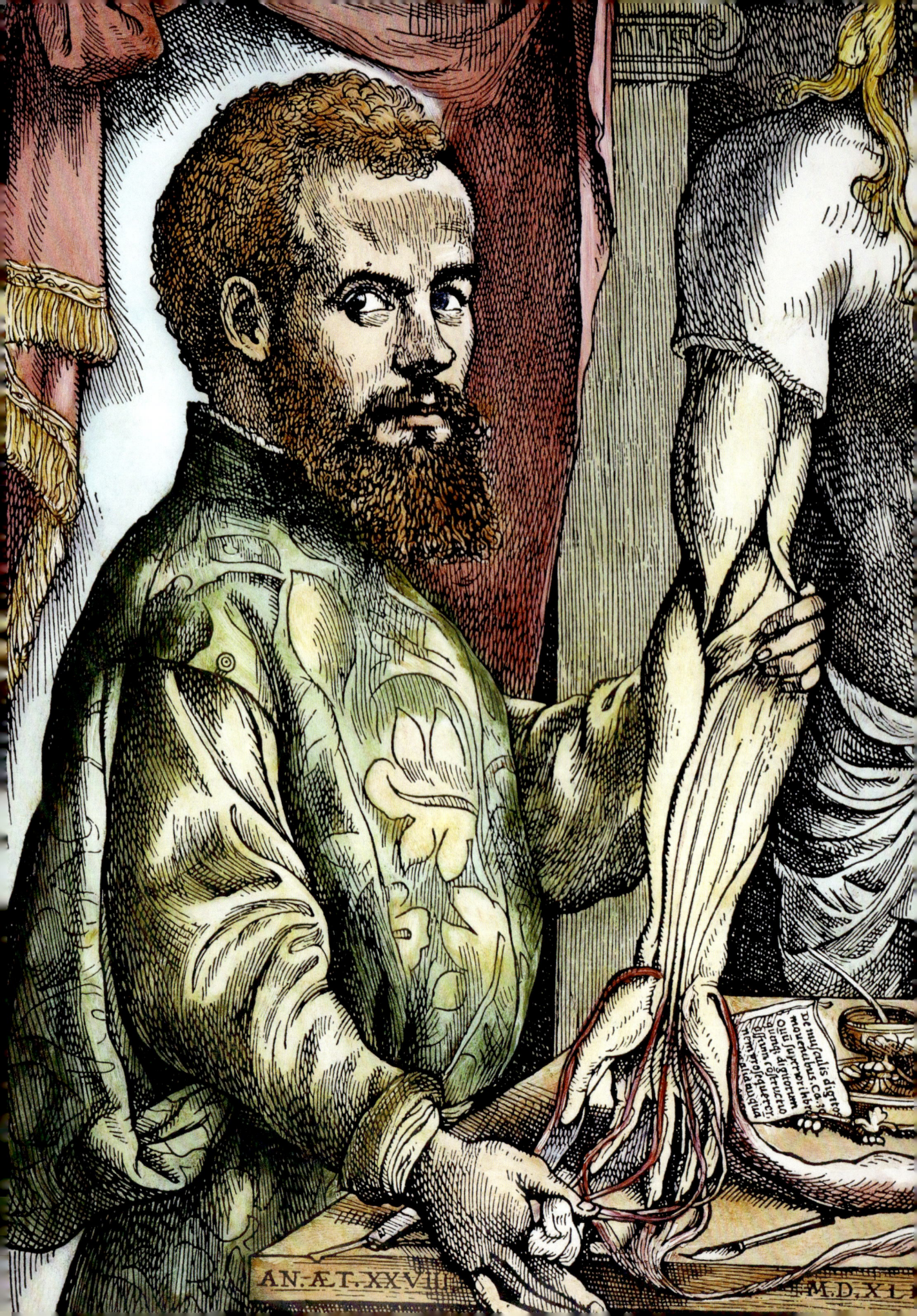

AN. ÆT. XXVIII

M.D.XLI

De musculis digitos ca... oßis surarorithus quinque digitorum ßfunq[ue] ßtertio ... ...denducæ

französische Wundarzt Ambroise Paré, der als Kriegschirurg die verwundeten Soldaten vieler Feldzüge versorgte, ging als Erster dazu über, Blutgefäße abzubinden, um Amputationen unblutig und komplikationslos durchführen zu können. Diese einfache, aber wirkungsvolle Maßnahme eines gelernten Barbiers rettete wahrscheinlich mehr Menschen das Leben, als 1000 Jahre hochgelehrter scholastischer Buchmedizin es zuvor vermocht hatten.

Eine weitere große Persönlichkeit, welche die Medizin bzw. die Pharmazie der Renaissance prägt, ist auch für die Anti-Aging-Medizin von größter Bedeutung. Der 1493 in Egg bei Einsiedeln geborene Philipus Theophrastus Aureolus Bombastus von Hohenheim (1493–1542) ist besser bekannt unter dem Namen, den er sich selber gab: Paracelsus. Bis heute streiten die Medizinhistoriker darüber, ob Paracelsus nun der letzte Alchemist des Mittelalters oder der erste moderne Arzt der Neuzeit war. Wahrscheinlich war er beides.

Häufig sind es ja gerade diese „Männer des Übergangs", die befruchtend auf die Geschichte wirken. Wie etwa der Wittenberger Mönch Martin Luther, ein Zeitgenosse des Paracelsus. Der große Reformator war sicherlich auch kein Vertreter des Mittelalters mehr, ohne deshalb bereits ein klassischer Renaissancemensch zu sein.

Zwischen Luther und Paracelsus lassen sich durchaus weitere Parallelen ziehen. So wie Luther sich mit den katholischen Autoritäten anlegte, so nahm Paracelsus den Kampf gegen das medizinische Establishment seiner Zeit auf. Insbesondere die scholastisch geprägte Universitätsmedizin war ihm ein Dorn im Auge. Statt auf das Studium antiker Autoren setzte Paracelsus auf den Erwerb praktischen Wissens („Ich schäme mich nicht zu sagen, dass ich von Landfahrern, Metzgern und Barbieren gelernt habe."). Zeitlebens blieb er ein Wanderarzt. Wie Luther liebte auch Paracelsus eine drastische Sprache („Nicht einmal ein Hundeschlächter lernt sein Gewerbe aus Büchern."). Und wie dieser schätzte er die dramatische öffentliche Geste. Der Wittenberger Reformator verbrannte die päpstliche Bannbulle, Paracelsus übergab publikumswirksam die Werke des scholastischen Mediziners Avicenna dem Feuer.

Aber natürlich war Paracelsus nicht nur ein praktisch orientierter Arzt. In erster Linie war er Alchemist. Seine medizinhistorische Leistung besteht vor allem darin,

Paracelsus machte die Alchemie für die Medizin nutzbar.

die Alchemie für die Medizin nutzbar gemacht zu haben. So wurde Paracelsus zum Begründer der Iatrochemie und der modernen Pharmakotherapie. Nicht ohne Grund schmücken sich heute noch viele Apotheken mit seinem Namen.

Wie es sich für einen gestandenen Alchemisten gehört, war Paracelsus fasziniert vom zentralen Thema seiner Kunst: der Suche nach einem verjüngenden Lebenselixier. In seiner Dissertation „De vita longa" befasst er sich ausführlich mit den Möglichkeiten der Verlängerung des Lebens. Bezugnehmend auf die biblischen Patriarchen geht Paracelsus davon aus, dass Langlebigkeit in der frühen Menschheitsgeschichte durchaus üblich war. Das Wissen darüber sei lediglich im Laufe der Jahrhunderte verloren gegangen. Nun sei es die Aufgabe des alchemistisch gebildeten Arztes, es wieder zu entdecken. Paracelsus zeigte sich fest davon überzeugt, das Geheimnis des langen Lebens in der Welt der Mineralien und der chemischen Substanzen zu finden. Mit Hohn und Spott

Portait von Andreas Vesalius. Holzschnitt aus der Erstausgabe von „De Humani Corporis Fabrica" (Basel, 1543)

überhäufte er dagegen die Vertreter der Diätetik, wie den Venezianer Luigi Cornaro, die glaubten durch spezielle Ernährungsformen und einen asketisch geprägten Lebenswandel ein gesegnetes Alter von 100 Jahren erreichen zu können. 100 Jahre, so Paracelsus, das sei „ein Witz". In absehbarer Zeit sei zu erwarten, dass die Alchemie endlich die entsprechenden Mittel zur Verjüngung entdecke, und dann werde sich die Lebenserwartung auf 1000, mindestens jedoch auf 600 Jahre erhöhen. Wie dem auch sei. Cornaro erzielte die von ihm angepeilten 100 Jahre fast auf den Punkt genau. Paracelsus hingegen starb 1541 im Alter von 48 Jahren.

Der Vater der Kalorienrestriktion

Zu den außergewöhnlichen – und für die Anti-Aging-Medizin außergewöhnlich wichtigen – Persönlichkeiten der Renaissance gehört ein italienischer Adeliger namens Luigi Cornaro. Aus einer begüterten Familie stammend wurde Cornaro 1467 in Venedig geboren. Die Lagunenmetropole zählte damals auf Grund ihrer umfassenden Handelsbeziehungen zu den reichsten Städten der Welt. Und diesen Reichtum lebten ihre Bewohner in vollen Zügen aus. Viele Gemälde der damaligen Zeit zeigen üppige Festmahle und geben uns noch heute ein eindrucksvolles Bild dieser ausschweifenden Epoche. Ein ebenso eifriger wie regelmäßiger Teilnehmer an den Gelagen war auch Luigi Cornaro. Was für den guten Mann auf Dauer nicht ohne Folgen blieb. Bereits mit Mitte 40 war Cornaro massiv übergewichtig, litt unter Gichtanfällen und zeigte alle Zeichen einer Stoffwechselstörung, die wir heute als Typ II Diabetes bezeichnen würden. Den frühen Tod vor Augen begann der italienische Edelmann, sein Leben völlig umzukrempeln: Er verordnete sich eine extrem kalorienarme Diät, aß abends nur noch sehr wenig, trank gleichwohl aber täglich seinen halben Liter Rotwein.

Diese Maßnahmen hatten einen kurz- und einen langfristigen Effekt. Der kurzfristige: Cornaro verlor sein Übergewicht, litt nicht mehr unter Gicht und wurde auch seinen Diabetes los. Der langfristige Effekt: Der Mann wurde steinalt – und das bei bester Gesundheit. Mit 63 Jahren setzte er sich dann – selbst erstaunt über die nachhaltige Wirkung seiner Maßnahmen – schließlich hin und schrieb seine Autobiografie. Dabei verriet er auch das Geheimnis seines langen Lebens. Der „Discorso della vita sobria" (Traktat vom mäßigen Leben) wurde ein früher Anti-Aging-Bestseller, der bis ins 19. Jahrhundert zahllose Auflagen in vielen Sprachen erlebte. Aber erst das 20. Jahrhundert konnte aufklären, warum Cornaros Selbstversuch so erfolgreich war. Die Kalorienrestriktion aktiviert sogenannte Sirtuine, das sind Langlebigkeitsenzyme, die genetische Schädigungen reparieren. Das wiederum greift direkt in den Alterungsprozess ein. Kalorienrestriktion gilt inzwischen als die am besten gesicherte und effektivste Anti-Aging-Maßnahme überhaupt. Eine ganz ähnliche Wirkung hat übrigens Rotwein mit seinem Hauptinhaltsstoff Resveratrol. Auch dieser ist in der Lage, Sirtuine zu aktivieren.

Neben den diätetischen Empfehlungen beschreibt Luigi Cornaro in seinem „Discorso" aber auch, wie er als agiler Hochbetagter seine Tage verbringt. Dabei entwirft er ein Bild des Alters, das völlig konträr zu den verbreiteten Jammertraktaten über die Mühsal der

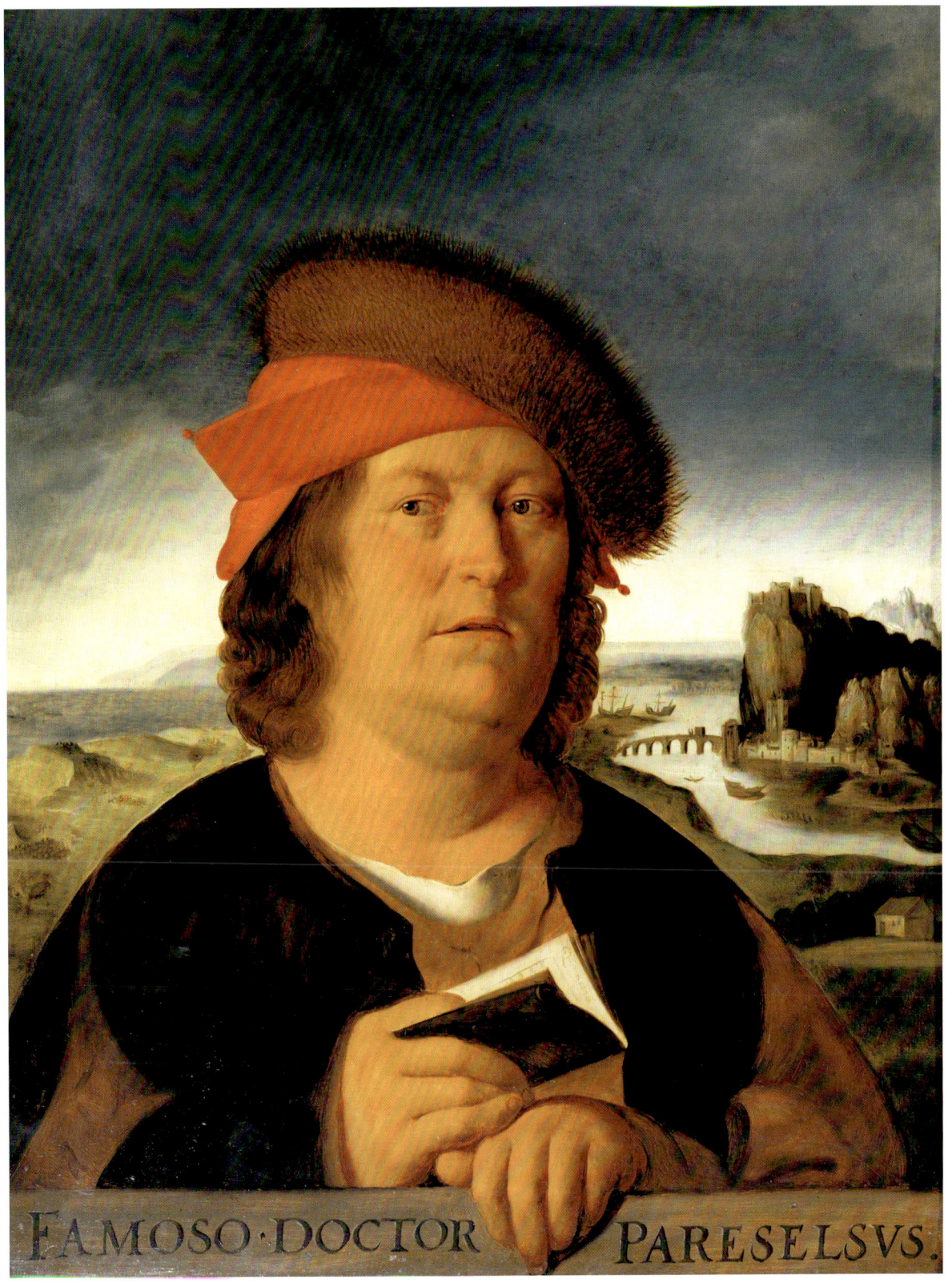

FAMOSO·DOCTOR PARESELSVS.

Der Arzt und Philosoph Paracelsus ist heute der wohl bekannteste
Mediziner seiner Zeit. Öl auf Holz, Quentin Metsys (1466–1530)

späten Jahre steht. Luigi Cornaro berichtet, er könne trotz seines hohen Alters querfeldein laufen, reiten, jagen, singen wie nie zuvor, wäre heiter und kerngesund, und umgebe sich stets mit anregenden Zeitgenossen, wohne abwechselnd in zwei prächtigen Villen, passend entworfen für den Genuss der Jahreszeiten, reise viel, besuche Freunde und träfe dort Fachleute aller Wissensparten, höre nicht auf,

Luigi Cornaro wurde fast 100 Jahre alt – nicht zuletzt wohl dank seiner gemäßigten Lebensweise.

von Eindrücken und aus Begegnungen zu lernen, erfreue sich seiner elf gesunden und gebildeten Enkel und habe kürzlich sogar eine Komödie verfasst, was man alten Leuten im Allgemeinen ja nicht mehr zutraut. 1565 starb Cornaro fast hundertjährig in Padua. Mit einem Abstand von 450 Jahren und dem neu erworbenen Wissen der Anti-Aging-Medizin können wir nur konstatieren: Der Mann hat alles richtig gemacht.

Konquistadoren auf der Suche nach dem Jungbrunnen

Die Renaissance war in jeder Hinsicht ein Aufbruch zu neuen Ufern. Dies stimmt auch in einem ganz wörtlichen Sinne. Denn sie war nicht nur das Zeitalter, in dem eine neue Kunst, eine neue Wissenschaft und ein neues Menschenbild entstanden. Es wurden auch völlig neue Erdteile entdeckt. Es waren vor allem spanische Konquistadoren, die im Gefolge von Columbus die Neue Welt weiter erschlossen und eroberten. Dabei gingen sie mit beispielloser Kühnheit, häufig aber auch mit ebensolcher Brutalität vor.

Insofern war Juan Ponce de Leon ein typischer Vertreter seiner Zunft. 1460 wurde er in der spanischen Provinz geboren, 1493 segelte er auf der zweiten Atlantiküberquerung des Christoph Columbus zusammen mit dem großen Entdecker erstmals in die Karibik. 1508 eroberte er dort auf eigene Faust eine riesige Insel, die er Puerto Rico nannte und deren erster Gouverneur er wurde.

Wie alle Konquistadoren wurde Ponce de Leon vor allem durch die Gier nach Macht, Land und Geld angetrieben. Bei ihm kam allerdings noch ein weiterer Faktor hinzu. Eingeborene hatten ihm von einer magischen Quelle berichtet, die jeden wieder zu einem jungen Mann machte, der ihr Wasser trank. Von da an wurde die Entdeckung dieses Jungbrunnens zu Ponce de Leons großem Lebenstraum.

1513 rüstete er im Auftrag des spanischen Königs eine Expedition aus, deren erklärtes Ziel es war, die Quelle des sagenumwobenen Lebenselixiers zu finden. Und tatsächlich stieß die Gruppe auf eine Insel (bzw. wie sich später herausstellte, eine Halbinsel), die die spanischen Abenteurer aufgrund ihrer Blumenpracht La Florida (Die Blumenbekränzte) nannten. Allerdings fanden sie dort zu ihrer großen Enttäuschung dann doch nicht den ersehnten Jungbrunnen, sondern lediglich einen sehr erzürnten Indianerstamm, der sie mit vergifteten Pfeilen beschoss. Gold gab's auch keins, und so ging diese Expedition als grandioser Flop in die Geschichte ein.

Eines allerdings bleibt festzuhalten: Heute gibt es nirgendwo auf der Welt so viele Anti-Aging-Kliniken wie in dem von Ponce de Leon entdeckten Florida. Und die verwandeln die Sehnsucht ihrer betagten Kunden nach dem Jungbrunnen tatsächlich in pures Gold. Ob es da vielleicht doch einen Zusammenhang gibt?

Auf der Suche nach dem Jungbrunnen entdeckte Juan Ponce de Leon Florida. Stich, 18. Jahrhundert

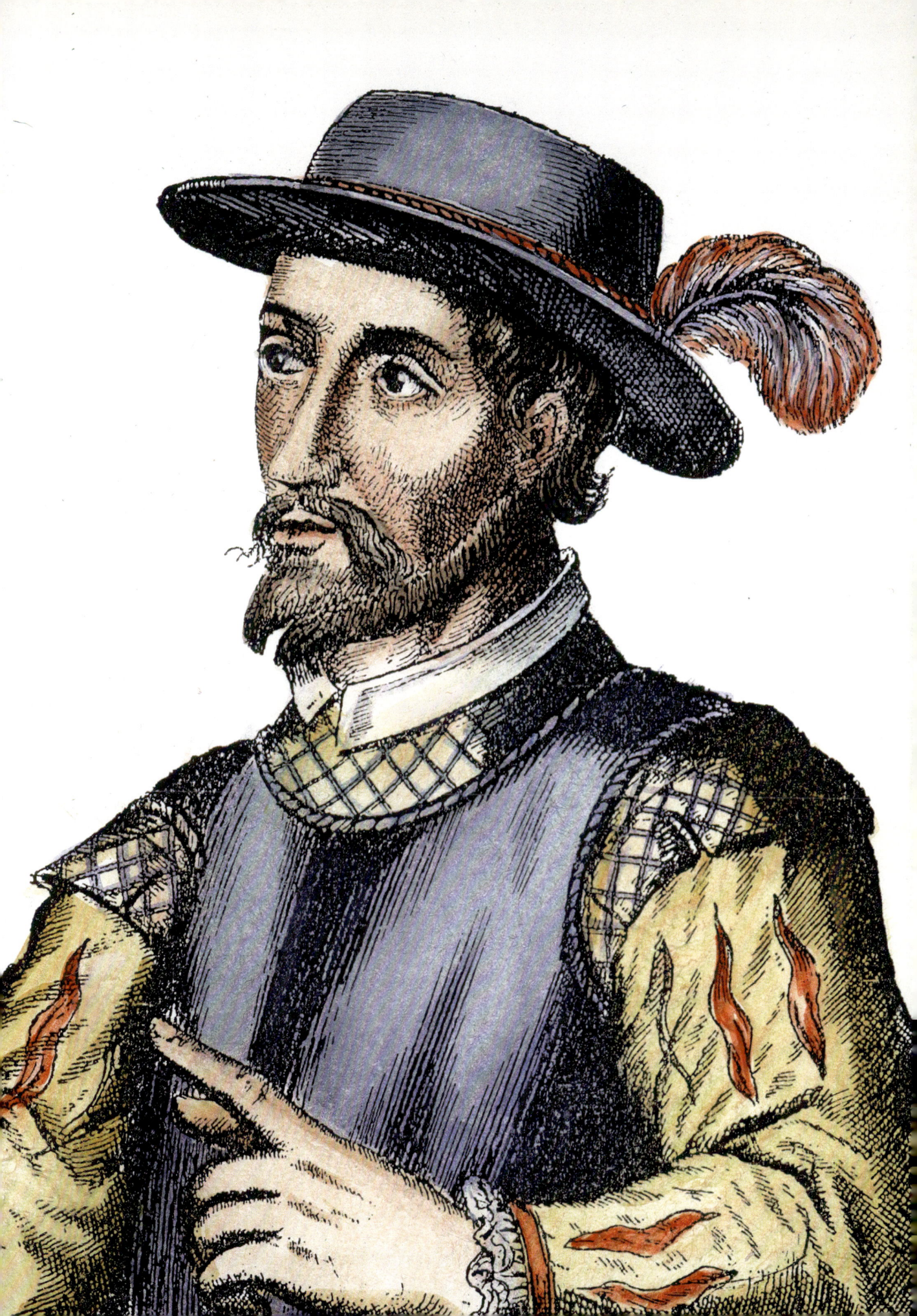

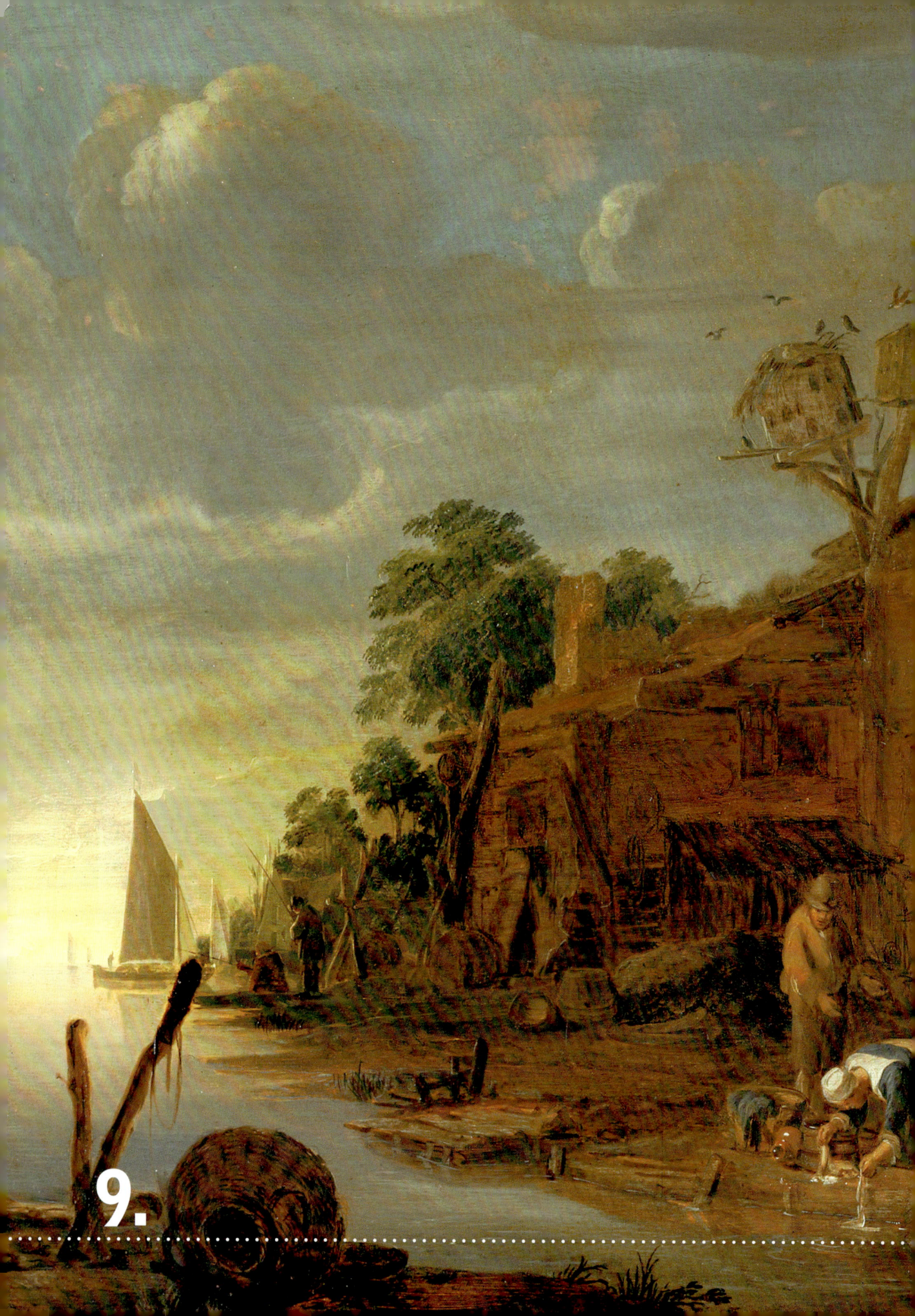

9.

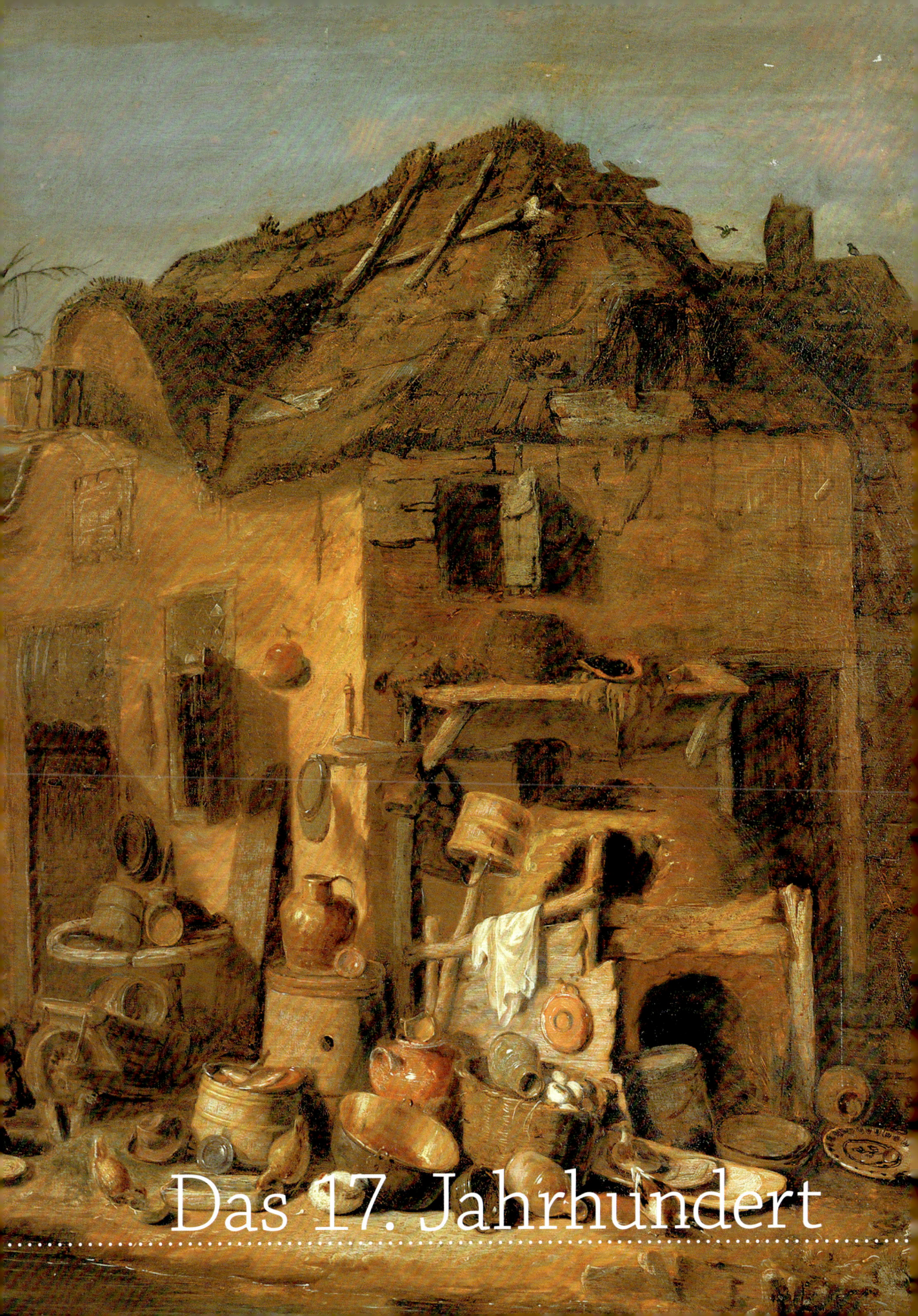

Das 17. Jahrhundert

IX. Das 17. Jahrhundert

EIN FRANZÖSISCHER RATIONALIST STIRBT AN UNTERKÜHLUNG UND EIN ENGLISCHER GELEHRTER FINDET DEN TOD IM DARM

In der Geschichte der Wissenschaften hat das 17. Jahrhundert eine herausragende Stellung inne. Es ist das Zeitalter, in dem sich die modernen Naturwissenschaften etablieren. Grundlage des neuen wissenschaftlichen Weltbildes sind die exakte Mathematik, die genaue Naturbeobachtung und das wiederhol- und überprüfbare Experiment. Die Väter dieses neuen Denkens sind Mathematiker-Philosophen wie Descartes, Leibniz und Pascal. Physiker-Astronomen wie Newton, Keppler und Galileo stellen mit diesem neuen Denken das traditionelle Weltbild auf den Kopf: Die Erde wird nicht mehr länger als Mittelpunkt der Welt gesehen. Das Kreisen der Planeten und die Phänomene der sichtbaren Natur gelten nicht mehr als von höherer Warte gesteuert, sondern können durch physikalische Gesetze erklärt werden.

Die Mikroskope des Holländers Anton van Leeuwenhoek ermöglichten erstmals das Beobachten von Bakterien. (Hier: Bacteria Dyssenteriae und Spirillen)

Dieses neue Denken hat auch Einfluss auf die Medizin. In England entdeckt William Harvey (1578–1657) durch systematisches Experimentieren den Blutkreislauf und widerlegt damit endgültig seit Jahrhunderten für unantastbar geltende Autoritäten wie Aristoteles oder Galen. Die Erfindung des Mikroskopes durch den holländischen Amateurwissenschaftler Anton van Leeuwenhoek (1632–1723) erlaubt es der Medizin erstmals, in bisher völlig unbekannte Bereiche vorzustoßen und einzelne Zellen, Bakterien oder auch Spermien sichtbar zu machen.

Der wahrscheinlich einflussreichste Denker für die wissenschaftliche Revolution dieses Jahrhunderts war der Franzose René Descartes (1596–1650). Mit ihm gelangte ein klarer   manche behaupten auch: ein kalter – Rationalismus zum Sieg über jene trübe Mischung aus mystischen Vorstellungen, kirchlichen Glaubenssätzen, scholastischer

Autoritätsgläubigkeit und wüster Spekulation, welche das vorwissenschaftliche Denken jahrhundertelang geprägt hatte.

Ein kalter Rationalist

In dem berühmten Satz „Cogito ergo sum" („Ich denke, also bin ich") fasst Descartes sein Programm zusammen. Die Kraft der reinen Vernunft ist es, die uns die Rätsel der Welt erklärt. Die belebte und die unbelebte Welt, der Makro- und der Mikrokosmos, das Kreisen der Gestirne und das Funktionieren des menschlichen Körpers – dies alles lässt sich erklären nach Gesetzen, die so einfach und klar sind wie die Grundsätze der Mathematik.

Für den Menschen postuliert Descartes ein dualistisches Prinzip. Eine unsterbliche und nicht fassbare Seele trennt er vom Körper, den er im Wesentlichen als eine Maschine ansieht – wenn auch als eine hochkomplexe. Dieser kartesianische Dualismus hat die Medizin seiner Zeit enorm befruchtet (siehe die Entdeckung des Blutkreislaufes). Später wurde sein mechanistisches Denken allerdings zu einem Hemmschuh.

Bei aller Verachtung für das vorwissenschaftliche Denken der mittelalterlichen Ärzte und Alchemisten – eine Leidenschaft übernahm Descartes ohne jegliche Abstriche von seinen Vorläufern: Das Streben nach einer Verlängerung des Lebens und einer Wiederverjüngung als Hauptaufgabe der ärztlichen Kunst. Überhaupt sah Descartes in der Medizin eine Schlüsseldisziplin des neuen wissenschaftlichen Zeitalters. In seinen Schriften manifestiert sich ein ungebrochener Fortschrittsglaube und die feste Überzeugung, dass vor allem die Medizin das Schicksal der Menschen nachhaltig

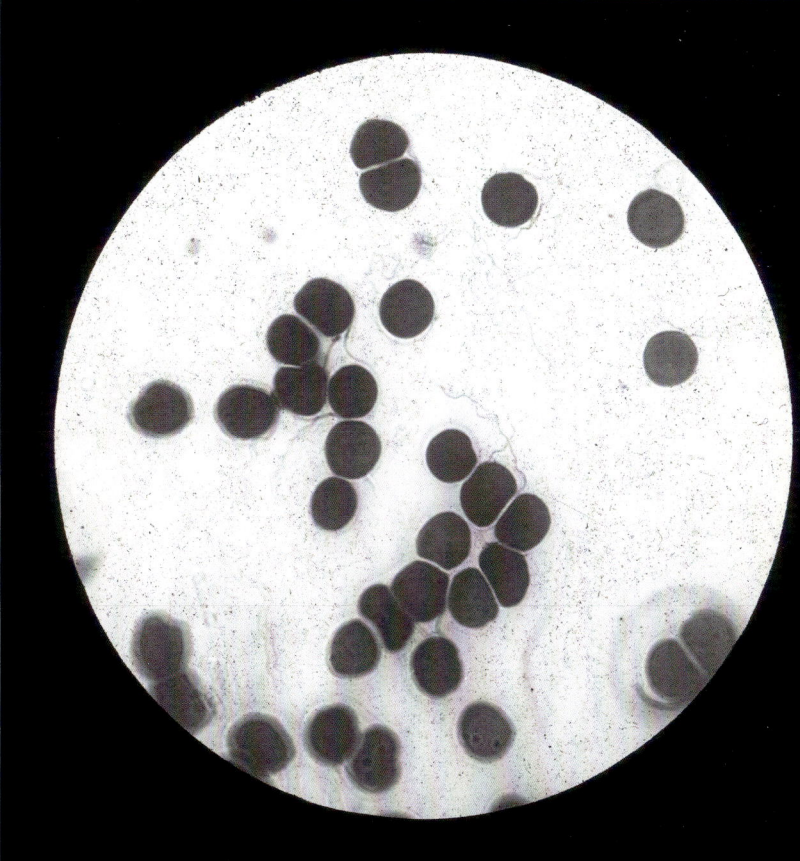

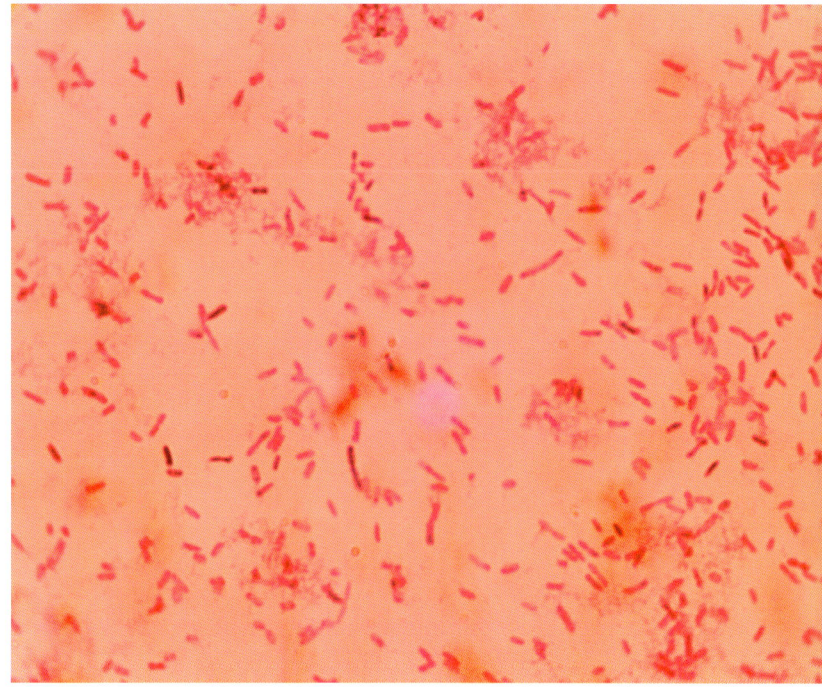

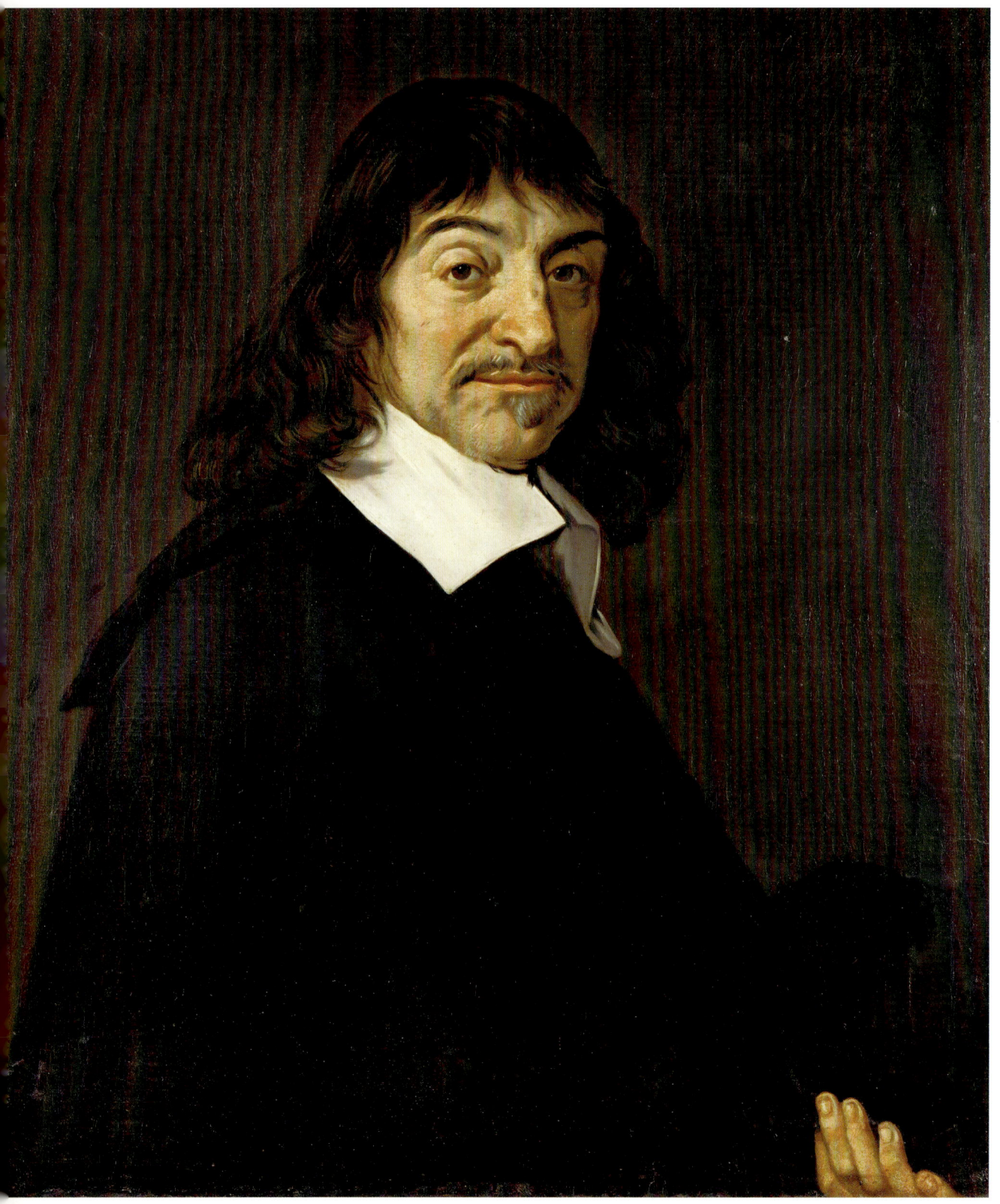

Rene Descartes. Portrait nach einem verschwundenen Original
von Frans Hals, Öl auf Leinwand, 17. Jahrhundert

verbessern werde. In Descartes Hauptwerk, dem „Discours sur la methode" schreibt der Philosoph:

„Alles was wir zur Zeit von ihr (der Medizin) wissen, ist so gut wie nichts im Vergleich zu dem, was noch zu entdecken bleibt. Wir können uns selbst befreien von der Unzahl an Erkrankungen des Körpers und des Geistes und vielleicht sogar von dem Übel des Alterns, wenn wir genügend Wissen über deren Ursachen angesammelt haben und die Möglichkeiten der Behandlung nutzen, die die Natur für uns bereithält."

In seiner „Beschreibung des menschlichen Körpers" wird Descartes noch deutlicher, auch in Sachen Lebensverlängerung:

„Ich bin überzeugt, dass es möglich sein wird, viele sehr profunde Rezepte zur Behandlung von Krankheiten und deren Prävention zu finden, ebenso zur Retardierung des Alters."

Descartes gibt nur wenig konkrete Hinweise, wie er sich eine solche Therapie gegen das Altern vorstellt. Fest steht jedoch: Er hielt sie nicht nur für möglich, sondern erwartete die Lösung des Problems in absehbarer Zukunft. In einem Brief an Constantyn Huygens, den Vater des berühmten Astronomen Christiaan Huygens, gibt er seiner Hoffnung Ausdruck, höchstselbst von den Fortschritten der barocken Anti-Aging-Medizin zu profitieren, welche

„wie ich hoffe, mir einigen Aufschub von der Natur bewirken wird, so dass ich danach in der Lage sein werde, meine Ziele noch besser zu verfolgen."

Aber wie das mit großen Denkern häufig so ist. Sie sind in den kleinen, alltäglichen Dingen des Lebens eher nachlässig. So nahm Descartes Ende 1649 eine Einladung seiner Bewunderin, der Königin Christina von Schweden, nach Stockholm an. Was Descartes offensichtlich nicht bedacht hatte, war die Tatsache, dass die Winter in Schweden ungemütlich kalt sind. Unzureichend ausgestattet zog er sich rasch eine schwere Unterkühlung zu, an deren Folgen er im Februar 1650 starb. Descartes wurde lediglich 54 Jahre alt.

Der Sitz des Todes

Die zweite große Persönlichkeit am Beginn des wissenschaftlichen Zeitalters ist der Engländer Francis Bacon (1561–1626), nicht zu verwechseln mit dem alchemistischen Gelehrten Roger Bacon, der dreieinhalb Jahrhunderte früher gelebt hatte. Wie Descartes war auch Bacon ein Mann mit vielen Talenten und Funktionen. Neben der Naturwissenschaft beschäftigte er sich mit Philosophie und Politik und war unter anderem als englischer Kanzler unter James I. tätig. Anders als Descartes war Bacon allerdings ein Anhänger des Vitalismus. Er war überzeugt von der Existenz einer – wissenschaftlich nicht genau zu erfassenden – „Lebenskraft", welche den Funktionen unseres Körpers erst ihre eigentliche Essenz verleiht. Ebenso war er ein Anhänger der traditionellen Viersäftelehre. Was er mit Descartes teilte, war der unbedingte Glaube, dass eine experimentell fundierte Wissenschaft zum allgemeinen Fortschritt der Menschheit beitragen werde.

Francis Bacon war ein Anhänger experimentell fundierter Wissenschaft.

Der Vater des Empirismus

Und genau wie sein französischer Zeitgenosse war Bacon fasziniert von der Vorstellung, dieser wissenschaftliche Fortschritt könne eines der größten Übel der Menschheit besiegen: das Alter. Sein Buch zu diesem Thema „Historia vitae et mortis" („Geschichte des Lebens und des Todes") erschien 1623 und erregte sogleich großes Aufsehen. Es wurde in mehrere Sprachen übersetzt und bis ins 18. Jahrhundert hinein immer wieder nachgedruckt.

Dabei fand sich inhaltlich in dem Werk nur wenig Neues. Im Wesentlichen übernahm Bacon die Empfehlungen der Lebensstilmedizin eines Luigi Cornaro, flocht ein wenig alchemistische Wundermittel ein (gestoßenes Gold als Mittel zur Lebensverlängerung) und konzentrierte sich ansonsten auf jenes Organ, das Engländer seit jeher gerne in den Mittelpunkt ihrer Befindlichkeit stellen: den Darm.

Häufiges Purgieren, am besten ein Einlauf täglich vor der Hauptmahlzeit, galt ihm als wichtigste prophylaktische Maßnahme zur Lebensverlängerung. Dass der Tod seinen Sitz im Darm hat und daraus am besten durch Klistiere und Einläufe vertrieben wird, ist seither eine bis heute weitverbreitete Vorstellung. Schon Molière machte sich in seinem „Eingebildeten Kranken" über jene hypochondrischen Mitmenschen lustig, die ihren Verdauungsfunktionen ständig durch mehr oder weniger ausgedehnte Darmmanipulationen nachzuhelfen versuchten.

Dennoch: „Old habits die hard" heißt es im Englischen. Bacons Enthusiasmus für die Enddarmmanipulation lebt in immer neuen Varianten über die Jahrhunderte hinweg fort. Man denke etwa an die sogenannte Colon-Hydro-Therapie, die sich auch heute noch großer Beliebtheit erfreut.

Die Tatsache, dass Bacon auf sein Jahrhundert so überaus prägend gewirkt hat, ist nicht zuletzt dadurch bedingt, dass er auch ein hervorragender Wissenschaftspolitiker war. So gründete Bacon in London die Royal Society, die schon bald danach zum Vorläufer aller Wissenschaftsgesellschaften weltweit wurde. Dass der hochehrwürdige („most nobel") Mann der Wissenschaft sich derart dem Ziel der Lebensverlängerung verschrieben hatte, trug darüber hinaus viel dazu bei, die Reputation dieses Medizinfeldes zu verbessern. Schon damals litt die Anti-Aging-Medizin nämlich unter einer Reihe von eher obskuren Scharlatanen und Quacksalbern, die dem Ansehen der barocken Anti-Aging-Medizin zu schaden drohten.

Für sich selbst erreichte Bacon – trotz aller Einläufe – nicht unbedingt ein sensationell hohes Alter. Er starb 1626 mit 65 Jahren. Bei Versuchen zur Haltbarmachung von Hühnerfleisch mittels Schnee hatte er sich zu lange im Freien aufgehalten und starb – auch hier eine Parallele zu Descartes – an den Folgen einer Lungenentzündung. Ein durchaus würdiger Tod für einen Mann, der als „Vater des Empirismus" in die Wissenschaftsgeschichte eingehen sollte.

Bacon übernahm die Lebensstilmedizin des Luigi Cornaro und modifizierte sie.

Thomas Parr – ein Bauer als Weltmeister der Langlebigkeit

Die großen Philosophen des 17. Jahrhunderts beschäftigten sich intensiv mit der Thematik der Lebensverlängerung.

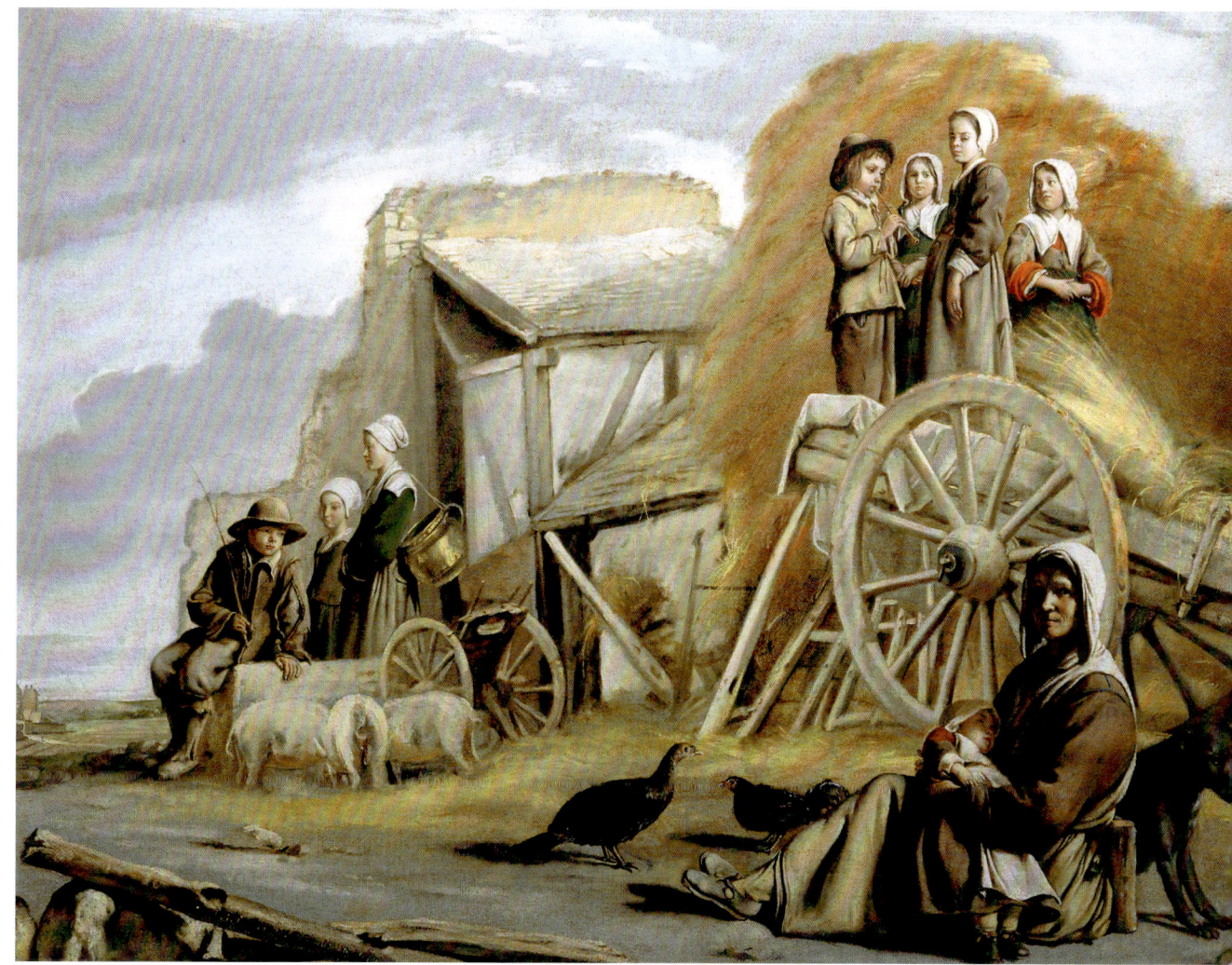

Das einfache, bäuerliche Leben auf dem Land wurde im
17. Jahrhundert als Garant für ein langes Leben gesehen.
„Der Heuwagen", Öl auf Leinwand, Louis Le Nain, 1641

Persönlich allerdings wurden sie zumeist
nicht sonderlich alt. Dieses Privileg genoss
– zumindest nach den Aufzeichnungen der
damaligen Zeit – eher die weniger gebildete
Schicht. Bäuerliche Tätigkeit galt als gesund,
und so wurden immer wieder Beispiele von
wackeren Landarbeitern zitiert, die ein
erstaunliches Lebensalter erreicht haben
sollen.

Unbestrittener Meister der Langlebigkeit
war der Engländer Thomas Parr. Er brachte
es in seiner Zeit zu solcher Berühmtheit,
dass er sogar vom König empfangen wurde.
Was ihm allerdings schlecht bekam.
Aber hören wir uns die Geschichte von
Thomas Parr an, wie sie der deutsche Arzt
Christoph Wilhelm Hufeland rund ein Jahrhundert später in seinem berühmten Buch

Ein Jugendbuch des Barock beschäftigt sich mit dem Altern

Ewiges Leben ohne ewige Jugend ist offensichtlich wenig erstrebenswert. Das wissen wir spätestens seit dem üblen Ende der Romanze zwischen Eos und Tithonos. Eine ganz ähnliche Erfahrung macht auch der Held von Jonathan Swifts Roman „Gullivers Reisen". Das Werk ist bei uns eher als Jugendbuch bekannt und zumeist nur in verkürzter Form erhältlich. In den gängigen Ausgaben wird vor allem über Gullivers Reisen in das Land der Riesen und in das der Zwerge (Lilliput) berichtet. Bei seinem Erscheinen im Jahr 1726 war Gullivers Reisen allerdings alles andere als eine harmlose Jugendlektüre. Vielmehr war es eine gepfefferte Satire auf die politisch-gesellschaftlichen Verhältnisse der damaligen Zeit. Und es berichtet auch von weiteren Reisen Gullivers. So zum Beispiel von jener nach Luggnagg, wo er auf eine Spezies von Unsterblichen mit dem schönen Namen Struldbrugs trifft.

Gulliver vernimmt die Nachricht über diesen Stamm von Unsterblichen zunächst mit großer Begeisterung. Seine Gastgeber belehren ihn jedoch schnell eines Besseren. Die Struldbrugs sind ein ziemlich unausstehlicher, mit allen möglichen Krankheiten behafteter Haufen. Vor allem aber sind sie chronisch gelangweilt und gehen sich selbst und ihren Mitmenschen ungeheuer auf die Nerven. Ständig beklagen sie sich über zwei Dinge: Dass ihnen die Laster der Jugend fehlen und dass sie nicht sterben können. Von ihren sterblichen Nachbarn werden die Struldbrugs daher gründlich verachtet und nachhaltig gemieden. Ein Privileg allerdings hat man ihnen zugestanden. Im Alter von 80 Jahren dürfen sie sich scheiden lassen. Wer schon zum ewigen Leben verdammt ist, der muss nicht auch noch dazu gezwungen werden, dieses Leben mit einem ständig nörgelnden Partner an seiner Seite verbringen zu müssen.

In der ungekürzten Originalfassung lässt Jonathan Swift seinen Romanhelden Gulliver auch ein von Unsterblichen bewohntes Land bereisen.
Öl auf Leinwand, Charles Jervas (1675–1739)

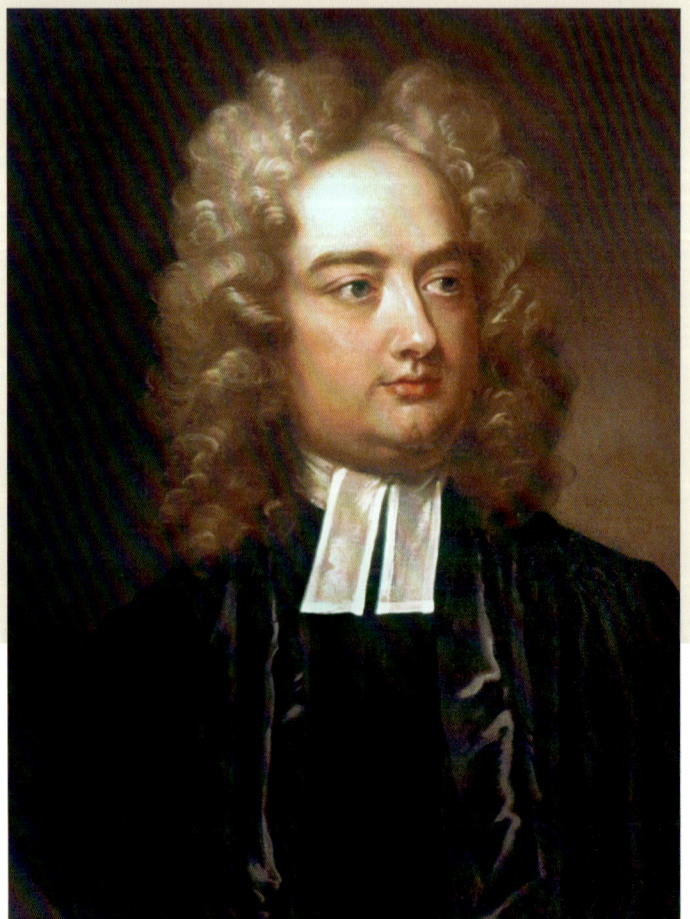

„Makrobiotik – oder die Kunst, das menschliche Leben zu verlängern" beschrieb:

„Er war ein armer Bauer, der von seiner Hände Arbeit leben musste. Im Alter von 120 Jahren heiratete er zum zweiten Male eine Witwe, die 12 Jahre lang mit ihm lebte und versicherte, dass sie niemals sein Alter bemerkt habe. Bis zum Alter von 130 musste er niemanden in Anspruch nehmen, um die Aufgaben zu erfüllen, die sein Hof verlangte, nicht einmal wenn es darum ging, das Stroh zu dreschen. Erst fünf Jahre vor seinem Tod begann sein Gedächtnis und seine Sehfähigkeit schwächer zu werden; trotzdem ging er bis zu Ende seinen Arbeiten nach und gebrauchte seinen Verstand. Er war 152 Jahre alt, als der König, der von ihm gehört hatte, ihn sehen wollte und ihn nach London bringen ließ. Die Reise hat wahrscheinlich sein Leben verkürzt, denn er wurde mit solcher Opulenz behandelt und plötzlich in ein Leben versetzt, das so unterschiedlich von dem war, welches er bisher gelebt hatte, dass er kurz nach seiner Ankunft in der Hauptstadt im Jahr 1635 starb. Er hatte 152 Jahre und neun Monate gelebt und neun Könige gesehen, die sich nacheinander auf dem englischen Thron ablösten."

Was danach mit Thomas Parr geschah, ist kaum weniger bemerkenswert. Seine Leiche wurde von dem wohl berühmtesten Arzt Englands, William Harvey, obduziert. Der renommierte Entdecker des Blutkreislaufes fand alles in perfektem Zustand. Weder wiesen die Gefäße des rüstigen Bauerns irgendwelche Kalkablagerungen auf, noch gab es sonstige Zeichen von Alterung. Parr starb bei bester Gesundheit. Die schlechte Luft in London und vor allem das reichliche Essen bei Hofe, so die Schlussfolgerungen von Harvey, hatten Parr umgebracht.

Hier klingt ein weiteres Thema an, das die Anti-Aging-Medizin wie ein roter Faden bis in unsere Zeit hinein durchzieht: die Verklärung des einfachen Lebens. Vor allem diejenigen, die ihr Leben wohlsituiert und zumeist hinter dem Schreibtisch verbrachten, wurden über die Jahrhunderte hinweg nicht müde, das einfache Landleben in frischer Luft mit harter Arbeit und bei karger Kost als Jungbrunnen zu preisen.

Ob Thomas Parr nun tatsächlich 152 Jahre alt geworden ist, mag mit einigem Recht bezweifelt werden. Sagen wir einfach: Er wurde ziemlich

Kurz nach seiner Ankunft in London starb Thomas Parr, angeblich 152 Jahre alt.

alt. Die modernen Epidemiologen dagegen haben längst seine Nachfolger ausgemacht. Die Langlebigkeits-Champions der Neuzeit leben inzwischen auf der Pazifikinsel Okinawa, auf der es vierzigmal mehr Hundertjährige gibt als in allen anderen Teilen Japans. Oder sie finden sich im sardinischen Dorf Mores, in dem es von Hundertjährigen ebenfalls nur so wimmelt. Die Erklärung, welche die Wissenschaft für dieses Phänomen bereithält, lautet: gesunde Umwelt, reichlich körperliche Arbeit und eine geringe Kalorienzufuhr. Thomas Parr lässt grüßen.

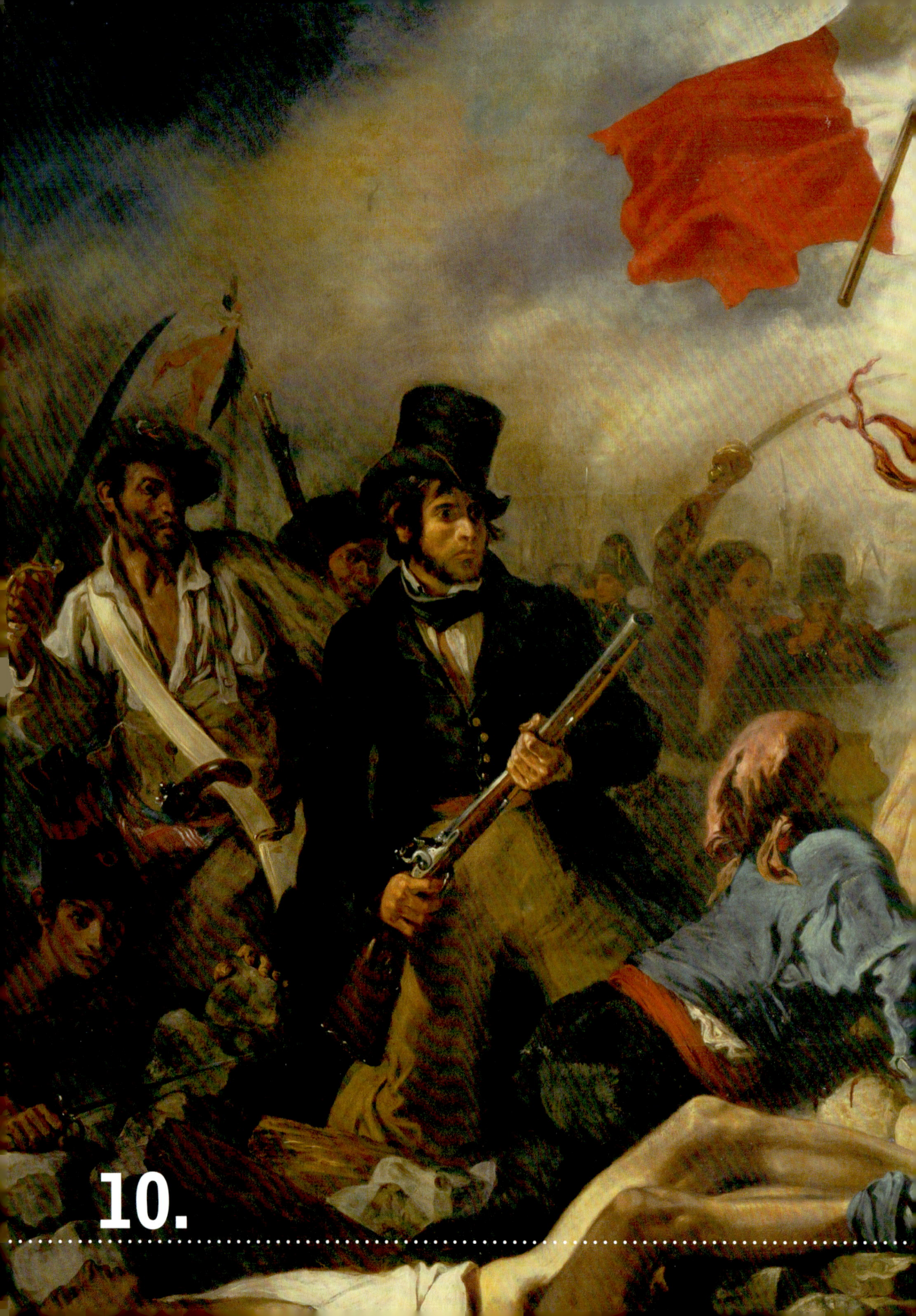

10.

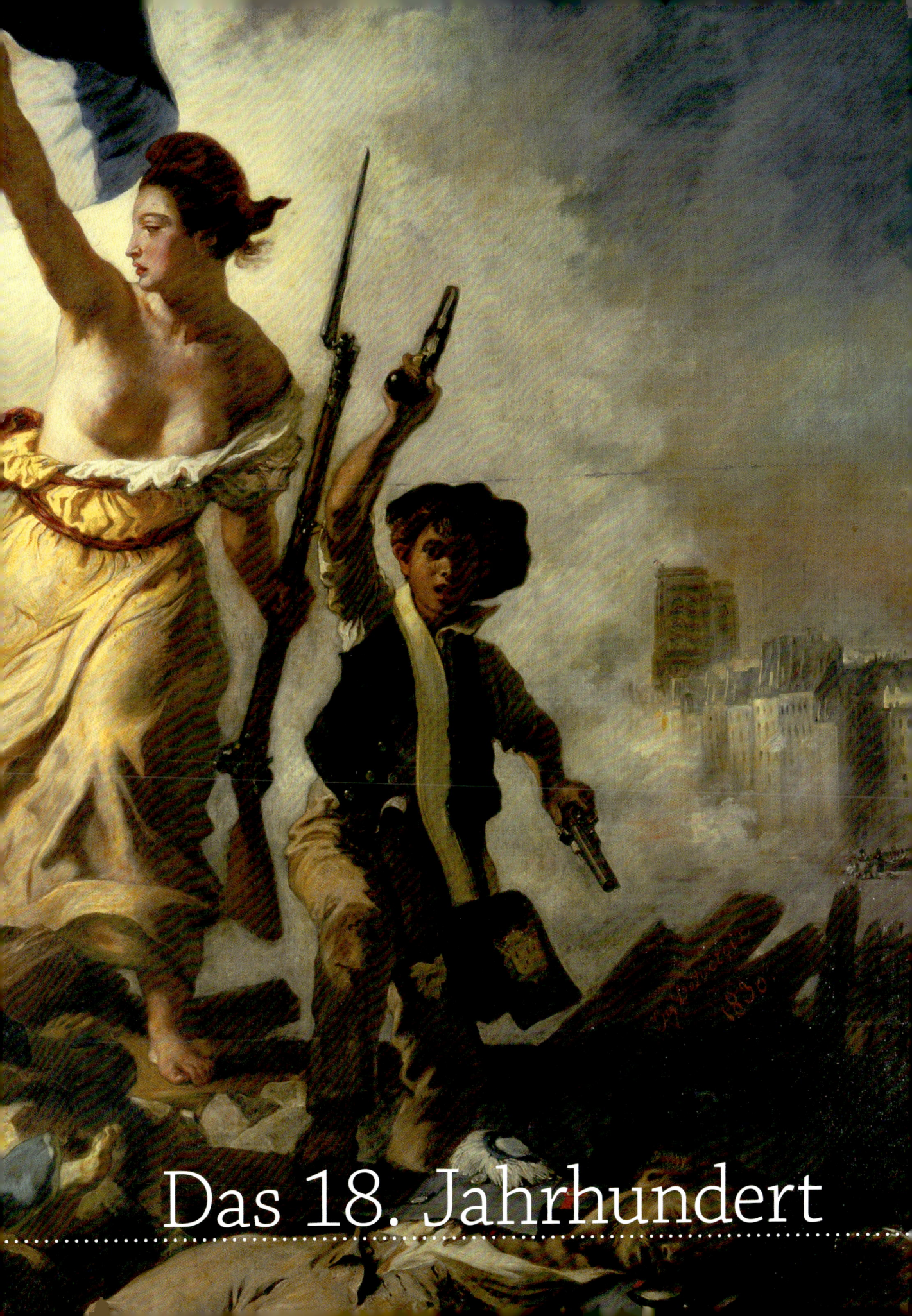

Das 18. Jahrhundert

X. Das 18. Jahrhundert

GOETHES LEIBARZT SCHREIBT DEN ERSTEN
DEUTSCHEN ANTI-AGING-BESTSELLER
UND EIN UNBEDEUTENDER LANDARZT
MACHT EINE EPOCHALE ENTDECKUNG

Das 18. Jahrhundert ist geprägt durch die Philosophie der Aufklärung. Die noch immer prägnanteste Definition dieser Denkrichtung stammt von einem ihrer bedeutendsten Vertreter, dem Königsberger Philosophen Immanuel Kant (1724–1804). Er definierte Aufklärung als „den Ausgang des Menschen aus seiner selbstverschuldeten Unmündigkeit".

Der Schriftsteller und Philosoph Jean-Jacques Rousseau sah Krankheit als Folge eines fehlgeleiteten Zivilisationsprozesses.
Pastell, Quentin de la Tour (1704–1788)

Die Vertreter der Aufklärung befreiten das Denken endgültig von den Fesseln, welche die Religion ihm über Jahrhunderte hinweg angelegt hatte. An ihrer Spitze standen französische Intellektuelle wie Diderot, Voltaire oder Rousseau; in Amerika waren es Männer wie Franklin und Jefferson. Ihr Hauptinteresse galt nicht länger der Spekulation über das Schicksal der Seele in einer anderen Welt, sondern der Verbesserung der Bedingungen im Hier und Jetzt. Das hatte direkte Auswirkungen auf die Politik. Die französische Revolution ist ebenso eine Folge der Aufklärung wie die amerikanische Unabhängigkeitsbewegung.

Nicht zuletzt hatte das Denken der Aufklärung Auswirkungen auf die Medizin. Die vernunftmäßige Betrachtung aller Probleme, verbunden mit einer weitestmöglichen Verbreitung des vorhandenen Wissens führte zu enormen Fortschritten in nahezu allen Bereichen. Einige Medizin-

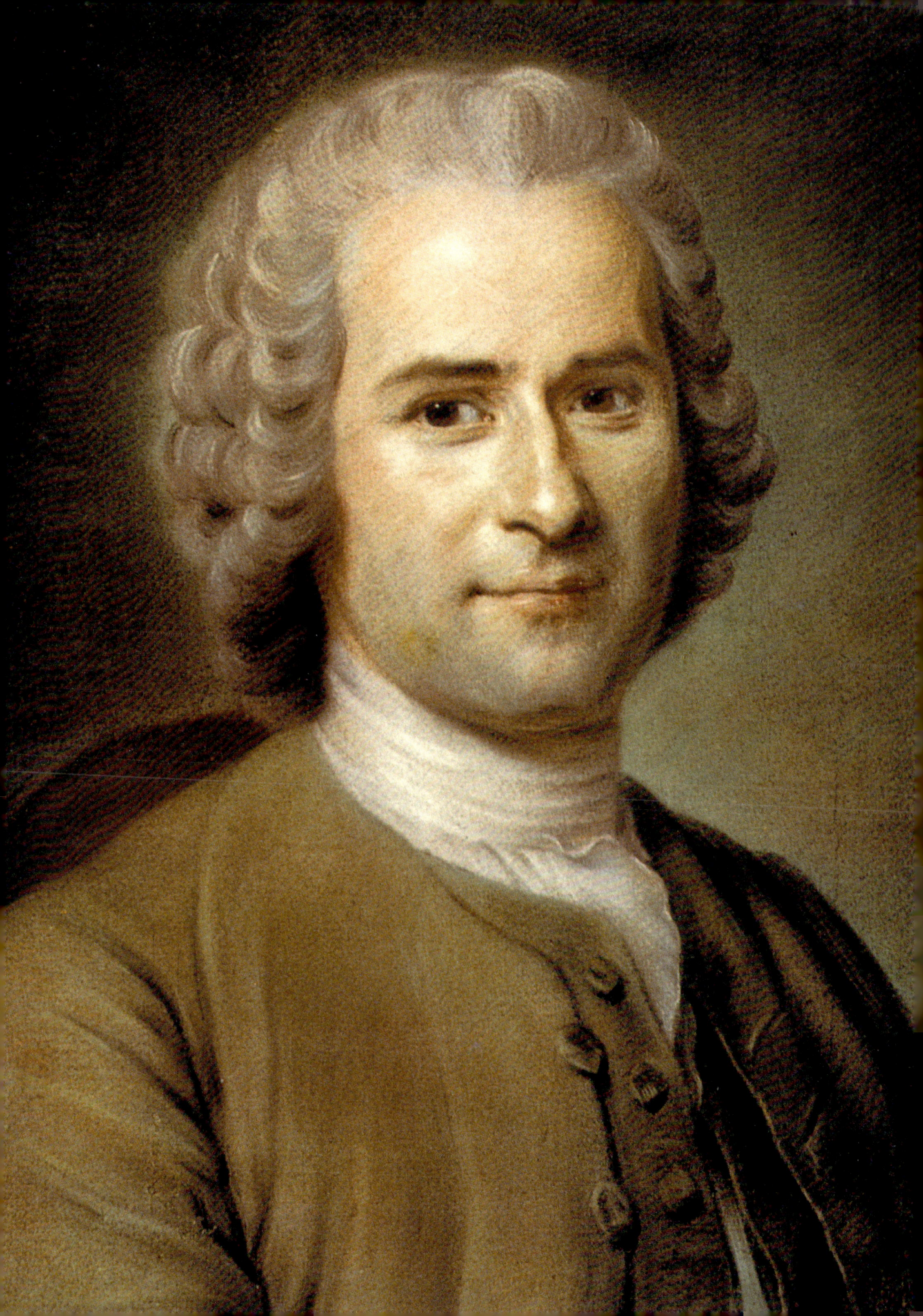

felder entstanden unter dem Einfluss der Aufklärung sogar völlig neu. So wurde erstmals Geistesgestörtheit als Krankheit begriffen: Patienten, die daran litten, wurden nicht länger in Irrenanstalten weggesperrt, sondern in Kliniken behandelt. Auch das öffentliche Gesundheitswesen in der uns bekannten Form verdankt seine Anfänge der Philosophie der Aufklärung.

Einer der einflussreichsten Denker dieses Jahrhunderts war ohne Zweifel Jean-Jacques Rousseau (1712–1778). Er verband die Philosophie der Aufklärung mit einer radikalen Zivilisationskritik. In seiner „Abhandlung über den Ursprung und die Grundlagen der Ungleichheit unter den Menschen" von 1755 führte er sowohl „die Krankheiten der Gesellschaft" als auch die des Einzelnen auf die unheilvollen Folgen eines fehlgeleiteten Zivilisationsprozesses zurück. Die moderne Welt mit ihrer einseitigen Arbeitsbelastung auf der einen und dem zunehmenden Müßiggang auf der anderen Seite war seiner Meinung nach für nahezu alle Übel der zivilisierten Länder verantwortlich.

Als Gegenbild dazu sah er den „edlen Wilden" – der Begriff geht tatsächlich auf Rousseau zurück –, der angeblich keine derartigen Erkrankungen kennt. Dieser idealisierte Naturbursche zieht sich allenfalls Verletzungen zu oder er leidet in seinem späteren Leben an den Gebrechen des hohen Alters. Die in Europa vorherrschenden Krankheiten sieht Rousseau dagegen fast ausschließlich als Folgen eines fehlgeleiteten Lebenswandels. Sein Heilmittel lautet daher: zurück zur Natur. In seinen umfangreichen Schriften zu Philosophie, Politik und Pädagogik erläutert er dieses Konzept.

Wörtlich übersetzt heißt Makrobiotik nichts anderes als langes Leben.

Makrobiotik – das erste Grundlagenwerk der Anti-Aging-Medizin

Von der Medizin seiner Zeit hatte Rousseau keine allzu hohe Meinung. Dennoch wurden seine Ideen von den Ärzten des 18. Jahrhunderts begierig aufgegriffen. Zu ihnen gehörte unter anderem Christoph Wilhelm Hufeland (1762–1836). Hufelands außergewöhnliche Fähigkeiten hatten ihm zu einer erstaunlichen Karriere verholfen. Er war nicht nur Dozent in Berlin und Jena; er fungierte auch als Leibarzt der preußischen Könige und nicht zuletzt des Weimarer Dichterfürsten Johann Wolfgang von Goethe. Mit diesem verband ihn eine enge Freundschaft.

Zu Hufelands wichtigsten Leistungen gehört die Begründung der „Makrobiotik". Bei dem Begriff denken wir heute zumeist an eine esoterische asiatische Diätform, die vor allem in den 1980er Jahren im deutschsprachigen Raum einige Popularität erlangte. Wörtlich übersetzt heißt Makrobiotik zunächst einmal nichts anderes als langes Leben (griechisch makros = groß, bios = Leben). Um genau dieses Thema ging es Hufeland in seinem berühmten Buch „Makrobiotik – oder die Kunst, das menschliche Leben zu verlängern", das 1796 in Jena erschien. Hufeland zeigt sich in seinem Werk als ein typischer Aufklärer seiner Zeit. Scharf distanziert er sich von mittelalterlichen Vorstellungen, die das Geheimnis langen Lebens in alchemistischen Rezepten, Zaubertränken oder astrologischen Spekulationen zu ergründen suchten.

Ganz im Sinne Rousseaus sieht Hufeland Krankheit vor allem als Folge des Zivilisationsprozesses:

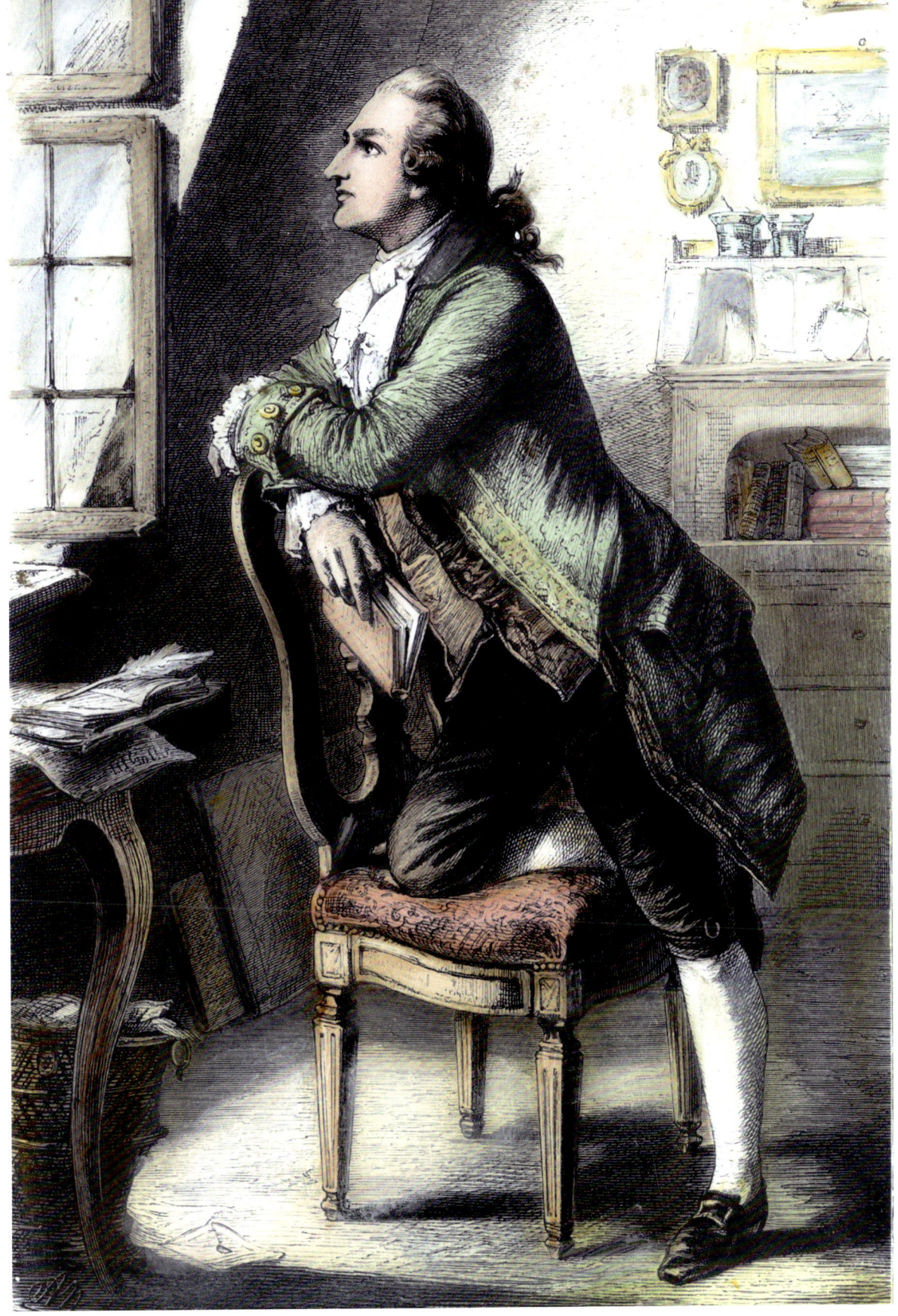

Der junge Johann Wolfgang von Goethe
Kolorierter Stich eines unbekannten Künstlers, 19. Jahrhundert

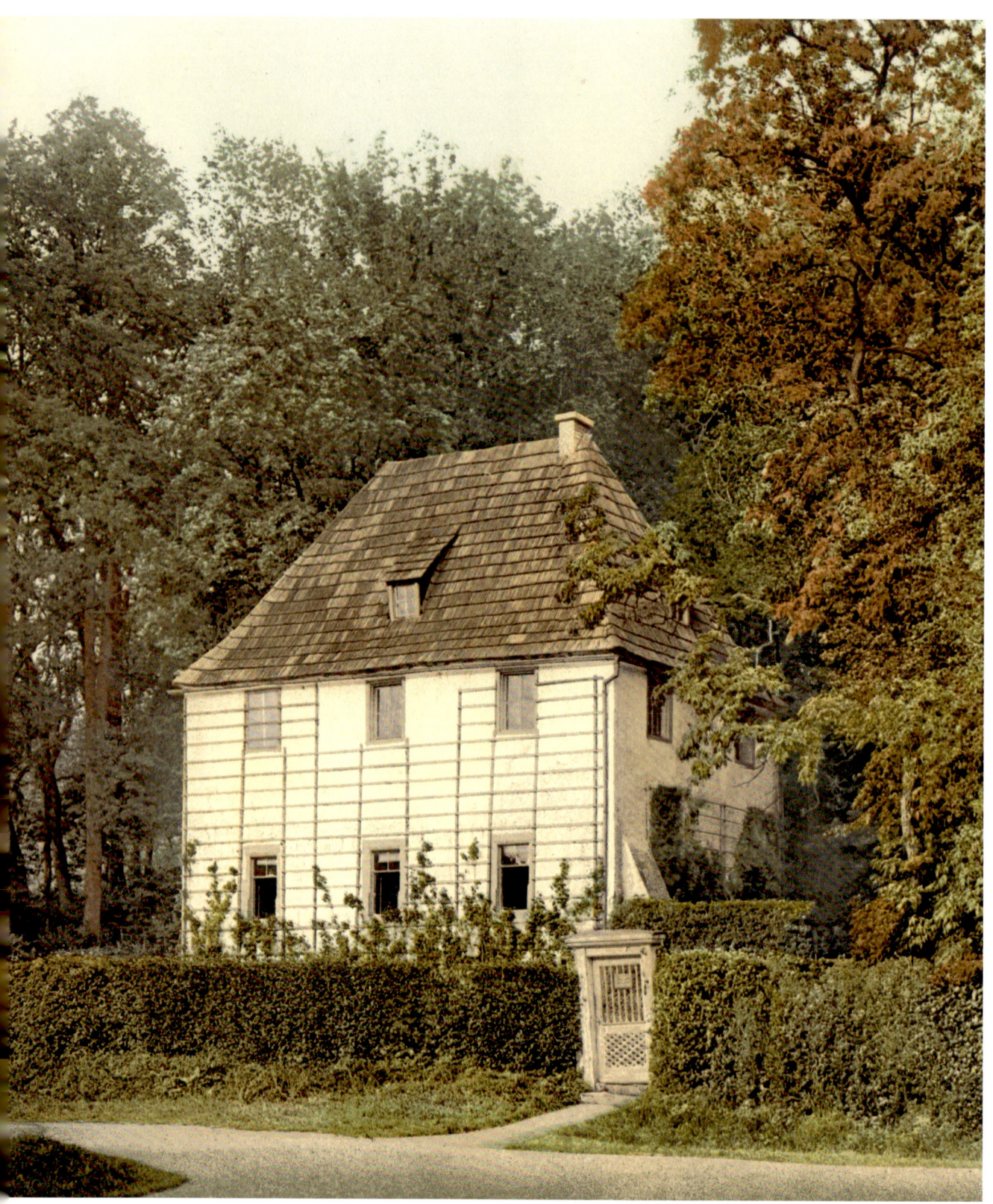

Sein Weimarer Gartenhaus im Park an der Ilm kaufte Goethe auf
Anraten seines Freundes und Arztes Christoph Wilhelm Hufeland.
Undatiertes Photochrom, 1890–1900

„Wenn man sich denkt, wie wenig ein Naturmensch auf den Südseeinseln von Krankheiten weiß, und dagegen nun ein europäisches pathologisches Kompendium hält, wo sie regimenter- und kompanienweise aufmarschieren, und ihre Zahl sich auf viele Tausende beläuft, so erschrickt man davor, was durch Luxus, Sittenverderbnis, unnatürliche Lebensart und Ausschweifungen möglich geworden ist. Viele, ja wirklich die meisten dieser Krankheiten sind unsere eigene Schuld."

Einen großen Stellenwert nimmt in Hufelands Werken die Frage der richtigen Umwelt und des günstigen Klimas ein. Manche sehen in Hufeland sogar den ersten Umweltmediziner. Nur eine gesunde Umgebung bringe auch gesunde Menschen hervor, so sein Credo. Das Klima solle dabei möglichst gemäßigt sein. Heftige Temperaturschwankungen verkürzten die Lebenserwartung. Die besten Voraussetzungen für ein gesundes Altern hätten Inselbewohner. Reichlich körperliche Arbeit an der frischen Luft wirke sich ebenfalls positiv aus:

„Die außergewöhnlichsten Beispiele von Langlebigkeit finden sich allerdings ausschließlich unter jenen Klassen der Menschheit, die, bei starker körperlicher Arbeit und an der frischen Luft, ein simples Leben im Einklang mit der Natur führen, wie zum Beispiel Farmer, Gärtner, Jäger, Soldaten und Seeleute. Unter diesen Umständen erreicht der Mensch ein Alter von 140 oder sogar 150 Jahren."

Da sich der pragmatische Hufeland durchaus darüber klar war, dass nicht alle Bürger wieder zu Bauern werden oder gar auf eine Insel ziehen konnten, empfahl er den gesundheitlich benachteiligten Stadtmenschen, sich zumindest ein Gartenhaus zuzulegen und sich dort entsprechend zu betätigen. Ein Ratschlag, der von seinem wohl bekanntesten Patienten, Johann Wolfgang von Goethe, sogleich in die Tat umgesetzt wurde. Dessen Gartenhaus lässt sich noch heute in Weimar besichtigen. Goethe selbst berichtet, dass er sich dort wesentlich lieber aufgehalten habe als in seinem repräsentativen Wohnsitz am Frauenplan. Der deutsche Schrebergarten mag seinen Namen von dem Leipziger Arzt Moritz Schreber haben und inzwischen unter einem etwas kleinbürgerlichen Image leiden. Eigentlich geht er aber zurück auf die Empfehlungen eines preußischen Anti-Aging-Arztes und deren Umsetzung durch einen Weimarer Großdichter.

Darüber hinaus war Hufeland ein überzeugter Vitalist, nach dessen Überzeugung der Mensch mit einem angeborenen Quantum an Lebenskraft auf die Welt kommt. Im Wesentlichen sei es dann der individuelle Lebensstil, der darüber entscheide, ob diese Lebenskraft vergeudet oder sinnvoll genutzt werde. Mäßigung in allen Dingen, vor allem auch bei der Nahrungsaufnahme, ist daher ein Leitmotiv in den Schriften Hufelands. Das Konzept der Kalorienrestriktion scheint in der Tat in jedem Jahrhundert prominente Befürworter gefunden zu haben.

Anabiosis – in Madeirawein zur Wiedergeburt

Nordamerika brachte einen besonderen Typus des Aufklärers hervor, der sich nicht nur dem abstrakten Denken, sondern vor allem dem praktisch-technischen Fortschritt widmete. Ein hervorragendes Beispiel dafür ist Benjamin Franklin (1706–1790), einer der

Gründerväter der Vereinigten Staaten. Der in Boston geborene Franklin arbeitete als Verleger, Staatsmann, Schriftsteller, Naturwissenschaftler, Erfinder und Naturphilosoph. Zu seinen berühmtesten Erfindungen gehört der Blitzableiter.

Im medizinischen Bereich galt Franklins besonderes Interesse einem Phänomen, das damals zum ersten Mal beschrieben wurde und für großes Aufsehen sorgte. Es handelt sich um die sogenannte Anabiosis. Darunter versteht man die Tatsache, dass einige

Benjamin Franklin war fasziniert vom Phänomen der Anabiosis.

lebende Organismen offensichtlich in der Lage sind, angesichts ungünstiger Lebensverhältnisse ihre vitalen Funktionen auf ein Minimum zu reduzieren, um dann in diesem Zustand einer totenähnlichen Starre längere Zeit zu verbleiben. Sind die Bedingungen wieder günstig, so kehren sie unversehrt ins Leben zurück.

Der Holländer Anton van Leeuwenhoek hatte dieses Phänomen als Erster für einige Mikroben beschrieben. Naturforscher berichteten nun von Fröschen, die im eingefrorenen Zustand ebenfalls Monate überdauerten ohne irgendwelchen Schaden zu nehmen. Einige offensichtlich höchst sinnenfrohe französische Naturwissenschaftler berichteten auch über Fliegen, die, „wenn sie in Rotwein ertranken", ebenfalls wiederbelebt werden konnten. Offensichtlich hatten diese Forscher dabei allerdings selbst etwas zu tief ins Rotweinglas geschaut, denn die von ihnen aufgestellten Behauptungen sind reiner Unsinn. Während eingefrorene Frösche tatsächlich ins Leben zurückkehren können, gelingt dies in Rotwein ertrunkenen Fliegen nicht.

Wie dem auch sei – das Phänomen faszinierte Franklin ungemein. In einem Brief an einen befreundeten Arzt gab er seiner Hoffnung Ausdruck

„dass wir eines Tages wieder ins Leben zurückkehren können, wie fern diese Zukunft auch sei. Denn da ich ein tiefes Bedürfnis danach empfinde zu sehen, wie sich die Staaten von Amerika in 100 Jahren entwickelt haben werden, ziehe ich es einem üblichen Tod vor, in einem Fass von Madeirawein konserviert zu werden, am besten zusammen mit einigen Freunden und zwar bis zu jener Zeit, an der die warme Sonne meines geliebten Landes uns wieder ins Leben zurückrufen wird."

Das regelmäßige Trinken von Rotwein wird zwar von der modernen Anti-Aging-Medizin nachdrücklich empfohlen, das Ertränken in Wein allerdings nicht unbedingt. Das Thema der Anabiosis, welches Franklin in die Diskussion gebracht hat, fasziniert die Menschen jedoch auch noch im 21. Jahrhundert. Und jede Zeit nutzt offensichtlich immer wieder die ihr jeweils zur Verfügung stehenden Methoden, um dieses Ziel anzustreben. Statt in Fässern mit Madeirawein lassen sich in Amerika inzwischen Verstorbene in Edelstahltanks mit flüssigem Stickstoff konservieren. Ob es gelingt, die dort Eingelagerten in 100 Jahren wieder ins Leben zurückzurufen, muss auch für diese Methode nachhaltig bezweifelt werden.

Franklins Begeisterung für die Anabiosis mag wenig praktische Konsequenzen gehabt haben. Sein Engagement für die zu ihrer Zeit nicht ganz unumstrittene Entdeckung eines anderen Arztes, des Engländers Edward Jenner, ebnete hingegen den Weg für einen der größten Fortschritte der Medizingeschichte überhaupt: Edward Jenner gilt als Begründer der Vakzination (Impfung).

Die große Entdeckung eines kleinen Landarztes

Jenner war alles andere als ein Vertreter des medizinischen Establishments. Er arbeitete als einfacher Landarzt in einer kleinen Praxis tief in der englischen Provinz in Berkeley, Gloucester. Aber Jenner hatte einen wachen Verstand, und vor allem hörte er auch denjenigen zu, mit denen die geistigen Eliten seiner Zeit sich nicht abgaben. Zum Beispiel den Bäuerinnen, die in seine Praxis kamen.

Von diesen hörte er immer wieder, dass Melkerinnen, die sich bei ihrer Tätigkeit mit den harmlosen Kuhpocken infiziert hatten, später nicht mehr an Menschenpocken erkrankten. Die Pocken hatten sich im 18. Jahrhundert zu einer der großen Geißeln der Menschheit entwickelt. Fast jeder Zehnte starb daran. Und dieser Tod war nicht nur qualvoll, er entstellte die Opfer auch häufig auf fürchterliche Weise. Schon die alten Griechen hatten an Pocken Erkrankte aufgrund ihres schrecklichen Erscheinungsbildes als „Töchter des Feuers" bezeichnet.

Jenner nahm die Berichte der Landfrauen durchaus ernst. Über rund 20 Jahre stellte er eigene Forschungen an, um seiner Sache wirklich sicher zu sein. Dann wagte er am 14. Mai 1796 den entscheidenden Schritt. Alle Dorfbewohner hatten sich auf dem Hof des Großbauern Phipps eingefunden, um zuzusehen, wie Jenner der Hand einer an Kuhpocken infizierten Melkerin namens Sarah Nelmes etwas Pockenflüssigkeit entnahm, die er dann dem Sohn des Hauses, James Phipps, operativ übertrug. Der Knabe machte daraufhin eine leichte, gutartige Kuhpockenerkrankung durch, die ihn kaum beeinträchtigte. Sechs Wochen später ver-

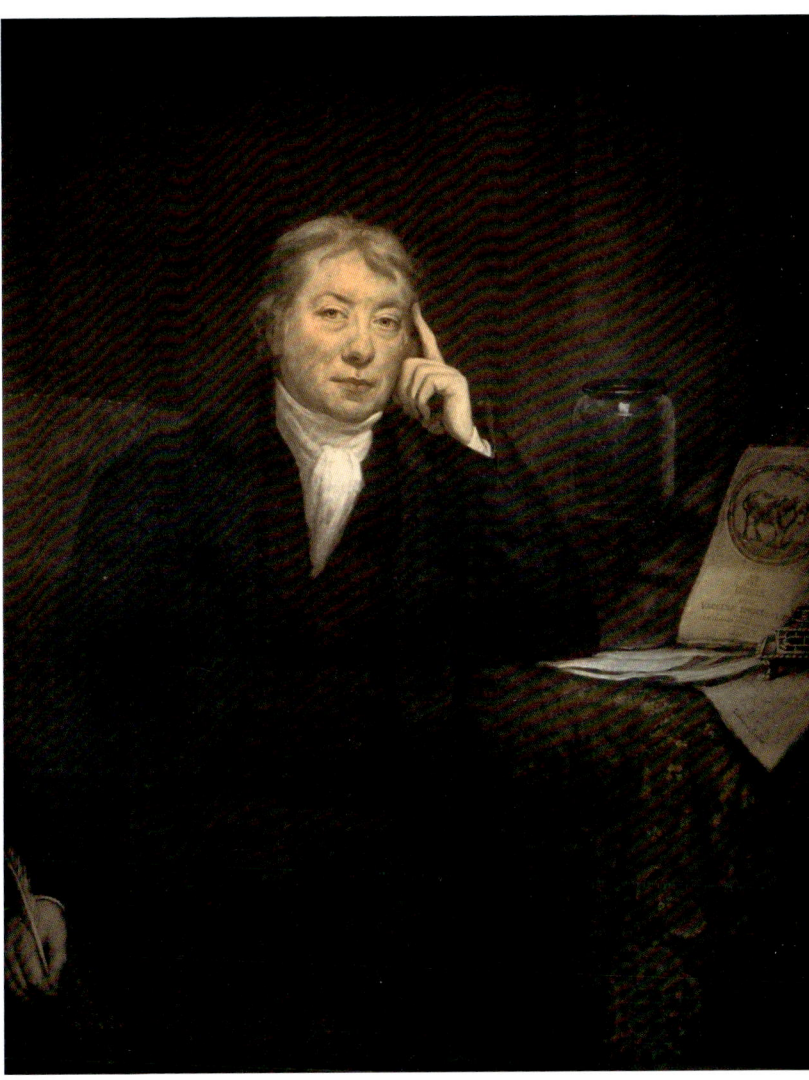

Der englische Arzt Edward Jenner gilt als Erfinder der Schutzimpfung.
Öl auf Leinwand, James Northcote, 1803

abreichte Jenner – wiederum unter Zeugenschaft der gesamten Dorfbevölkerung – dem Jungen zur entscheidenden Gegenprobe Lymphe mit Menschenpocken. Diesmal erkrankte das Kind nicht.

Damit war unsere heutige Pockenschutzimpfung erfunden, auch wenn Jenner zu seiner Zeit ihren Wirkmechanismus noch nicht genau erklären konnte. Jenners großartige

Entdeckung ist aber auch ein klassisches Beispiel dafür, wie sich medizinischer Fortschritt ausbreitet und wodurch er behindert wird. So dauerte es vor allem in seinem Heimatland England sehr lange, bis sich die Impfung allgemein durchsetzte. Der Grund dafür ist einfach. Die Vertreter der stockkonservativen Royal Society konnten es in ihrem Dünkel nicht akzeptieren, dass eine derart wichtige medizinische Entdeckung auf einen unbedeutenden Landarzt ohne jegliche akademische Meriten zurückgehen sollte.

Ganz anders dagegen Frankreich, wo sich gerade ein ehrgeiziger Mann, der bezüglich seiner Herkunft ebenfalls ein gesellschaftlicher Niemand war, daran machte, mit seinen Truppen ganz Europa zu erobern. Bereits 1803 ließ Napoleon Bonaparte sein gesamtes Heer gegen Pocken impfen. Als sich Jenner einige Jahre später in einem Brief an Napoleon wandte, um die Freilassung eines befreundeten britischen Offiziers zu erreichen, der in französische Gefangenschaft geraten war, beschied Napoleon knapp: Jenner solle bekommen, was immer er verlange. Seine Pockenimpfung habe entscheidend dazu beigetragen, dass der französische Feldzug in Europa ein Erfolg wurde.

Edward Jenner hat sich sicherlich nicht als „Anti-Aging-Arzt" verstanden. Anders als bei vielen seiner ärztlichen Zeitgenossen taucht das Thema der Lebensverlängerung in seinen Schriften nicht auf. Wenn wir Anti-Aging jedoch im Wesentlichen als Präventivmedizin verstehen und ihr Ziel darin sehen, eine möglichst große Zahl von Menschen möglichst gesund alt werden zu lassen, so hat der englische Landarzt Jenner wahrscheinlich den wichtigsten Beitrag zur Anti-Aging-Medizin überhaupt geleistet.

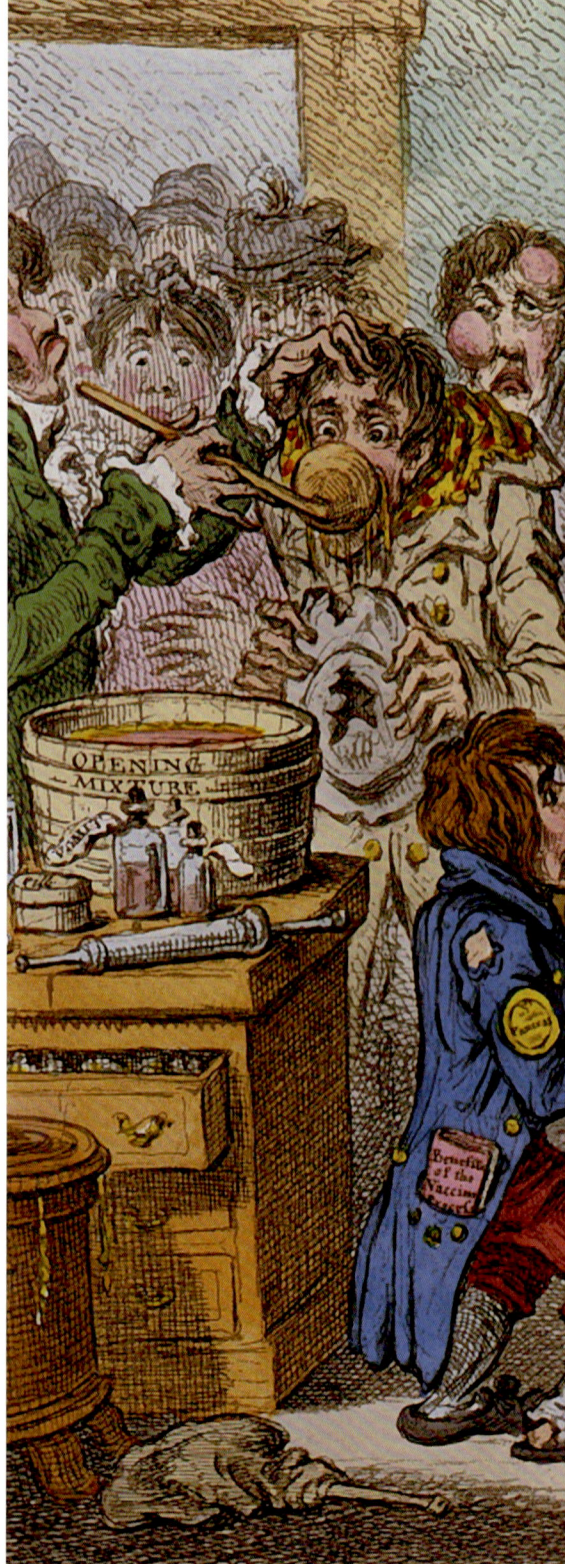

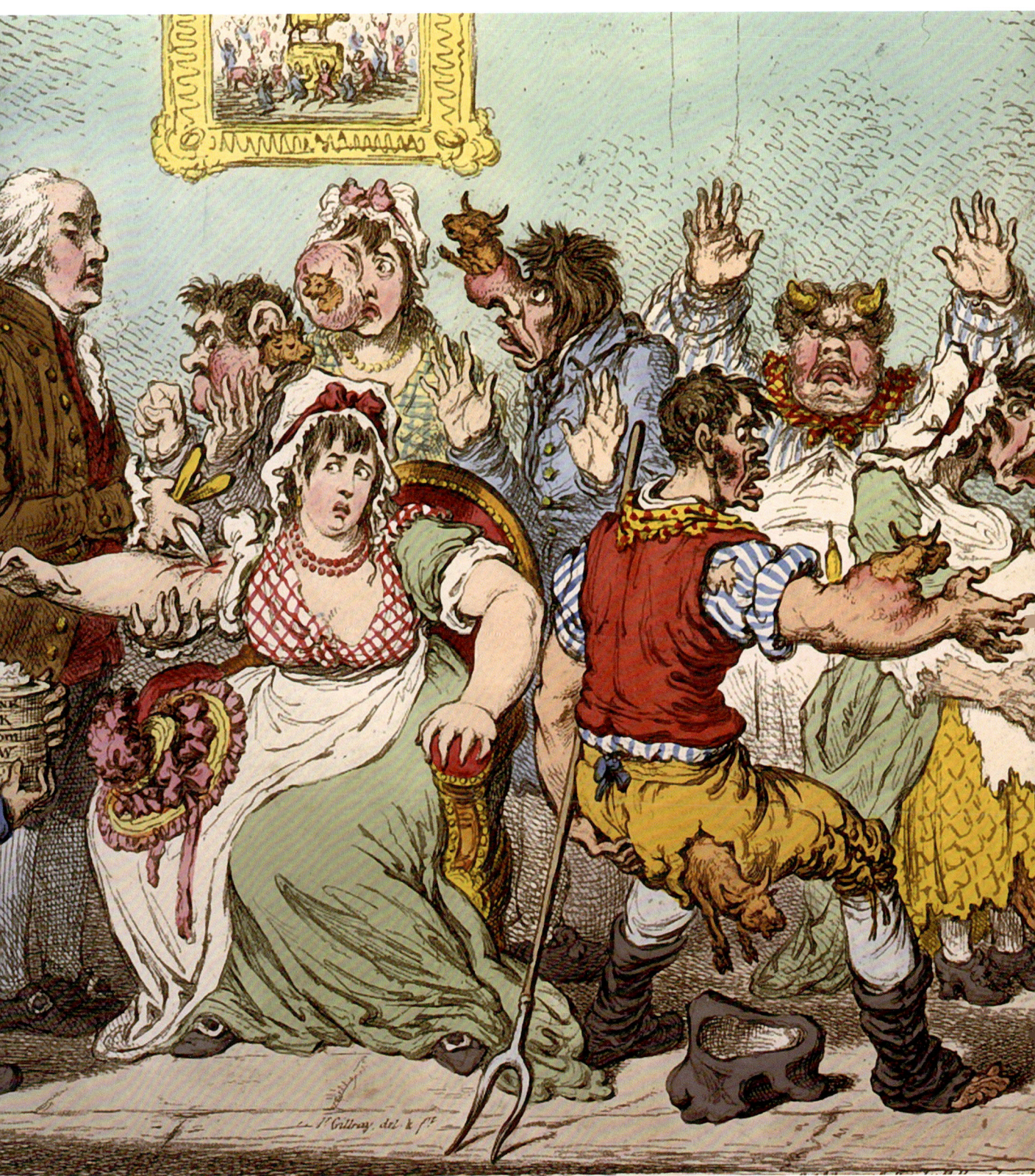

Britische Karikatur auf die Schutzimpfung mit Kuhpocken durch Edward Jenner im „Smallpox and Inoculation Hospital" St. Pancras, London. Kolorierter Stich, James Gillray, veröffentlicht 1802

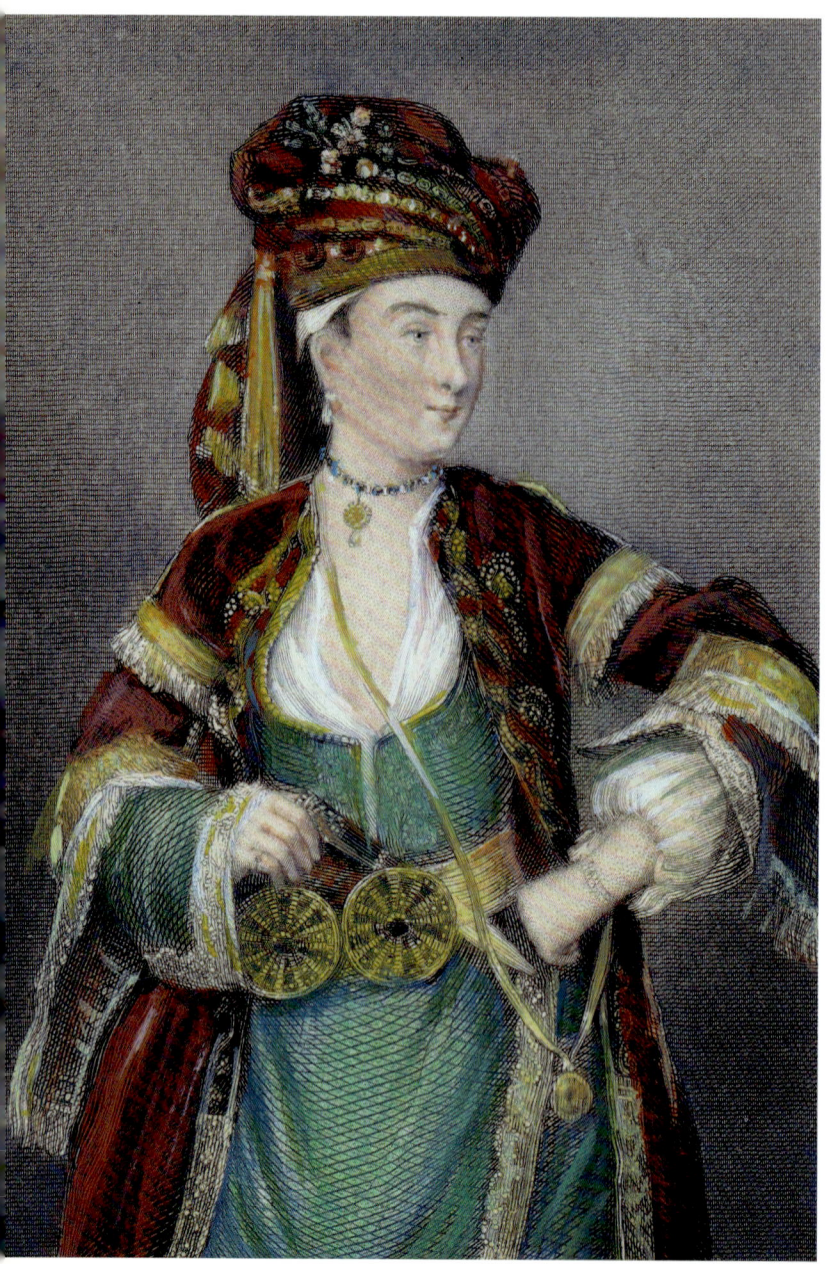

Mary Wortley Montagu in türkischer Kleidung
Stahlstich, England 1836

Pockenparties in Konstantinopel

Wenn man sich ein wenig in die Wissenschaftsgeschichte vertieft, so wird rasch deutlich, dass die meisten europäischen Entdeckungen eigentlich Wiederentdeckungen von Errungenschaften sind, die im asiatischen und arabischen Raum bereits wesentlich früher gemacht wurden. Dies gilt auch für die Impftechnik.

Bereits im Jahr 1717 schrieb Lady Marie Wortley Montague (1689–1762), die Frau des damaligen britischen Botschafters in Konstantinopel, über die sogenannten „Pockenparties" von türkischen Bauersfrauen.

„Ich werde Ihnen etwas erzählen, was Sie mir zunächst nicht glauben werden. Die Pocken, die so tödlich und so weit verbreitet bei uns sind, sind hier völlig harmlos durch die Erfindung der ‚Übertragung', wie sie es hier nennen. Es gibt eine Gruppe von alten Frauen, die es zu ihrem Geschäft gemacht hat, diese Operation im Herbst, vor allem im Monat September, durchzuführen, wenn die große Hitze allmählich nachlässt. Sie machen regelrechte Feiern zu diesem Anlass, bei der die alten Frauen mit einer Nussschale voll von Pockenflüssigkeit kommen und dann fragen, welche Vene sie Dir öffnen sollen. Sie öffnen diese sofort und bringen dann einen kleinen Tropfen von der Pockenflüssigkeit ein, so klein, dass er auf den Kopf einer Stecknadel passt."

Die Beobachtung wurde von europäischen Ärzten aufgegriffen und unter dem Namen „Inokulation" von einigen wagemutigen Pionieren auch in Europa praktiziert. Katharina die Große, die am wissenschaftlichen

Fortschritt ihrer Zeit enormes Interesse zeigte, gehörte zu den Ersten, die sich auf diese Weise gegen Pocken impfen ließen. Da es jedoch im Rahmen der Inokulation immer wieder zu schweren Nebenwirkungen und auch zu Fällen echter Pocken kam, setzte sich die Methode auf Dauer nicht durch. Die harmloseren Kuhpocken, die Jenner verwendete, konnten dagegen keine ernsthafte Erkrankung hervorrufen. Jenner wird daher zurecht als „der Vater der Impfung" gesehen.

Goethe – ein Beispiel für erfolgreiches Altern

Der Dichterfürst aus Weimar gilt auch im 21. Jahrhundert noch immer als der „Olympier" unter den deutschen Dichtern. Neben Franz Beckenbauer und jenem böhmischen Gefreiten, der eigentlich ein Österreicher war, ist er der wahrscheinlich bekannteste Deutsche überhaupt. Dazu trägt nicht nur sein ebenso umfassendes wie beeindruckendes literarisches Werk bei (das, nebenbei bemerkt, heute nur noch in winzigen Teilen gelesen wird). Goethes überragende Stellung in der deutschen Geistesgeschichte ist wohl nicht zuletzt auch durch sein Leben selbst bedingt. Dieses währte nicht nur außerordentlich lang, es wird von Biographen auch immer wieder mit Adjektiven wie „gelungen" oder „vollendet" beschrieben.

Im 18. Jahrhundert ein Alter von 83 Jahren zu erreichen ist an sich schon bemerkenswert. In einem derartig hohen Alter bei vollständiger geistiger Frische aber noch Werke wie den Faust zu vollenden, ist in der Tat eine mehr als herausragende Leistung. Was war Goethes Rezept für das, was man heute neudeutsch als „successful aging" bezeichnet?

Sicherlich war Goethe kein Gesundheitsapostel, wie wir sie heute kennen und wie es sie vereinzelt auch schon zu seiner Zeit gab. Um sich irgendwelchen Diätregimen oder gar einer asketischen Lebensweise zu verschreiben, war Goethe viel zu sehr Genussmensch. Auf gutes Essen und – noch wichtiger – gutes Trinken hätte er niemals verzichtet. Ein großer Sportsmann war Goethe ebenfalls nicht. Gleichwohl gehörte körperliche Bewegung durchaus zu seinem Lebensstil. Seine Liebe zur Natur trieb ihn immer wieder hinaus zu ausgedehnten Wanderungen.

Goethes Phobie

Bekannt ist Goethes ausgeprägte Aversion gegen alles, was mit Krankheit und Tod zu tun hat.

Diese Aversion nahm teilweise Züge an, die uns heute noch befremdlich erscheinen. Den tagelangen qualvollen Todeskampf seiner Frau Christiane im gemeinsamen Haus am Frauenplan verfolgte er distanziert vom Nachbarzimmer aus, ohne auch nur einmal an ihr Sterbebett zu treten. Ihrer Beerdigung blieb er fern. Nicht anders hielt er es beim Tod seines Dichterfreundes Friedrich Schiller und auch bei seinem einzigen Sohn August, den er um zwei Jahre überlebte. Goethes geradezu fröstelnd machende Gefühlskälte gegenüber allem, was mit Sterben und Tod zu tun hat, stand eine umso leidenschaftlichere Passion und Neugier für alles Lebendige gegenüber. Neben seiner Tätigkeit als Schriftsteller war Goethe ja vor allem ein begeisterter Naturforscher, der sich auf vielen wissenschaftlichen Gebieten versuchte. Die Medizin verdankt ihm zum Beispiel die Entdeckung eines bis dahin unbekannten

Ein Platz für Scharlatane

Das 18. Jahrhundert gilt uns heute als das Jahrhundert der Vernunft und der Aufklärung schlechthin. Umso erstaunlicher ist es, dass einige höchst obskure Gestalten in diesem Zeitalter bemerkenswerte Karrieren machten und dabei auch diejenigen tief beeindruckten, die sich zu den Hauptvertretern des neuen kritischen Denkens zählten.

So erregte etwa in Paris um 1715 eine geheimnisvolle Gestalt großes Aufsehen, die sich als „Graf von Saint Germain" ausgab. Niemand wusste Genaueres über den geheimnisvollen Grafen. Aber neben seiner charismatischen Persönlichkeit gab es etwas, das ihn ganz besonders faszinierend machte: Der Graf war nämlich offensichtlich unsterblich. Jedenfalls behauptete er dies und berichtete in den vornehmen Kreisen, in denen er verkehrte, äußerst lebhaft von seinen Begegnungen mit König Karl V. (der von 1519–1556 regiert hatte) sowie mit anderen berühmten und gekrönten Häuptern der Vergangenheit. Die Pariser Gesellschaft war entzückt und lag dem Grafen von Saint Germain zu Füßen. Ludwig XV. und Madame Pompadour zählten ihn zu ihren bevorzugten Gästen bei Hofe. Selbst ein Mann wie Voltaire, der als Repräsentant des aufgeklärt kritischen Denkens schlechthin gilt, zeigte sich beeindruckt. In einem Brief an den befreundeten Preußenkönig Friedrich II. beschreibt er den Grafen als „einen Mann, der nicht stirbt und alles weiß".

Kurz nach 1780 verschwand der Graf von Saint Germain dann jedoch ebenso schnell und unerklärlich von der Bildfläche wie er erschienen war. Einige ketzerische Zeitgenossen behaupteten gar, er sei gestorben. Sein Nachfolger allerdings stand schon bereit. Der italienische Abenteurer Cagliostro, alias Guiseppe Balsamo, (1743–1795) wurde zum neuen Star der Pariser Gesellschaft. Er zeigte sich ähnlich weltläufig wie der Graf von Saint Germain, und natürlich hatte auch er etwas im Gepäck, das ihm größte Aufmerksamkeit sicherte: ein Elixier der Unsterblichkeit. Erneut war die Pariser Gesellschaft hingerissen. Und wieder zeigten sich auch die Intellektuellen begeistert. Wenn den Menschen die Erfüllung ihrer geheimsten Wünsche versprochen wird, scheint auch der kritischste Verstand auszusetzen. Und auf der Wunschliste ganz oben steht offensichtlich immer wieder die Unsterblichkeit.

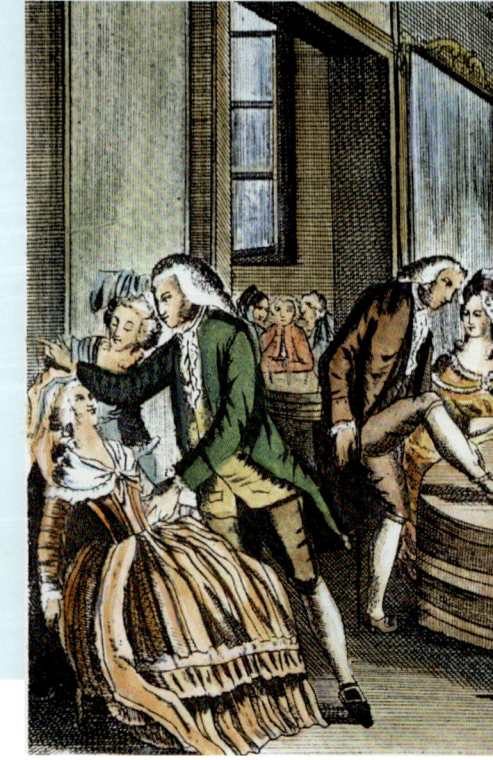

Ein Wiener Arzt magnetisiert seine Zeitgenossen

Es waren nicht nur Hochstapler mit obskurem Hintergrund, die ihre Mitmenschen mit Taschenspielertricks und wissenschaftlich verbrämtem Hokuspokus beeindruckten. In der Reihe der Scharlatane fanden sich durchaus auch berühmte Ärzte ihrer Zeit. Einer der schillerndsten war Franz Anton Messmer (1734–1815), den es frisch promoviert in die österreichische Metropole Wien gezogen hatte. Messmer sah als Grund für unterschiedlichste Erkrankungen einen alle Materie durchdringenden ätherischen Stoff, den er „magnetisches Fluidum" nannte. Krankheiten heilte er durch eigens von ihm konstruierte Magneten, deren Wirksamkeit er dem staunenden Publikum zuvor mit Eisenfeilspänen demonstriert hatte. In Messmers Wiener Praxis versammelten sich bald schon die angesehensten Bürger der Stadt, um sich von dem fliederfarben gekleideten, magneteschwingenden Wunderdoktor kurieren zu lassen. Gerne stieg man zu diesem Zweck auch gemeinsam in „magnetische Bäder", um sich einer Kollektivkur zu unterziehen. Schließlich wähnte sich Messmer selbst im Besitz magnetischer Kräfte und heilte seine Patienten ganz ohne Hilfsmittel nur noch durch Handauflegen. Sogar in eine Mozartoper schaffte es der charismatische Wunderheiler. In „Cosi fan tutte" lässt Mozart ironisch überzeichnet einen Arzt auftreten, der zwar nicht den Namen, jedoch deutlich erkennbar die Züge Messmers trägt. Am Ende fiel der Magnetiseur dann doch einer der üblichen Intrigen der österrei-

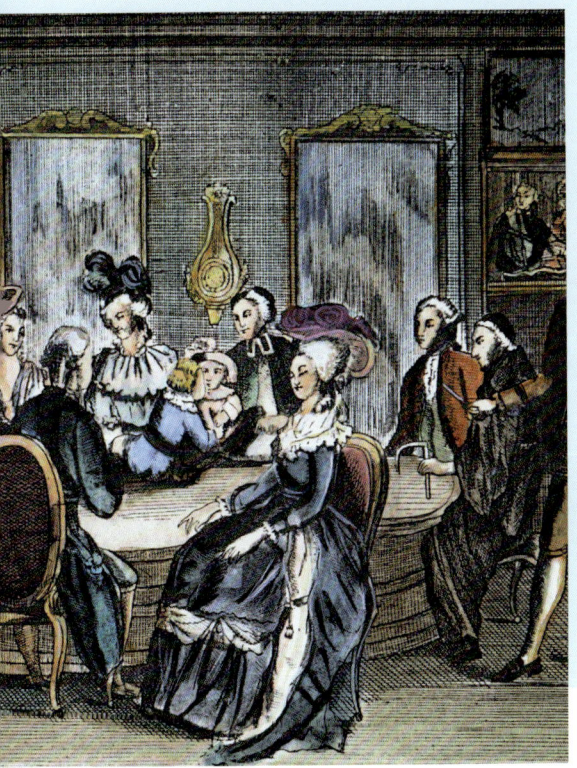

chischen Hauptstadt zum Opfer und wurde als „lästiger Ausländer" vertrieben. Sein „tierischer Magnetismus" hatte sich dann auch schon bald überlebt. Die nicht minder abenteuerlichen Vorstellungen seines Zeitgenossen Samuel Hahnemann (1755–1843), wonach man Substanzen in Flüssigkeiten so weit verdünnen könne, dass sich zum Schluss zwar kein einziges Molekül des Ursprungsstoffes mehr in der Lösung befindet, gleichwohl aber deren „Geist" darin noch weiter wirkt, finden allerdings auch noch heute Anhänger. Man nennt diese Lehre Homöopathie.

Franz Mesmer demonstriert seine Lehre vom animalischen Magnetismus, auch Mesmerismus genannt. Stich eines unbekannten Künstlers, 1780

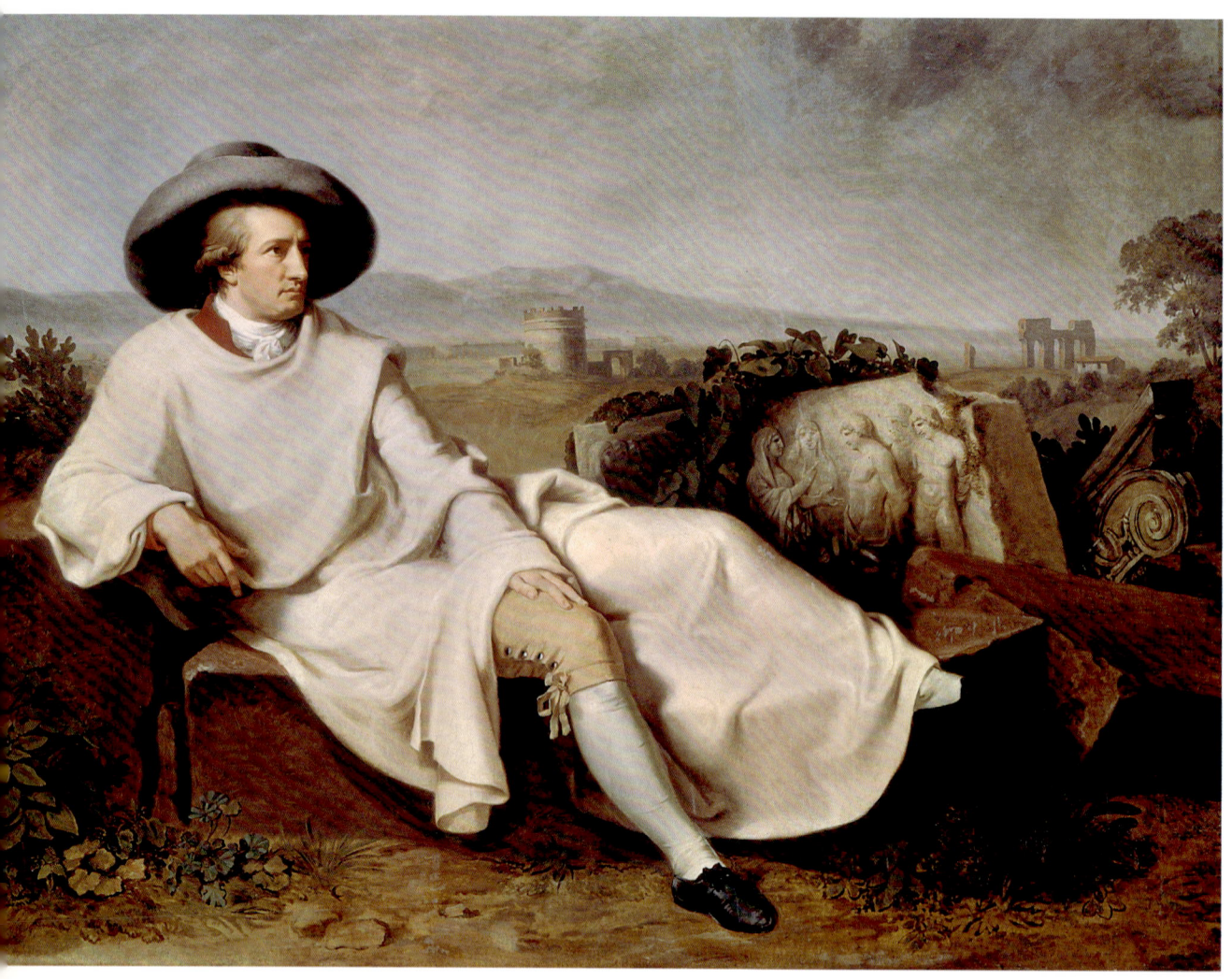

Goethes Leben gilt als ein Beispiel für „erfolgreiches Altern".
„Goethe in der Campagna", Öl auf Leinwand,
Johann Heinrich Wilhelm Tischbein, 1786/87

Knochens, des Zwischenkieferbeins (Os inzisivum), auch bekannt als Goethebein. Als sein Hauptwerk betrachtete Goethe nicht den Faust, sondern seine Beiträge zur Farbenlehre. Es ist häufig darüber spekuliert worden, ob Goethes Werk nicht noch großartiger geworden wäre, wenn er sich ganz auf die Literatur konzentriert hätte, anstatt in allen möglichen naturwissenschaftlichen Gebieten herumzudilettieren. Die Frage ist wahrscheinlich falsch gestellt. Auch wenn im Nachhinein klar ist, dass Goethe sich in den meisten naturwissenschaftlichen Streitfragen seiner Zeit auf die falsche Seite geschlagen hat, so ist seine Leidenschaft für die Naturwissenschaften doch Ausdruck seiner umfassenden und nie versiegenden Neugier auf das Leben insgesamt. Diese unstillbare Neugier ist nicht nur in viele seiner literarischen Werke eingeflossen (man denke etwa an den zweiten Teil der Fausttragödie), sie ist sicherlich auch das Geheimnis jener geistigen Frische, die Goethe sich bis ins hohe Alter bewahrt hat. Alzheimerforscher sehen heute als eine der wichtigsten Maßnahmen zum Erhalt der Leistungsfähigkeit des Gehirns seinen Gebrauch an. Genau wie ein Muskel, so bildet auch das Gehirn sich zurück, wenn es nicht gefordert wird. Die Amerikaner bringen dies auf die knappe Formel: „Use it or lose it". Zum Erhalt seiner Funktion propagiert die moderne Pädagogik heute das Konzept des „lebenslangen Lernens". Goethe hat das bereits im 18. Jahrhundert praktiziert. Dabei war der Dichterfürst, wie bereits erwähnt, alles andere als ein reiner Kopfmensch. Auch seinen Bauch, der im Alter mehr als ansatzweise vorhanden war, wusste er zu verwöhnen. Nicht nur mit exquisiten Speisen, von denen in den Tagebüchern häufig die Rede ist, sondern vor allem auch mit gutem Wein.

Wein ...

Dass Goethe ein passionierter Weintrinker war, ist allgemein bekannt. Er selbst ist immer wieder darauf zu sprechen gekommen. Die wundervolle Sentenz „Das Leben ist zu kurz, um schlechten Wein zu trinken" stammt aus seiner Feder. Dass er dieses Motto durchaus in die Praxis umsetzte, zeigen die Haushaltsbücher Goethes, die vollständig erhalten sind und einen guten Einblick in seine Lebensverhältnisse geben. Für das Jahr 1829 findet sich in diesen Aufzeichnungen unter dem Stichwort „Weinerwerb" ein Betrag, der 20 Prozent der Gesamtausgaben des Goethe'schen Haushaltes ausmacht. Wohl gemerkt: Goethe war zur damaligen Zeit alles andere als ein Hungerleider. Nach Herzog Carl August galt

er als der reichste Mann in Weimar. Moderater Weinkonsum wird heute allgemein als wirksame Anti-Aging-Maßnahme gesehen. Goethes Tagesration überstieg allerdings deutlich die heute empfohlenen Dosierungen. Ein bis zwei Flaschen seines geliebten Rheinweins schaffte der Großschriftsteller locker pro Tag. Geschadet hat es ihm offensichtlich nicht. Und so schrieb denn auch Georg Brand über den angeblich viel

Goethe trank ein bis zwei Flaschen Wein pro Tag.

zu hohen Alkoholkonsum des Mannes, der schon zu Lebzeiten ein Klassiker war: „Goethe trank täglich mehr als zwei Liter Wein und wurde über 80 Jahre alt. Und niemand sage, mit nur einem Liter Wein hätte er zweimal so viel geschrieben und wäre doppelt so alt geworden."

... Weib ...

Neben dem Thema „Goethe und der Wein" muss sicherlich noch ein weiterer Bereich angesprochen werden, wenn es um das „successful aging" des Dichterfürsten geht: Goethe und die Frauen. Liebeleien, Amouren, größere und kleinere Affären begleiten den gesamten Lebensweg Goethes. Viele seiner Geliebten tauchen in mehr oder weniger verschlüsselter Form in seinen literarischen Werken auf. Von größter Bedeutung war sicherlich die Affäre mit der ebenso geistvollen wie kultivierten Frau von Stein. Diese hatte Goethe bei seiner Ankunft in Weimar unter ihre Fittiche genommen und dem etwas verlotterten und grobianischen Junggenie den entsprechenden Schliff verliehen. Die Frage „Haben die beiden oder haben sie nicht?" beschäftigt die Literaturwissenschaft bis heute. Geheiratet haben sie jedenfalls nicht. Da bevorzugte Goethe schließlich das intellektuell eher unbedarfte Blumenmädchen Christiane Vulpius. Dass diese niemals auch nur ein Buch von ihm las, scheint den Dichterfürsten wenig gestört zu haben. Auf anderem Gebiet hatte sie offensichtlich Qualitäten. Jedenfalls sprach Goethe von ihr zumeist liebevoll als seinem „Bettschatz". Frau von Stein und ein großer

Die Fähigkeit, Lebenskrisen produktiv zu nutzen, zeichnete Goethe aus.

Teil der Weimarer Gesellschaft zeigten sich nachhaltig verstimmt.

Im hohen Alter, Christiane Vulpius war längst verstorben, verfiel Goethe dann noch einmal auf die ultimative Anti-Aging-Strategie alternder Männer. Er versuchte, sich ein ganz junges Mädchen zu angeln. Im Kurort Marienbad war ihm die lebenslustige Ulrike von Levetzow aufgefallen. In aller Form, in Anwesenheit ihrer Mutter und mit Unterstützung des alten Freundes Herzog Carl August, machte der Dichterfürst dem jungen Mädchen einen Heiratsantrag. Goethe stand damals einen Tag vor seinem 74. Geburtstag; Ulrike von Levetzow zählte süße 19. Aus unerfindlichen Gründen gab der Teenager dem Meister allerdings einen Korb. Goethe war tief erschüttert. Das hatte er nicht erwartet. Noch auf der Fahrt zurück nach Weimar schrieb er in der Kutsche die „Marienbader Elegie". Goethes Abschied von seiner letzten Geliebten gehört sicherlich zum Ergreifendsten, was er jemals geschrieben hat.

... und Gesang

Das lange vorherrschende Bild von Goethe als dem „Götterliebling", dem das ganze Leben ein einziges Gelingen ist, wurde gerade in den letzten Jahren von einigen Forschern nachhaltig in Frage gestellt. Vor allem Goethes letzte, unglückliche Liebe zu der 54 Jahre jüngeren Ulrike von Levetzow diente dabei als Hauptargument.

Es zeigt sich aber gerade hier, was das „successful aging" Goethes ausmacht. Massive Krisen waren selbstverständlich auch bei ihm ein ständiger Begleiter. Was Goethe jedoch auszeichnet, ist die Fähigkeit, diese Krisen nicht nur zu überstehen, sondern sie produktiv zu nutzen – indem er sie in Kunst verwandelte. Was im Leben misslingt, gelingt im Gedicht. Goethe selbst wusste sehr gut um diese, seine außergewöhnliche Fähigkeit. Nicht ohne Grund stellt er der Marienbader Elegie ein Motto voran, das er bereits zuvor im Torquato Tasso verwendet hatte:

„Und wenn der Mensch
in seiner Qual verstummt,
gab mir ein Gott zu sagen, was ich leide."

So war Goethe eben doch ein Götterliebling – selbst im Schmerz und im Liebeskummer.

Ein Dichter für Dichter

Im weiteren Sinne gehört zum „successful aging" eines Schriftstellers natürlich auch dessen Nachruhm. Goethe gelang es dabei, nicht nur von nachfolgenden Generationen gelesen zu werden, sondern über die Jahrhunderte hinweg auch durch sein Leben und seine Persönlichkeit immer wieder andere große Schriftsteller zu inspirieren. Thomas Mann, der sich selbst für eine Art Goethe des 20. Jahrhunderts hielt, machte ihn zum Thema seines Romans „Lotte in Weimar". Ein schöner Kunstgriff des Werkes: Goethe ist darin permanent präsent – obwohl er erst ganz zum Schluss auch persönlich auftritt. Dass seine ehemalige Jugendliebe Lotte dann ziemlich enttäuscht ist, weil aus dem ehemals leidenschaftlichen Stürmer und Dränger ein reichlich pompöser Langweiler geworden ist – nun ja, auch das ist ein Beitrag zum Thema Altern.

Im Frühjahr 2008 erschien dann von Martin Walser – der sich zwar offiziell nicht mit Goethe vergleicht, diesem aber zumindest rein äußerlich immer ähnlicher wird – der Roman „Ein liebender Mann". Walsers Alterswerk widmet sich der unglücklichen letzten Liebe seines großen Vorgängers. Und was der inzwischen ebenfalls über 80-jährige Romancier vom Bodensee über die „amour fou" des 73-jährigen Goethe zu seiner 19-jährigen Freundin schreibt, zählen viele Kritiker – zumindest im ersten Teil – zum Besten unter den zahlreichen Werken Walsers. Als Schriftsteller nicht nur zum Nationalautor der Deutschen zu werden, sondern auch noch in den Werken anderer Schriftsteller weiterzuleben – schöner kann man sich den Nachruhm eigentlich kaum vorstellen.

In Marienbad holte sich der knapp 74-jährige Goethe einen Korb von der 19-jährigen Ulrike von Levetzow. Kreuzbrunnen, Kolonnade und Empirepavillon; undatiertes Photochrom, 1890–1900

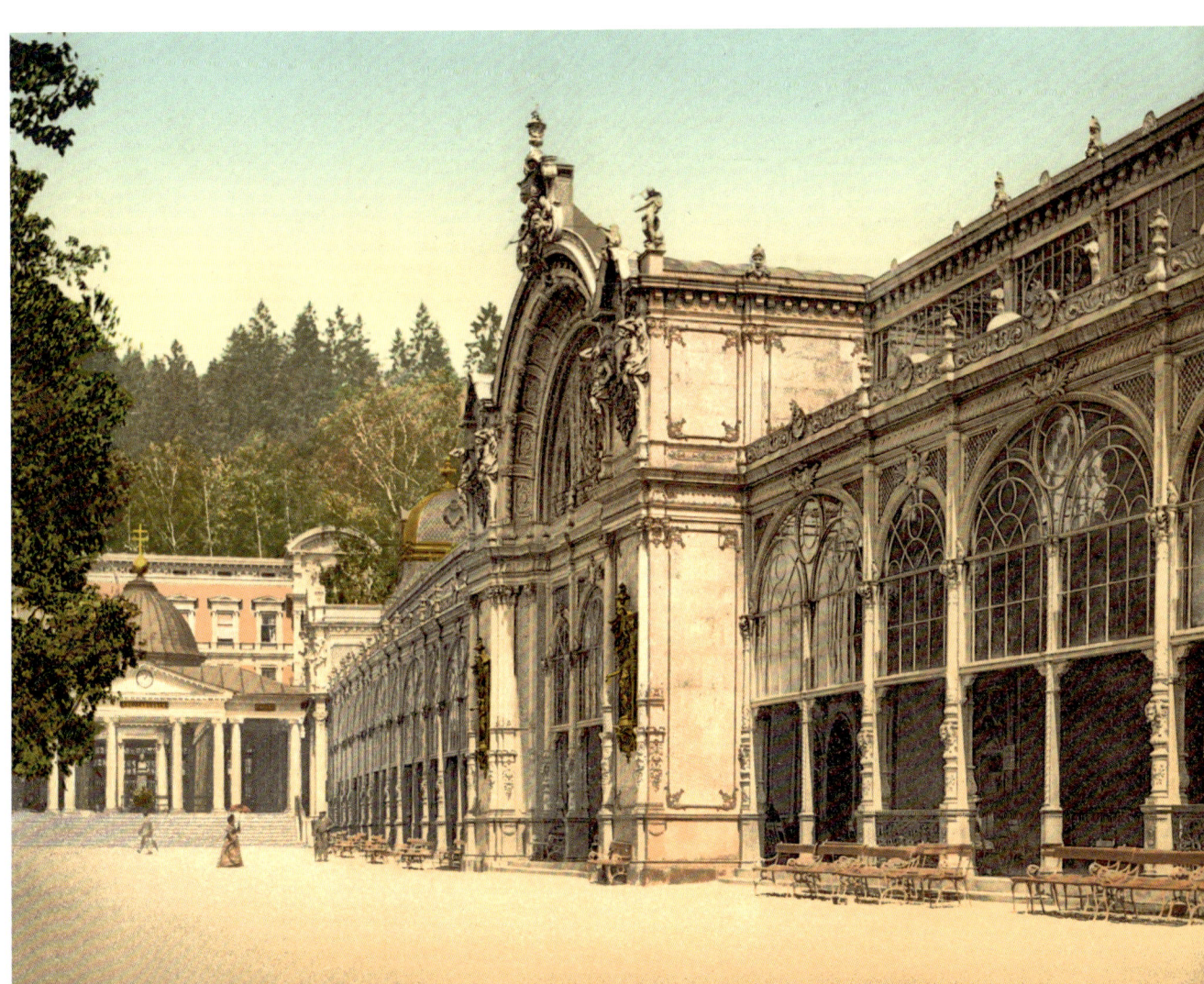

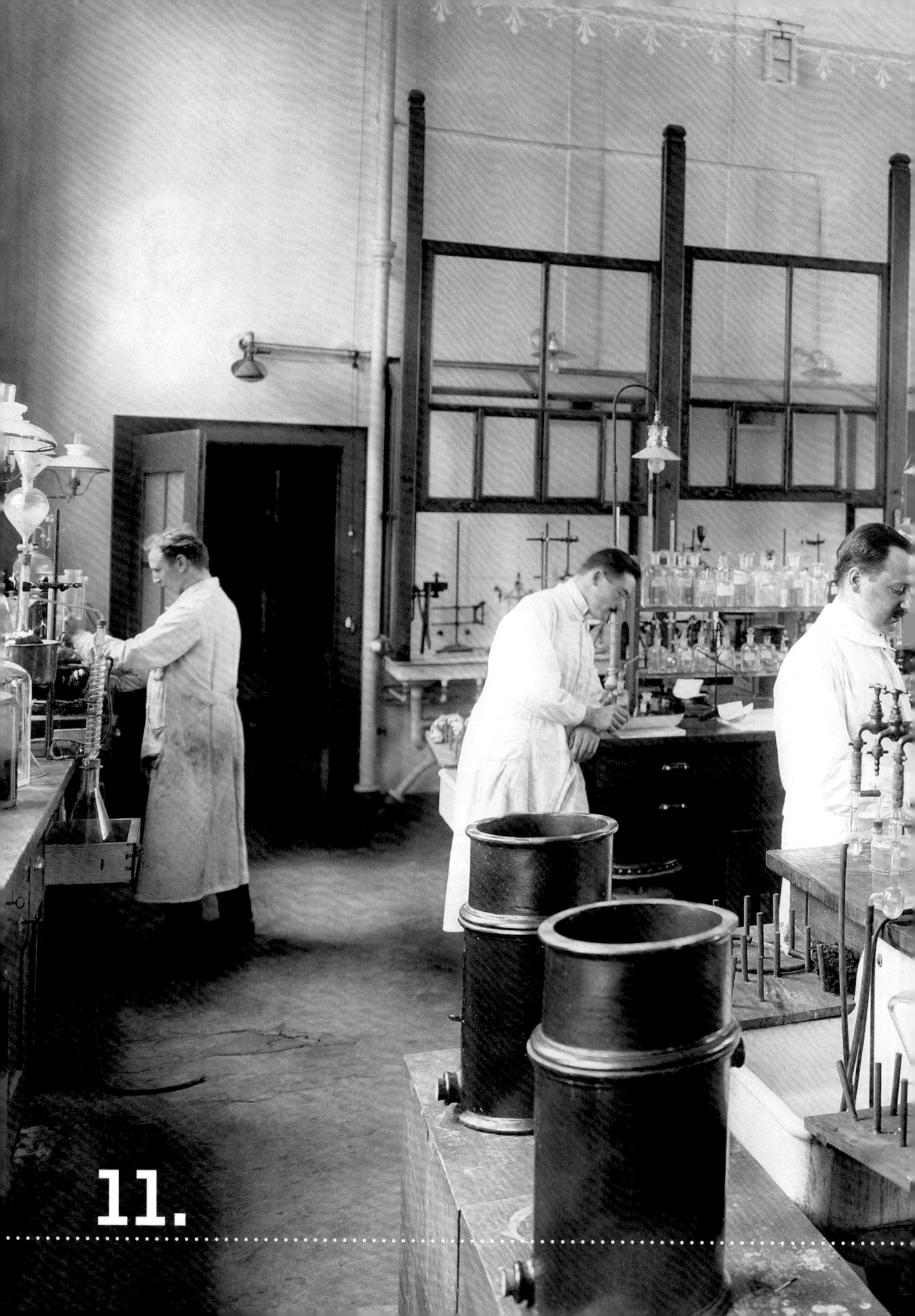

11.

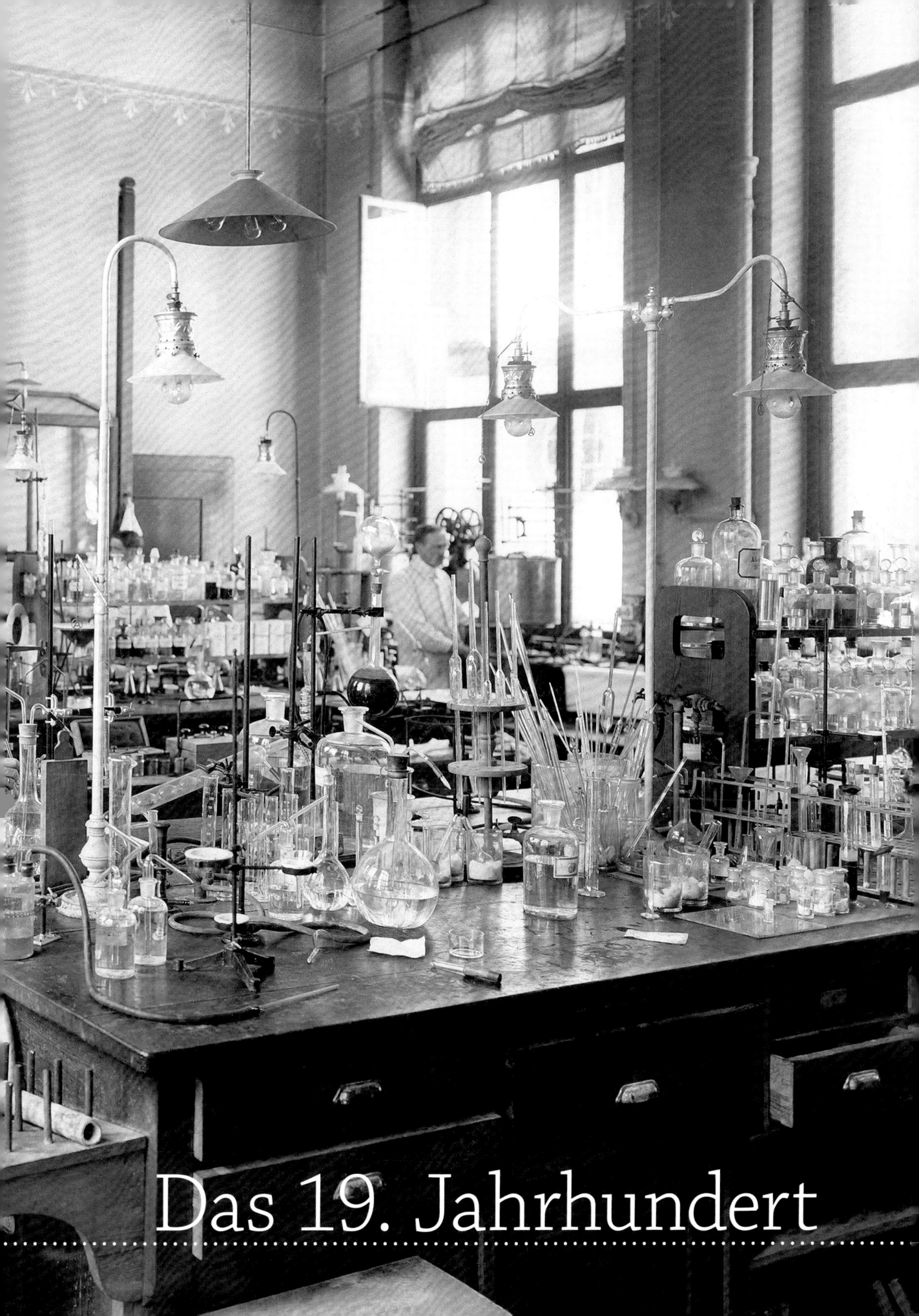

Das 19. Jahrhundert

XI

Das 19. Jahrhundert

EIN NEUROLOGE INJIZIERT SICH HUNDEHODEN-EXTRAKTE UND EIN IMMUNOLOGE FINDET DIE EWIGE JUGEND IN DER SAUERMILCH

Das Gesundheitswesen, so wie wir es heute kennen und betreiben, ist in der zweiten Hälfte des 19. Jahrhunderts entstanden. Es entwickelt sich parallel zur Industrialisierung der Gesellschaft. Noch bis etwa 1850 dominieren im Wesentlichen philosophische Vorstellungen die Medizin – zuletzt die Ideenwelt der Romantik. Danach etablieren sich dann endgültig die modernen Naturwissenschaften als Grundlage ärztlicher Tätigkeit.

Eine der wichtigsten Entdeckungen ist es, Bakterien als Ursache der weit verbreiteten Infektionskrankheiten zu erkennen. Damit eröffnet sich das neue Zeitalter der Mikrobiologie. Beispielhaft hierfür stehen die Arbeiten Robert Kochs, der als Erster den Erreger der Tuberkulose beschreibt. In Frankreich entdeckt Louis Pasteur, dass die biologischen Vorgänge der Fäulnis und der Gärung ebenfalls durch Mikroorganismen ausgelöst werden. Gleichzeitig erfindet er mit dem kurzfristigen Erhitzen von Lebensmitteln (Pasteurisieren) eine Methode, diese dauerhaft haltbar zu machen.
In Berlin entwickelt Rudolph Virchow ein Konzept, demzufolge die meisten organischen Erkrankungen durch Veränderungen auf der Ebene der einzelnen Zelle entstehen. Diese „Zellularpathologie" stellt bis heute die Grundlage der histologischen (feingeweblichen) Begutachtung dar. Die Erfindung der Anästhesie und die Einfüh-

Robert Koch, der Entdecker des Tuberkelbazillus
Fotografie, um 1905

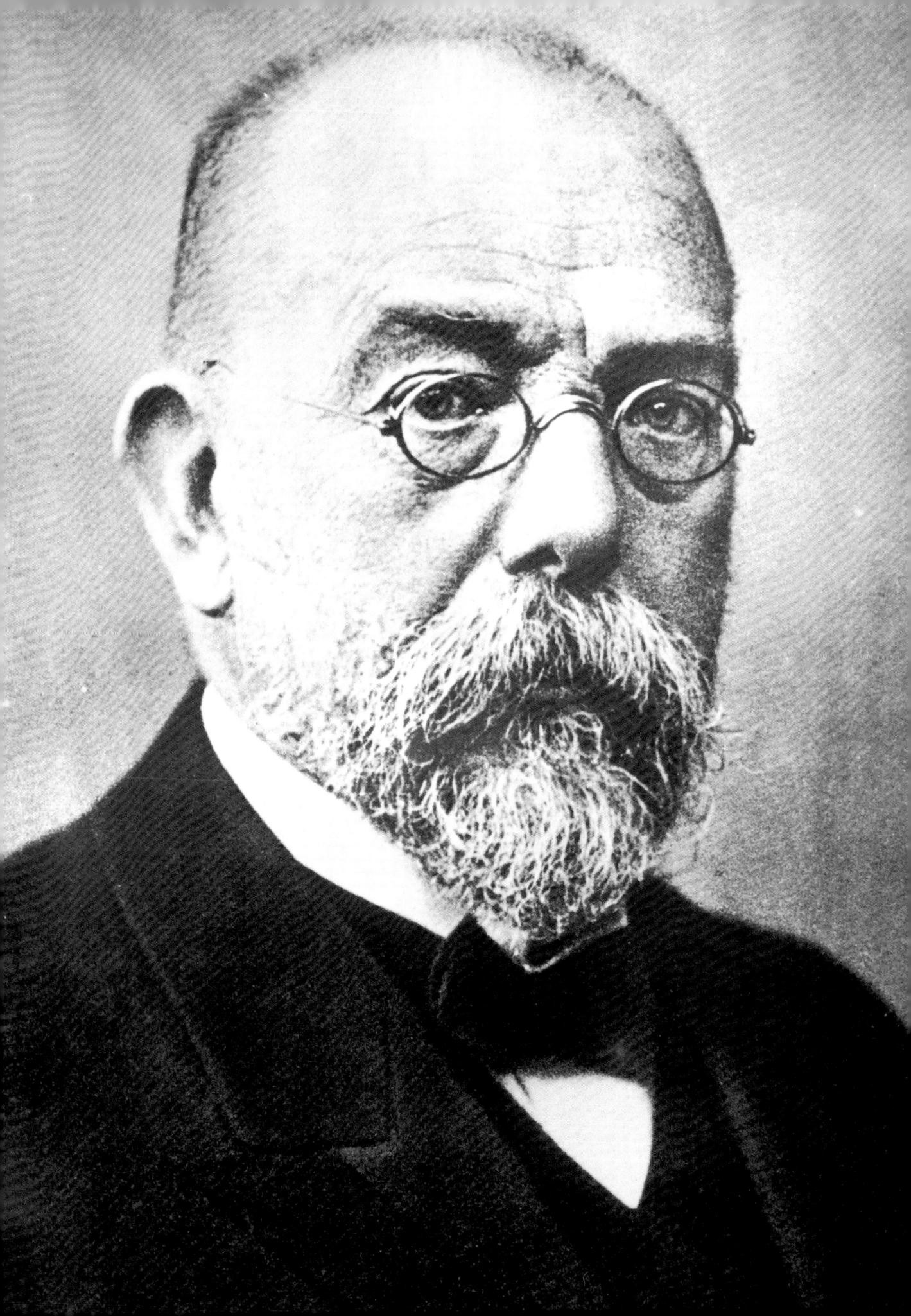

rung der Asepsis in den Operationssaal ermöglichen den einzigartigen Aufschwung der Chirurgie. Durch seine Beobachtung, dass für die Verbreitung des gefürchteten Kindbettfiebers vor allem die mangelnde Hygiene der untersuchenden Ärzte verantwortlich ist, wird Ignaz Semmelweis zum „Retter der Mütter". Die explosionsartige Zunahme medizinischen Wissens macht rasch eine Spezialisierung notwendig und bringt jene Unterteilung in Fachbereiche und Subdisziplinen hervor, die noch heute den westlichen Medizinbetrieb bestimmt. Für die Anti-Aging-Medizin sind es vor allem zwei Entwicklungen, die sich befruchtend auswirken. Da sind zum einen

Im 19. Jahrhundert entstanden die medizinischen Subdisziplinen, wie wir sie kennen.

die Molekularbiologie sowie die sich aus ihr entwickelnde Immunologie. Diese Entwicklung ist eng mit dem Namen Ilya Mechnikov verbunden. Wir werden am Ende dieses Kapitels ausführlich auf ihn zu sprechen kommen. Zunächst aber wenden wir uns einem Bereich zu, der von Anfang an auf das Engste mit der Anti-Aging-Medizin verbunden war und sie bis heute wesentlich prägt: die Endokrinologie – die Lehre von den Hormonen.

Die Geburtsstunde der Endokrinologie

Für viele Felder der Medizin ist es schwer festzustellen, wann sie eigentlich entstanden sind. Sie entwickeln sich langsam über Jahre und Jahrzehnte und treten erst allmählich in das allgemeine Bewusstsein. Nicht so die Endokrinologie. Ihr Beginn lässt sich auf Tag und Stunde genau festlegen: Es ist der Nachmittag des 1. Juni 1889.

An diesem warmen Sommertag tritt in Paris Professor Charles Edouard Brown-Sequard an das Pult des Hörsaals der Ecole practique. Brown-Sequard war englischer Abstammung, gelernter Neurologe und galt auf diesem Feld als internationale Kapazität. Er hatte unter anderem das Kreuzen der Nervenbahnen beim Abstieg in den Rückenmarkskanal beschrieben. Dadurch ließen sich eine Reihe von neurologischen Erkrankungen und Ausfallserscheinungen erstmals sinnvoll erklären. Eine besondere Form der Lähmung (die Brown-Sequardsche Halbseitenlähmung) ist heute noch mit seinem Namen verbunden.

Auf seine alten Tage – Brown-Sequard war zum Zeitpunkt der Vorlesung bereits 72 – hatte der renommierte Neurologe jedoch die Altersforschung als ein neues Interessengebiet für sich entdeckt. Und er glaubte, das Geheimnis des Alterns in einer sehr spezifischen Körperregion gefunden zu haben: in den Geschlechtsorganen.

Der Titel seiner Vorlesung lautete: „Einige Effekte, die beim Menschen durch die subkutane Injektion wässriger Extrakte von Meerschweinchen- und Hundehoden hervorgerufen werden".

Bereits mit seinen ersten einleitenden Worten macht Brown-Sequard klar, um was es ihm mit diesem etwas umständlichen Titel eigentlich geht und welche Bedeutung er seiner Vorlesung beimisst:

„Ehrenwerte Mitglieder! Ich nehme an, der Titel meines Vortrages erstaunt Sie oder ruft sogar bei dem einen oder anderen Heiterkeit hervor. Aber ich werde Ihnen heute eine Entdeckung von einiger Folgenschwere vorstellen. Eine Entdeckung, die größere Bedeutung hat als alles, was ich bisher hervorgebracht habe. Ich beziehe mich auf nicht weniger als auf das Problem des menschlichen Alterns."

Damit waren die Erwartungen bereits einigermaßen hochgeschraubt. Sie wurden nicht enttäuscht. Zunächst einmal legt Brown-Sequard seine Beobachtungen dar, wonach kastrierte Tiere und Menschen nicht nur ihr sexuelles Verlangen verlieren, sondern auch sehr spezifische körperliche Veränderungen aufweisen. In erster Linie betrifft dies den Abbau von Muskelmasse. Diese Beobachtung hatte Brown-Sequard dazu geführt, einige Versuche an Hunden und Meerschweinchen zu unternehmen, bei denen er seinen Versuchstieren Hoden bzw. Hodengewebe transplantierte.
Die Versuche zeigten zwar einige positive Effekte, waren allerdings nicht vollständig überzeugend. Brown-Sequards Überlegungen gingen jedoch bereits in eine andere Richtung

„Ursprünglich dachten wir, dass Drüsen ihre Flüssigkeiten nur an die Oberfläche des Körpers entleeren, wie Speichel oder Schweiß. Oder sie aber in Körperhöhlen absondern wie die Verdauungssäfte. Jetzt wissen wir, dass sie Substanzen auch direkt in das Blut abgeben können [...] Ich nehme an, dass jede Drüse an dieser inneren Sekretion beteiligt ist und dabei hilft, unsere Gesundheit zu erhalten. Aber es gibt gewisse Drüsen, meine Herren, die in dieser Beziehung wichtiger sind als alle anderen."

Wir ahnen bereits, auf welche Drüsen Brown-Sequard hinaus will: auf die Hoden. Und wenn seine Annahme richtig ist, dass es nicht das Gewebe selbst ist, welches die entscheidende Wirkung entfaltet, sondern

bestimmte von diesem Gewebe in das Blut abgegebene Substanzen, dann muss es auch eine andere Möglichkeit zur Therapie geben. Nicht aufwendige Transplantationen stellen dann die Lösung des Problems dar, sondern die isolierte Verabreichung des Extraktes dieser Drüsen. Genau diesen Weg beschritt Brown-Sequard.

„Ich präparierte ein wässriges Extrakt aus dem Hoden eines zwei Jahre alten Hundes und eines Meerschweinchens. Die Flüssigkeit mischte ich mit Sperma und Blut aus den Hodenvenen und verdünnte das ganze drei- bis viermal mit destilliertem Wasser. Das Resultat war ein wolkig roter Liquor."

Ein Selbstversuch und seine Folgen

Jetzt stellte sich nur noch die Frage, wem man ein solch abenteuerliches Gebräu verabreichen sollte. Auch darauf hat Brown-Sequard eine Antwort bereit:

„Am 15. Mai begann ich, mir täglich einen Milliliter der Flüssigkeit unter die Haut meines linken Armes oder Beines zu injizieren. Eine zusätzliche Filtration des Extraktes klärte ihn auf und half, die Entzündungen und wunden Stellen an den Injektionsstellen zu reduzieren."

Ein heroischer Selbstversuch, fürwahr. Aber einer, der sich lohnte. Es folgt Brown-Sequards Beschreibung der erzielten Effekte:

„Nach nur acht Injektionen fühlte ich mich viel besser, eher wie mein früheres Ich oder wie ein Mann von nur der Hälfte meiner Jahre. Ich gewann meine Kräfte zurück

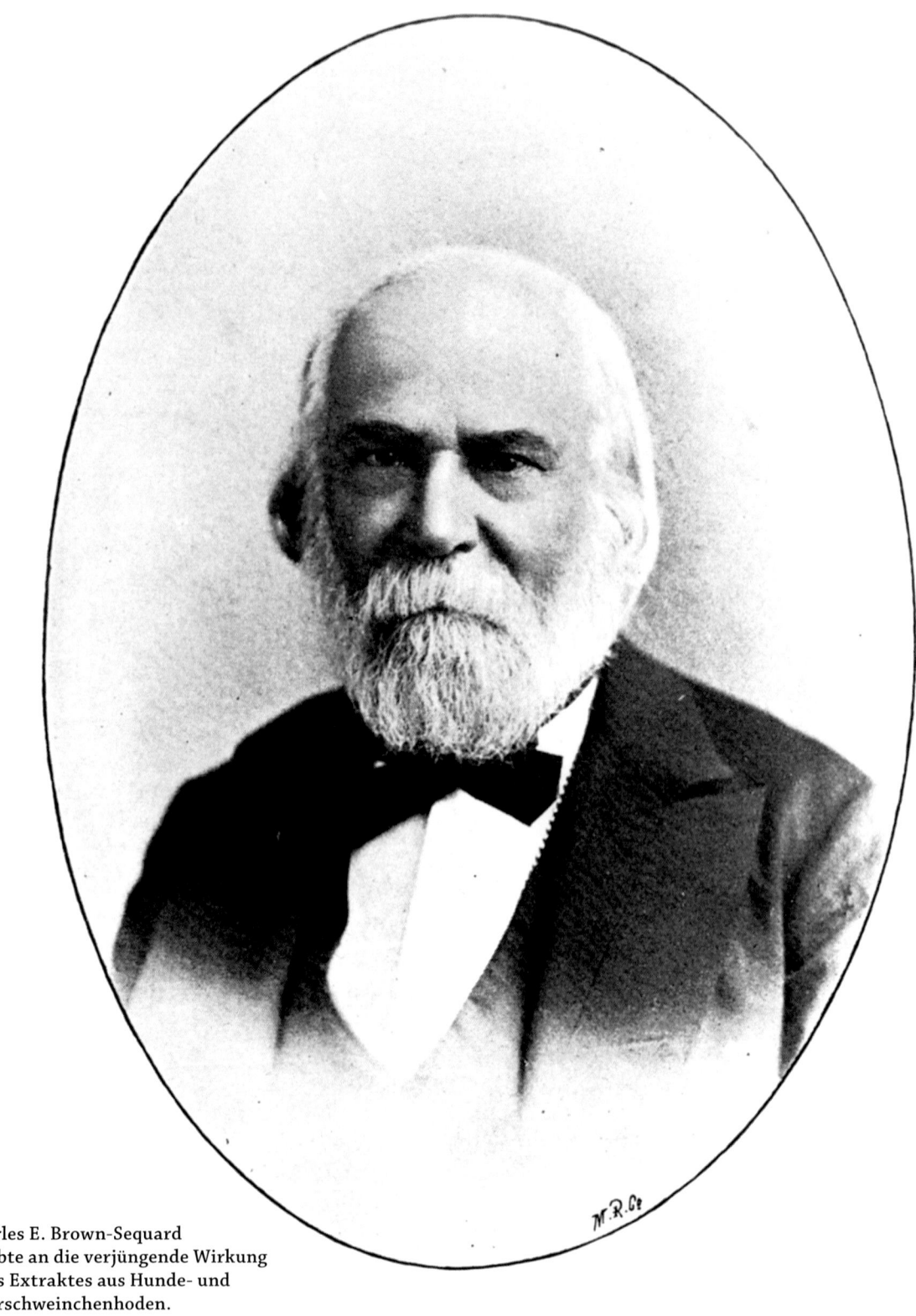

Charles E. Brown-Sequard
glaubte an die verjüngende Wirkung
eines Extraktes aus Hunde- und
Meerschweinchenhoden.

und konnte kontinuierlich Experimente für mehrere Stunden durchführen ohne zwischendurch sitzen oder sogar ausruhen zu müssen. Einige Jahre lang war ich unfähig, abends noch ernsthafte geistige Arbeit zu verrichten. Aber am 23. Mai, nach dreieinhalb Stunden kontinuierlicher Laborarbeit, fühlte ich mich so frisch und voller Energie, dass ich nach dem Abendessen noch für zwei Stunden an einer schwierigen Publikation arbeiten konnte. Sie können sich vorstellen, wie das Wiederkehren meiner alten Energie meinen Geist belebte. Der Benefit war aber nicht nur mental. Ich hatte die Fähigkeit verloren, viel Wasser in meiner Blase zu sammeln und der Urinstrahl selbst war nur noch wenig kräftig. Wenn ich ihn jetzt, nach den Injektionen, nachmaß, fand ich heraus, dass seine Länge um ein Drittel angestiegen war. Verstopfung war ebenfalls ein Übel. Die Muskeln des Darmes ebenso wie die der Blase werden von Nerven aus dem Rückenmark kontrolliert. Und so wie die nervöse Aktivität abnimmt, so ist es auch mit der Kraft dieser Muskeln. Nach einigen Tagen der Behandlung allerdings nahm die Aktivität und die Kraft meiner Darmaktionen deutlich zu und ich musste nicht länger Abführmittel nehmen. Das Tonikum hatte offensichtlich alle Aspekte meiner Rückenmarksfunktionen verbessert."

Zu diesen Funktionen zählte noch eine weitere, die Brown-Sequard in seiner Vorlesung zwar nicht erwähnte, die er gleichwohl im kleinen Kreis seinen engsten Freunden und Mitarbeitern anvertraut: „Heute morgen vor der Vorlesung habe ich auch Mrs. Brown-Sequard einen Besuch abgestattet." Übersetzt aus dem zurückhaltend-vorsichtigen Vokabular eines viktorianisch geprägten Hochschullehrers des 19. Jahrhunderts in heutiges Deutsch heißt das: Brown-Sequard hatte nach langer Zeit erstmals wieder Sex mit seiner Frau. Konnte es einen besseren Beweis für die Wirksamkeit seiner Therapie geben?

Ein betagter Professor wird zum Medienstar …

Brown-Sequards Vorlesung schlug ein wie eine Bombe. Das Collège de France, das als Veranstalter auftrat, war damals gerade dazu übergegangen, zu wichtigen Vorlesungen auch Vertreter der Presse einzuladen. So waren im Auditorium zahlreiche Journalisten anwesend. Diese eilten sogleich in ihre Redaktionsstuben, um die Nachricht von Brown-Sequards Jungbrunnenelixier in alle Welt zu schicken. Über Nacht wurde der betagte Professor zu einem internationalen Medienstar. Und er fand zahlreiche Kollegen, die seine Therapie an ihren eigenen Patienten ausprobieren wollten. Bereits im folgenden Jahr praktizierten mehr als 1200 Ärzte die „Organtherapie" nach Brown-Sequard.

Vor allem im fortschrittsverliebten Amerika fiel der Verjüngungsansatz des französischen Professors auf fruchtbaren Boden. Und zwar nicht nur medizinisch. Geschäftstüchtige Labore trieben die Kommerzialisierung seines Tonikums voran. Brown-Sequards Elixier kam für teures Geld auf den Markt. Der Namensgeber selbst profitierte davon allerdings nicht. Seine Entdeckung ließ sich nicht patentieren und auch der Namensschutz war zur damaligen Zeit noch nicht etabliert. Wohl aber nahm der Ruf des Pariser Professors Schaden, denn viele der kommerziell erhältlichen Präparate enthielten kaum mehr als destilliertes Wasser. Brown-Sequard versuchte dagegenzuhalten, indem er ein von ihm autorisiertes Produkt mit dem Label „Laboratoire de Médecine du Collège de France" herausbrachte. Wie sehr es ihm dabei um Wissenschaftlichkeit und wie wenig um Geschäfte ging, zeigt die Tatsache, dass er dieses Extrakt kostenlos an Hunderte von Ärzten verschickte. Erst als seine persönlichen Verluste so groß wurden, dass der Konkurs drohte, stellte er den Versand ein.

... und verliert beinahe seine Reputation.

Allerdings war die Begeisterung für Brown-Sequards Entdeckung durchaus nicht einhellig. Während die Presse sein Elixier als Sensation feierte und ihm begeisterte Anwender waschkörbeweise Dankesbriefe schickten, blieben vor allem seine akademischen Kollegen skeptisch.

Brown-Sequards Tonikum war vollkommen unwirksam.

Die Beweislage erschien ihnen zu dünn, die Selbstversuche des neurologischen Kollegen als nicht ausreichend. Insbesondere in seinem Mutterland England überwog die Skepsis. Das British Medical Journal veröffentlichte mehrere kritische Arbeiten, die in der Aufforderung gipfelten, Universitätsprofessoren künftig mit 65 Jahren zwangsweise in den Ruhestand zu schicken, damit sie im Alter nicht mehr so viel Unsinn erzählen konnten.

Neben den finanziellen Problemen und der Sorge um seine wissenschaftliche Reputation bedrückte Brown-Sequard aber noch etwas anderes: die Tatsache, dass sein Gesundheitszustand sich zunehmend verschlechterte. Obwohl (inzwischen muss man vielleicht sogar sagen: weil) er sich auch weiterhin täglich sein Elixier injizierte, waren die von ihm berichteten Anfangserfolge nur von kurzer Dauer. Im Jahr 1899, nur fünf Jahre nach seiner bahnbrechenden Vorlesung, starb Brown-Sequard im Alter von 77 Jahren. Sein Körper war zu diesem Zeitpunkt übersät mit Entzündungsherden – Folge der subkutanen Injektionen seines Hundehodentonikums.

Brown-Sequards frühzeitiger Tod bewahrte ihn zumindest vor einem: miterleben zu müssen, wie das von ihm propagierte Elixier in kürzester Zeit zunächst in Misskredit und dann in Vergessenheit geriet. Nach der anfänglichen weltweiten Euphorie machte sich nämlich schon bald Ernüchterung breit. In kontrollierten Studien ließen sich die verjüngenden Effekte nicht belegen. Ärzte und Anwender wandten sich enttäuscht ab.

In der Tat wissen wir heute: Brown-Sequards Tonikum war vollkommen unwirksam.

Sein Therapieansatz war der erste Versuch einer Ersatztherapie mit Testosteron, dem wichtigsten männlichen Geschlechtshormon. Testosteron selbst wurde erst 40 Jahre nach seinem Tod identifiziert und isoliert. In wässriger Form lässt es sich jedoch nicht in Lösung bringen.

Die von Brown-Sequard beschriebenen und von ihm selbst erlebten Wirkungen waren also reine Plazeboeffekte. Manche Autoren sehen die von dem Pariser Forscher beschriebenen Funktionsstörungen inzwischen als Symptome einer Depression, an welcher der alte Herr gelitten haben soll. Die Freude über seine angebliche große Entdeckung hätte ihn dann für kurze Zeit aus dieser Verstimmung herausgeholt. Dies erkläre die zum Teil sehr eindrucksvolle Verbesserung seines Zustandes.

Ein fruchtbarer Holzweg

Wie ist Brown-Sequards Forschungsbeitrag aus heutiger Sicht zu werten? Ist er tatsächlich ein bedauernswerter alter Mann, der – statt bei seinem ursprünglichen neurologischen Fachgebiet zu bleiben – sich auf fremdes Territorium begeben hat und damit seinen wissenschaftlichen Ruf verspielte? So zumindest argumentierten seine Gegner. Der erste Anschein gibt ihnen recht. Der zweite allerdings nicht mehr. Brown-Sequards Hypothese von der „inneren Sekretion" bestimmter Drüsen, welche ihre Wirkstoffe direkt in das Blut abgeben, ist absolut richtig. Diese Stoffe nannte man später Hormone. Brown-Sequards Vorlesung vom 1. Juni 1889 wird heute als Beginn der Endokrinologie, der Lehre von eben diesen Hormonen, angesehen. Ihr Einfluss auf die Medizin im Allgemeinen und auf die Anti-Aging-Bewegung im Besonderen ist kaum zu überschätzen.

Brown-Sequards Elixiere waren wirkungslos. Sein Forschungsansatz jedoch hat einen völlig neuen Wissenschaftszweig begründet. Seine Verjüngungskur erwies sich als Irrtum, aber es war ein Irrtum mit fruchtbaren Folgen. Der Pariser Forscher hat die Warnungen vieler seiner akademischen Kollegen missachtet und für seine wissenschaftlichen Überzeugungen seine Reputation und seine Gesundheit riskiert. Seine Kritiker mögen auf den ersten Blick recht behalten haben. An ihren Namen erinnert sich allerdings heute niemand mehr. Brown-Sequard dagegen hat Medizingeschichte geschrieben. Und damit ein schönes Wort von Kurt Martin bestätigt, der einmal gesagt hat:

„Wo kämen wir hin, wenn alle sagten:
Wo kämen wir hin?

Und niemand ginge und sähe nach,
Wohin wir kämen, wenn wir gingen."

Brown-Sequard ging. Er begab sich dabei auf einen Pfad, den viele für einen Holzweg hielten. Selten aber hat ein Holzweg in fruchtbareres Gelände geführt.

Die Immunologie

Neben der Endokrinologie entstand am Ende des 19. Jahrhunderts mit der Immunologie eine weitere medizinische Fachdisziplin, die ebenfalls starken Einfluss auf die Anti-Aging-Medizin nahm. Forscher wie Louis Pasteur in Frankreich oder Robert Koch in Deutschland erbrachten erstmals den Nachweis, dass für die Fülle der damals weit verbreiteten Infektionserkrankungen Bakterien und andere Organismen verantwortlich waren. Daraus entwickelte sich das große Feld der Mikrobiologie.

Am Anfang der Immunologie stand die Frage, wie der menschliche Körper Krankheitserreger besiegt.

Warum aber verliefen die Krankheiten bei verschiedenen Patienten so unterschiedlich? Warum erkrankten manche Menschen gar nicht, auch wenn sie den entsprechenden Erregern ausgesetzt waren? Und warum vermehrten sich die Krankheitserreger im menschlichen Körper nicht endlos weiter, sondern wurden – zumindest in den meisten Fällen – irgendwann dann doch besiegt? Mit diesen Fragen setzte sich das neue Fach der Immunologie auseinander. Einer ihrer führenden Vertreter war ein Russe jüdischer Herkunft, der später in Paris Karriere machen sollte. Sein Name ist Ilya Ilyich Mechnikov.

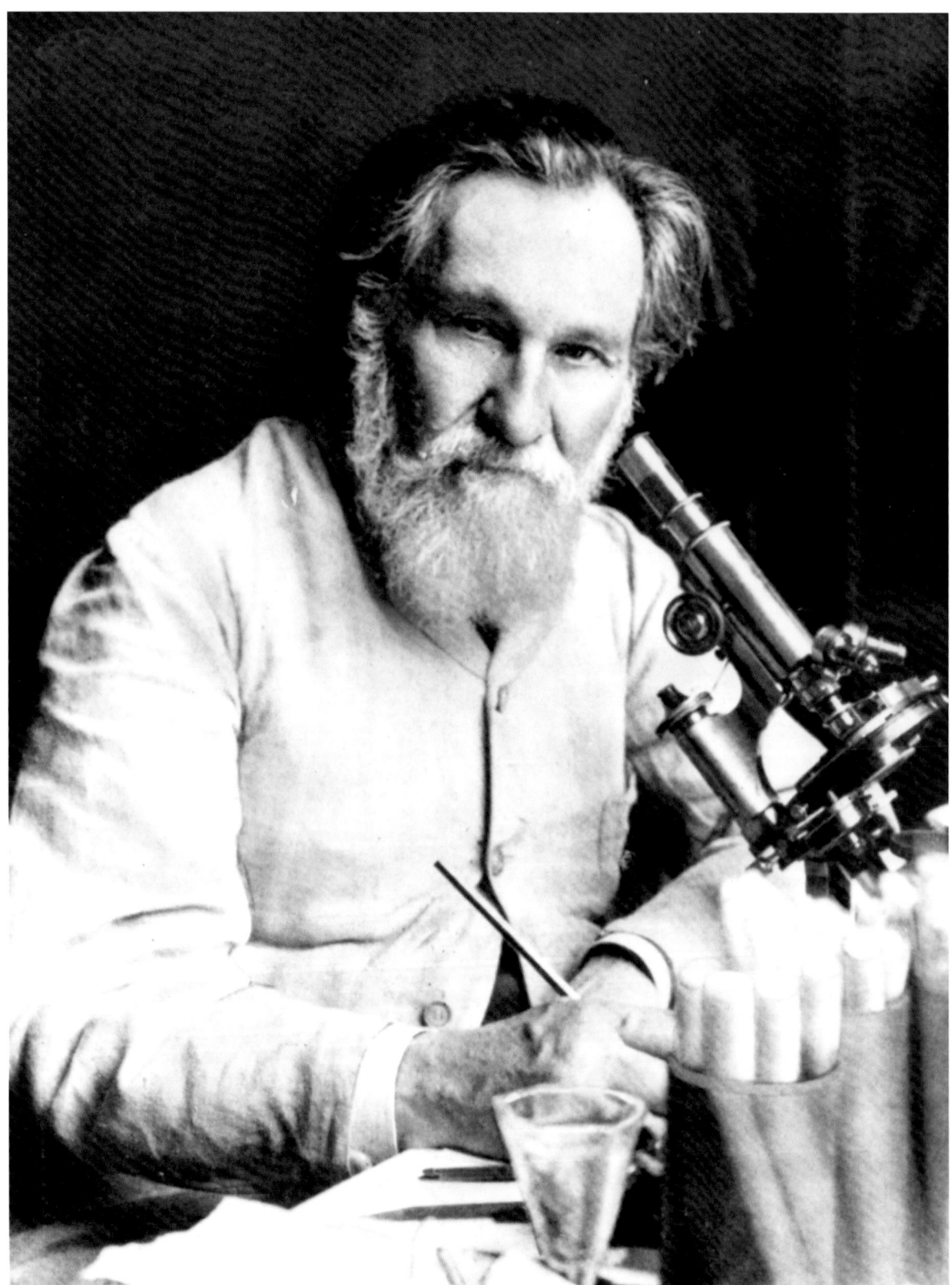

Ilya Ilich Mechnikov an seinem Arbeitsplatz

Zwei Selbstmordversuche und die Folgen

In der Medizingeschichte gibt es immer wieder Beispiele von Ärzten, die durch persönliche Lebensumstände dazu verleitet werden, sich bestimmten medizinischen Fragestellungen zuzuwenden. Bei kaum einem Arzt geschah dies allerdings unter so dramatischen Umständen wie bei Ilya Mechnikov. Der 1845 in Kharkiv, einem Dorf in der heutigen Ukraine, geborene Mechnikov interessierte sich schon früh für vergleichende Naturwissenschaften. Nach ausgedehnten Studienaufenthalten im Ausland, unter anderem in Gießen, Göttingen und München, kehrte er an die Universität von Odessa zurück, wo er einen Lehrstuhl für Zoologie erhielt.

Seine erste Frau, Ludmila Feodorovovna, die er über alles liebte, erkrankte an Tuberkulose, an der sie 1873 verstarb. Mechnikov war derart erschüttert, dass er eine Überdosis Opium schluckte. Allerdings überlebte er den Selbstmordversuch. 1875 heiratete er erneut. Aber bereits fünf Jahre später starb auch seine zweite Frau. Wieder war es eine Infektionskrankheit, diesmal der Typhus, der sie hinwegraffte. Völlig verzweifelt versuchte Mechnikov erneut sich umzubringen. Im Labor seiner Universität infizierte er sich vorsätzlich mit Fleckfieber. Mechnikov erkrankte, starb allerdings nicht an der Infektion, sondern zeigte sich schon recht bald wieder genesen.

Dieses Erlebnis beeindruckte Mechnikov so tief, dass er beschloss, von nun an seine ganze Forscherkraft der Frage zu widmen, wie der Körper sich gegen Krankheitserreger zur Wehr setzt. 1882 verließ er seinen Lehrstuhl für Zoologie und gründete ein privates Labor in Messina.

Schon bald glaubte er eine bedeutende Entdeckung gemacht zu haben, über die allerdings die meisten seiner Forscherkollegen die Nase rümpften. Nach Mechnikovs Theorie besaßen bestimmte weiße Blutkörperchen die Fähigkeit, Bakterien anzugreifen und zu vernichten. Weitab in der russischen Provinz hatte Mechnikov nur wenig Möglichkeit, seine Theorie weiterzuentwickeln. Also wechselte er an das renommierte Institut Pasteur in Paris, wo er den Rest seines Arbeitslebens verbrachte. Hier intensivierte er seine Forschungsarbeiten über die körpereigenen Bakterienjäger. Nachdem er im Mikroskop beobachtet hatte, wie diese gezielt Bakterien „auffraßen", gab er ihnen auch einen entsprechenden Namen. Mechnikov bezeichnete die weißen Blutkörperchen als „Phagozyten" (von griechisch phagein = fressen und zyto = Zelle).

Ilya Mechnikov entdeckte, dass bestimmte weiße Blutkörperchen die Fähigkeit haben, Bakterien anzugreifen und zu vernichten.

Mechnikovs Theorie, wonach diese „Fresszellen" für die körpereigene Immunabwehr verantwortlich waren, blieb allerdings nicht ohne Widerspruch. In Deutschland experimentierte inzwischen Paul Ehrlich mit Antiseren, die er erfolgreich gegen Infektionen einsetzte. Diese gefilterten Substrate beinhalteten jedoch keine Zellen mehr. Ehrlich verwarf daher Mechnikovs Theorie und behauptete, dass für die Immunabwehr winzige kleine Antikörper im Blut verantwortlich seien.

Dieser veritable Wissenschaftsstreit lief nicht ohne nationalistische Untertöne ab, kämpften doch bereits damals Frankreich und Deutschland auch auf medizinischem Gebiet darum, die führende Nation auf dem Kontinent zu sein. Die Geschichte gab

Sisi – Schönheitskult und Jugendwahn im 19. Jahrhundert

Selten ist wohl das Bild, das sich die Nachwelt von einer Person macht, derart durch das Kino geprägt worden wie das der österreichischen Kaiserin Elisabeth (1837–1898). Die „Sisi"-Filme der 50er Jahre sind in der Tat so sehr Teil des kollektiven Unterbewusstseins geworden, dass sich viele Besucher der Wiener Hofburg vor dem Portrait der Herrscherin verwundert fragen, warum diese denn so wenig Ähnlichkeit mit Romy Schneider hat.

Dabei war das Leben der Kaiserin bei weitem nicht so märchenhaft, wie es die kunterbunten Kinoschnulzen suggerieren. Obwohl aus adeligem Hause stammend, wuchs Elisabeth eher wie ein bayerisches Landmädel auf. Bereits mit 16 Jahren wurde sie mit dem 22-jährigen Kaiser Franz Joseph von Österreich verheiratet. Am Wiener Hof mit seiner ausgeprägten Etikette wurde die unkonventionelle junge Frau allerdings nie richtig heimisch. Statt sich dem Tratsch und seichten Vergnügungen hinzugeben, las sie Schopenhauer und Heine. Auch jagte sie lieber zu Pferde durch die Landschaft, als neben ihrem Herrschergatten bei Bällen und Empfängen das dekorative Beiwerk abzugeben. Letzterer entpuppte sich zu allem Überfluss als ein ziemlich biederer Langweiler, der es nicht schaffte, der Bevormundung durch seine dominierende Mutter zu entgehen.

Vor dem Druck der allgegenwärtigen Schwiegermutter und der Enge des Wiener Hofes floh Sisi in andere Welten. Sie unternahm ausgedehnte Reisen, baute sich auf Korfu eine zweite Residenz und widmete sich zunehmend einer Leidenschaft, die schon bald zur Obsession wurde: dem Erhalt ihrer Jugend und der Pflege ihrer Schönheit.

In einer Zeit, in der Frauen über 30 häufig bereits als Matronen abgestempelt wurden, tat Sisi auch nach vier Geburten alles, um ihre schlanke Linie und die schmale Taille zu halten. Bei einer Körpergröße von 172 cm achtete sie strikt darauf, ein Gewicht von 50 kg nicht zu überschreiten. Wiederholte Fastenkuren dienten diesem Ziel ebenso wie ein tägliches Trainingsprogramm, das manchem Leistungssportler zur Ehre gereichen würde. Mit stundenlangen Gewaltmärschen im Eiltempo brachte sie ihre Hofdamen an den Rand der körperlichen Erschöpfung. Ihre heimischen Gemächer stattete sie mit – heute noch zu besichtigenden – Turnringen und Trainingsgeräten für ihre regelmäßigen Gymnastikübungen aus.

Legendär ist der Kult, den Sisi um ihre fast knöchellangen Haare trieb. Das tägliche Frisieren nahm mehrere Stunden in Anspruch. Das etwa alle drei Wochen durchgeführte Waschen benötigte beinahe einen ganzen Tag. Kein Wunder also, dass die Hüterin der herrscherlichen Haarpracht, die Friseurin Fanny Angerer, allmählich zur engsten Vertrauten Sisis wurde – und schließlich mehr verdiente als ein Universitätsprofessor. Mit den Jahren fand die unglückliche Kaiserin, die keine sein wollte, also doch noch zu ihrer Rolle. Sie wurde zu einer Stilikone von Schönheit und ewiger Jugend, deren Ruf sich rasch in ganz Europa verbreitete.

Rund hundert Jahre nach ihrem Tod hätte Elisabeth dann sogar fast noch Einzug in die medizinische Nomenklatur gehalten. Das „Sisi-Syndrom" beschrieb in den 1990er Jahren eine neue Form von Depression. Nicht Antriebsarmut, wie sie sonst für depressive Verstimmungen charakteristisch ist, stand dabei im Vordergrund, sondern eine vermehrte körperliche Aktivität, welche die innere Leere übertünchen sollte.

Eine chronische Essstörung und die manische Fixierung auf Äußerlichkeiten sollten ebenfalls Bestandteil des neuen Krankheitsbildes sein. Dass das „Sisi-Syndrom" es dann doch nicht in die medizinischen Lehrbücher schaffte, hängt wohl vor allem damit zusammen, dass der Begriff von der Marketingabteilung einer Pharmafirma erfunden wurde, die – fast hätte man es geahnt – auch gleich das passende Antidepressivum zur Behandlung bereithielt. Der Versuch, zu einem neuen Medikament die entsprechende Krankheit gleich mit auf den Markt zu bringen, ging vielen Ärzten dann doch zu weit.

Dennoch erscheint uns Kaiserin Elisabeth aus heutiger Sicht erstaunlich modern – und zwar gerade wegen ihrer zweifellos vorhandenen psychopathologischen Auffälligkeiten. Essstörungen sind längst zu einem Massenphänomen junger Mädchen geworden. Sport als Droge und Körperkult als Ersatzbefriedigung für ein ansonsten unerfülltes Leben sind sicherlich nicht weniger häufig. Und von der Vergötzung der Schönheit als scheinbar wichtigstem Merkmal des Menschen lebt inzwischen eine ganze Industrie. So müssen wir uns im Rückblick auf Österreichs schillernde Kaiserin heute die Frage stellen: Sind wir nicht alle ein bisschen sisi?

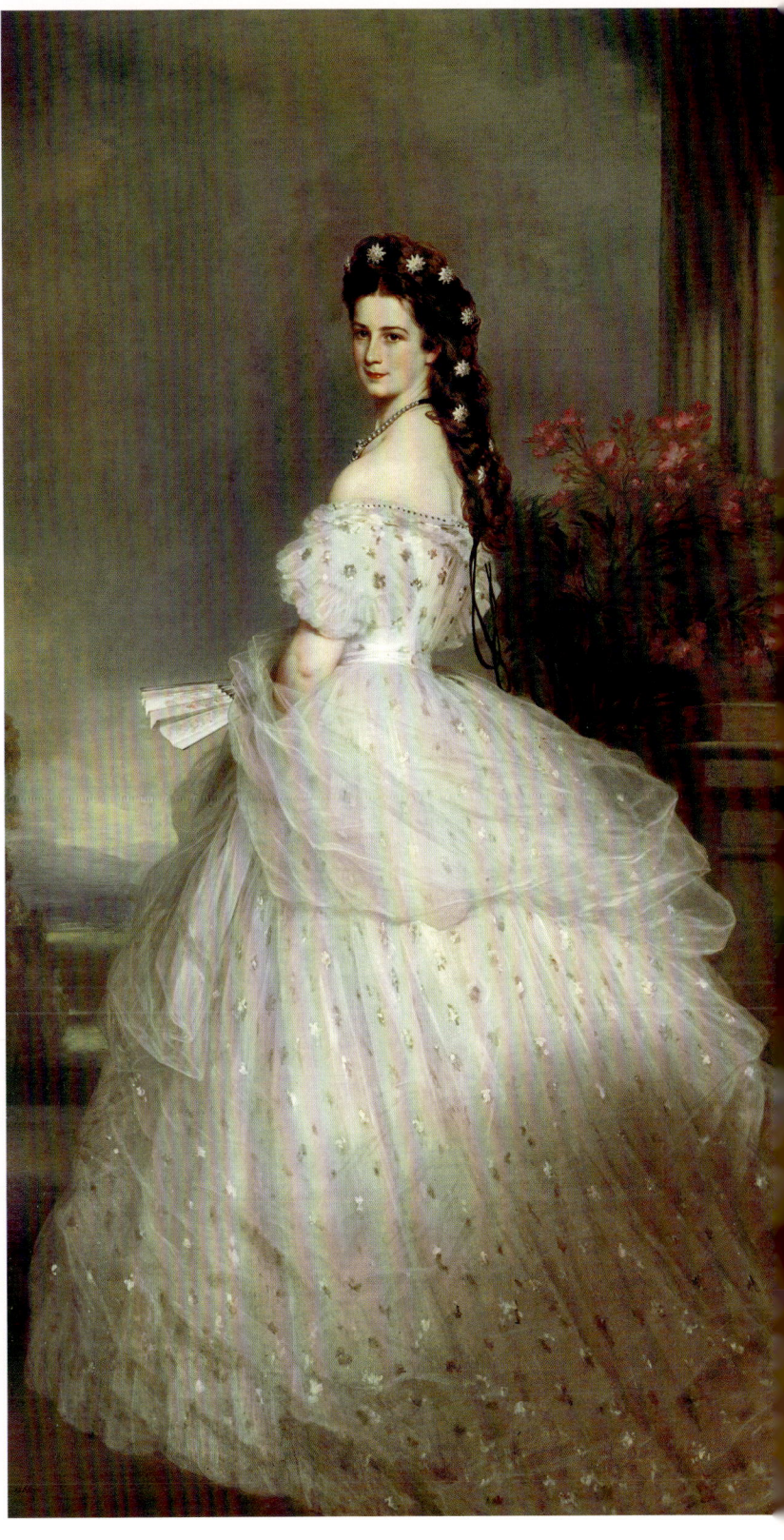

**Kaiserin Elisabeth strebte ihr Leben lang danach, ihre Jugendlichkeit und Schönheit möglichst unversehrt zu bewahren.
Öl auf Leinwand, Franz Xaver Winterhalter, 1865**

schließlich beiden Parteien recht. Heute wissen wir, dass die Immunreaktion ein komplexes Geschehen ist, das auf zwei Ebenen abläuft: Spezifische weiße Blutkörperchen bilden die zelluläre Abwehr, und im Serum gelöste Antikörper sind für die humorale Abwehr verantwortlich. Mechnikovs Verdienst war die Entdeckung der zellulären Abwehr in Form der Phagozyten. Im Jahr 1908 wurde er dafür mit dem Nobelpreis gewürdigt.

Altern als eine langsame Vergiftung

Zu diesem Zeitpunkt hatte Mechnikov aber bereits einen neuen Forschungsschwerpunkt entdeckt. Er verband die Immunologie mit der Altersforschung. Mehr und mehr sah er dabei jenes Organ als entscheidend an, das mit Abstand die meisten Bakterien beherbergt und eine Schlüsselfunktion in der Immunabwehr einnimmt. Die Rede ist von unserem Darm.

Die These, die Mechnikov dabei entwickelte, lässt sich auf den kurzen Nenner bringen: Wir altern aufgrund von giftigen Abbauprodukten, die schädliche Bakterien in unserem Verdauungstrakt kontinuierlich absondern. Kürzer ausgedrückt: Der Tod steckt im Darm. Altern ist ein Prozess der langsamen Vergiftung, hervorgerufen durch ungünstige Bakterien.

Diese Theorie verband auf elegante Weise die neuen Erkenntnisse der Immunologie mit denen der Altersforschung. Vor allem aber hatte sie noch einen weiteren großen Vorteil: Aus ihr ließen sich direkte therapeutische Konsequenzen ableiten. Wenn schlechte Bakterien im Darm den Körper langsam vergifteten und damit für unser Altern verantwortlich waren, dann musste man einfach die schlechten Bakterien durch gute ersetzen. Wo aber fanden sich die „guten Bakterien"? Und wie konnte man sie sich nutzbar machen?

Auch hierauf hatte Mechnikov schon bald eine Antwort gefunden. Epidemiologische Studien zeigten, dass die Lebenserwartung von Bauern in Bulgarien erstaunlich hoch war. Mechnikov untersuchte dieses Phänomen und studierte insbesondere die Ernährungsgewohnheiten der bulgarischen Landbevölkerung. Dabei stieß er auf eine diätetische Besonderheit, die ihn faszinierte. Ein zentraler Bestandteil der bulgarischen Ernährung waren vergorene Milchprodukte, hauptsächlich Joghurt und Sauermilch. Mechnikov untersuchte diese Nahrungsmittel und fand heraus, dass für den Effekt der Milchsäuregärung dieser Nahrungsmittel ganz bestimmte Bakterien verantwortlich waren. Es gelang ihm, diese Bakterien zu isolieren. Schnell stand für ihn fest: Laktobazillus bulgaricus ist der Keim des langen Lebens.

Die ultimative Anti-Aging-Diät bestand somit aus dem reichlichen Verzehr von Joghurt und Sauermilch. Mit Büchern wie „Immunität und Infektionskrankheiten" sowie „Die Verlängerung des Lebens: Optimistische Studien" machte der prominente Forscher seine Entdeckungen schnell in ganz Europa bekannt. Die Folge war ein wahrer Joghurtboom, der bis heute anhält.

Kurze Geschichte des Joghurts

Joghurt gab es natürlich schon lange, bevor Ilya Mechnikov ihn zur Lebensverlängerung empfahl. Das Wort selbst stammt vom

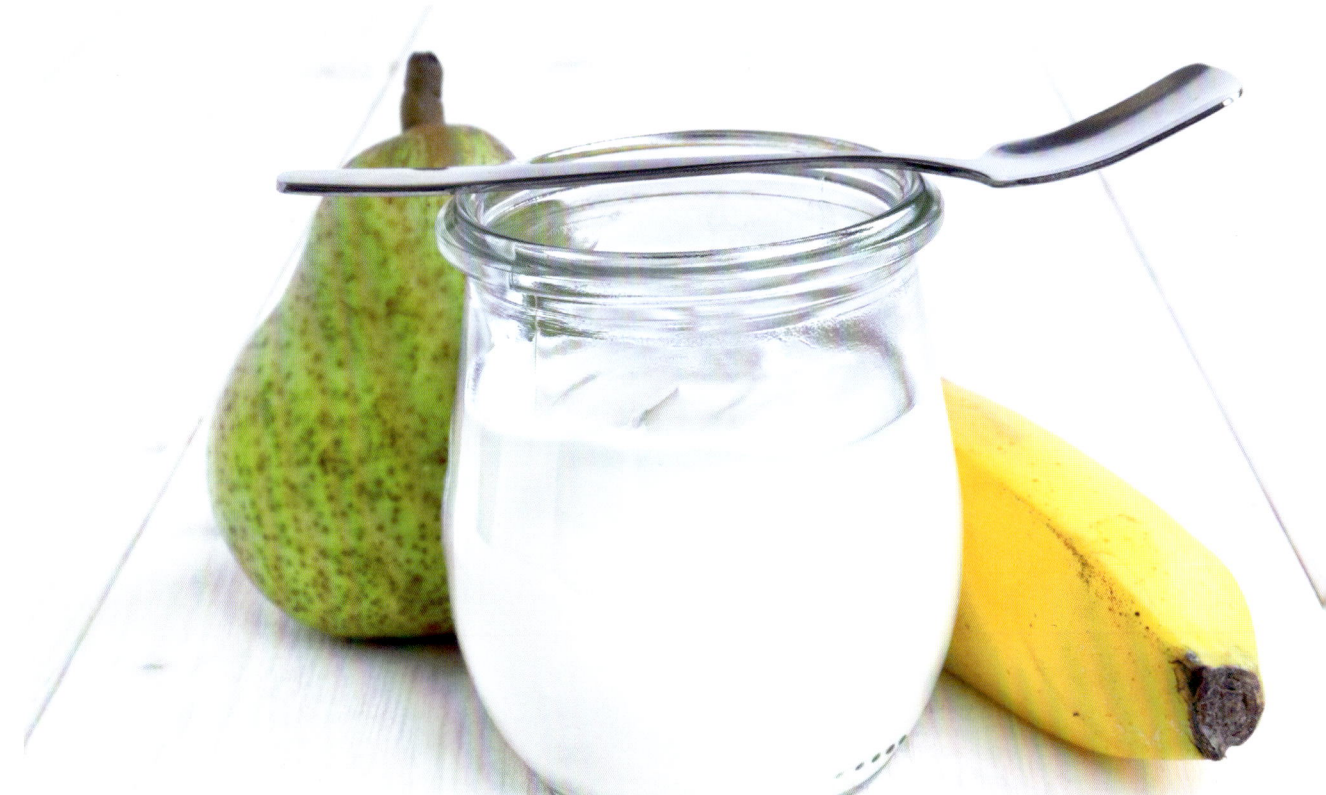

Ilya Mechnikov sah Joghurt als Grund für die Langlebigkeit der
bulgarischen Landbevölkerung.

türkischen Yogort bzw. von Yogortmak.
Dieses bedeutet soviel wie „dicker machen".
Allerdings ist damit nicht die Zunahme des
Leibesumfanges der Konsumenten gemeint,
sondern vielmehr der Prozess des Eindi-
ckens der Milch im Rahmen der Milchsäuregärung. Vermutlich geht die Erfindung
des Joghurts bis auf die Thraker zurück,
die im vierten bis sechsten Jahrhundert die
Urbevölkerung der Balkanhalbinsel stellten.
Die Thraker trugen als Reiseproviant einen
länglichen Sack aus Lammfell um den Gür-
tel, den sie mit Milch füllten. Es ist leicht
nachzuvollziehen, dass durch eine zufällige
Kontamination der Milch mit entsprechenden Bakterien und gefördert durch die

Körperwärme die Milchsäuregärung zufällig
einsetzte und so Sauermilch bzw. Joghurt
entstand.
Ihre weite Verbreitung auf dem Balkan sowie in arabischen und asiatischen Ländern
verdanken diese Produkte nicht zuletzt der
Tatsache, dass die meisten Einwohner dieser
Gebiete im Erwachsenenalter einen Laktase-
mangel aufweisen. Ihnen fehlt das Enzym,
um Milchsäure aufzuspalten. Der Genuss
von normaler Milch führt bei Laktaseman-
gel zu ausgeprägten Magen-Darm-Poble-
men und Blähungen. In vergorener Form
allerdings, also als Joghurt, Sauermilch oder
Kefir, können auch Menschen mit Laktase-
mangel Milchprodukte zu sich nehmen.

Unsterbliche Opern

Das 19. Jahrhundert ist auch die Blütezeit der Oper. Opern sind Kraftwerke der großen Gefühle. Die ewigen Themen der Menschheit – eingebettet in unsterbliche Musik. Klarer Fall, dass dabei auch die Unsterblichkeit selbst zum Thema wird. Zumeist erscheint sie allerdings eher als Fluch denn als Segen. In Richard Wagners Oper „Der Fliegende Holländer" – seiner ersten „wirklichen Wagner-Oper" – ist die Hauptfigur ein ruheloser Unsterblicher, der unter seinem Schicksal leidet. Wie alle Wagner-Helden, so sucht auch der Fliegende Holländer nach Erlösung. Erlösung heißt für ihn vor allem Erlösung von

der Unsterblichkeit. Weil er dem Teufel in einer Notsituation seine Seele versprochen hat, ist er seit Jahrhunderten dazu verdammt, mit seiner Mannschaft über die Weltmeere zu fahren. Lediglich alle sieben Jahre darf er für eine Nacht an Land, um dort eventuell durch die Liebe eines Weibs gerettet zu werden. In Senta findet der ewige Seefahrer dann endlich eine Frau, die hysterisch genug ist, einem Fremden, den sie gerade einmal ein paar Stunden kennt, die ewige Liebe zu schwören. Getreu dem Motto „Oper ist, wenn am Ende die dicke Frau stirbt", stürzt sie sich für ihn sogar ins eisige Nordmeer und

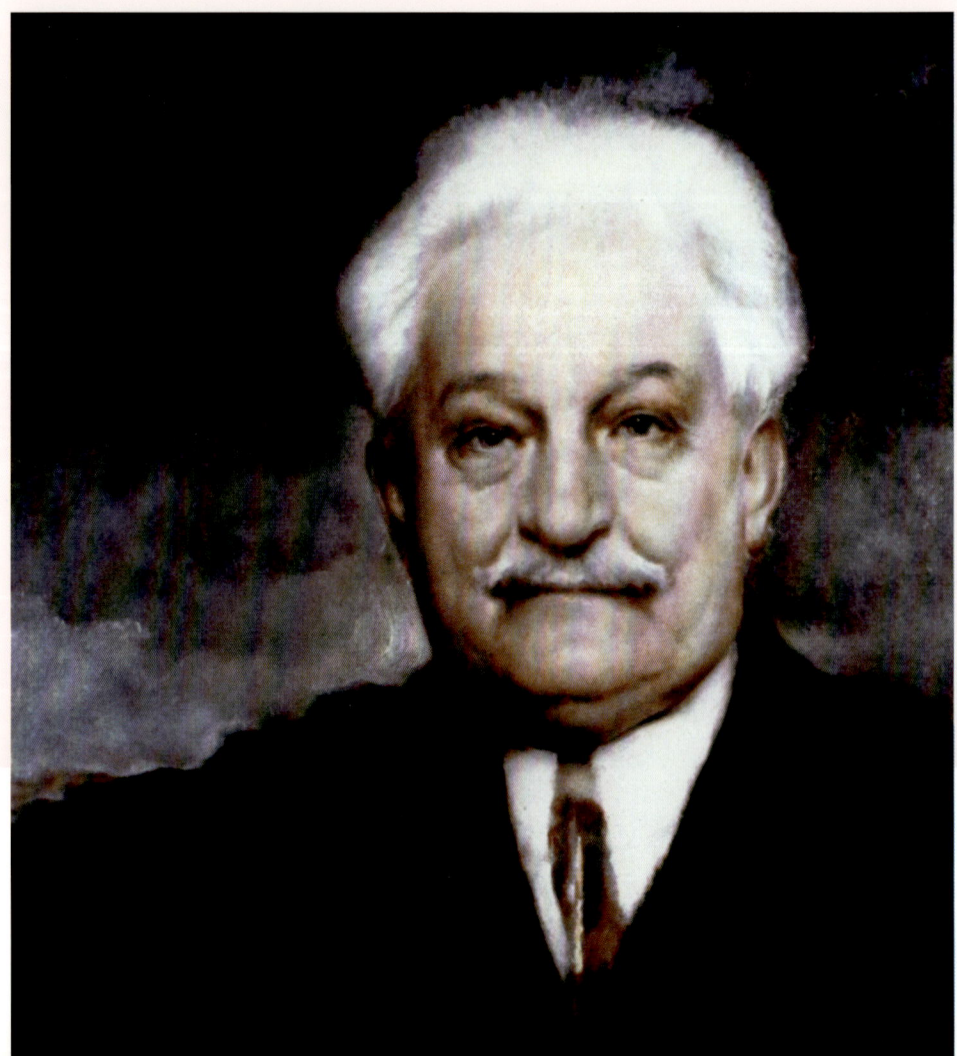

ermöglicht somit dem fluchbeladenen Navigator den endgültigen Untergang mitsamt Schiff und Mannschaft.

Ein weiteres Mal brachte Leos Janacek, der wohl bekannteste Opernkomponist Tschechiens, das Thema „Unsterblichkeit – Fluch oder Segen?" auf der Opernbühne. Zu den Meisterwerken dieses Komponisten gehören „Jenufa", „Das schlaue Füchslein" und „Katja Kabanowa". Eine weniger bekannte, gleichwohl höchst sehenswerte Oper Janaceks ist „Die Sache Makropoulos". Sie wurde 1922 uraufgeführt und beruht auf dem gleichnamigen Stück des tschechischen Autors Karel Capek. Die Heldin des Stückes ist eine junge Frau von 337 Jahren; die ebenso kapriziöse wie sexuell unwiderstehliche Primadonna Emilia Makropoulos. Deren Vater war im 16. Jahrhundert Arzt und Alchemist am berühmten Hof Rudolph II. in Prag. Dort fand er nach langem Forschen tatsächlich das, was seine Alchemistenkollegen weltweit ohne Erfolg gesucht hatten: ein Elixier für langes Leben. Ausprobieren ließ er es im Jahr 1585 seine hübsche Tochter Emilia. Nach 300 Jahren lässt nun die Wirkung der Substanz allmählich nach.

In Capeks Theaterstück diskutiert Emilia mit ihren Freunden, ob sie erneut eine Dosis nehmen solle und wie prinzipiell mit dem Rezept zu verfahren sei. Eine lange und kontroverse Debatte entspinnt sich. Voller Begeisterung wollen einige aus ihrer Umgebung das Rezept gleich der ganzen Menschheit zugänglich machen. Andere hingegen plädieren dafür, seine Anwendung auf einen kleinen Kreis von Auserwählten, eine Art „Aristokratie der Langlebigkeit", zu beschränken. Schließlich berichtet Emilia von den 300 Jahren ununterbrochener Jugend und Schönheit, die hinter ihr liegen. Vor allem jedoch erzählt sie von der unerträglichen Langeweile, die sich einstellt, wenn man alles gesehen, alles erlebt, alles gemacht und alles gefühlt hat. Emilias Resümee: Das Leben ist nur dann lebenswert, wenn es irgendwann auch ein Ende hat. Unsterblichkeit führt zur Indifferenz aller Gefühle, zur Nivellierung aller Leidenschaften. Und das ist schlimmer als der Tod. Am Ende verzichtet Emilia Makropoulos auf die erneute Einnahme des Langlebigkeitstrunkes und freut sich darauf, endlich jene letzte Erfahrung zu machen, die ihr noch bevorsteht: die Erfahrung zu sterben. Eine junge Opernkollegin, der sie die Formel vermacht, verbrennt das Rezept.

In einer Zeit, in der nicht mehr Alchemisten, sondern internationale Spitzenwissenschaftler ernsthaft in Aussicht stellen, dass durch die konsequente Anwendung regenerativer Therapien schon bald „Das Ende des Alterns" und gar „Die Abschaffung des Todes" bevorsteht, gewinnt Janaceks Oper wieder ungeahnte Aktualität. Und sicherlich lohnt es auch, über ihre zentrale Botschaft nachzudenken: Die Freuden des Lebens erhalten ihren Wert nicht zuletzt dadurch, dass sie endlich sind. Im Alten Testament heißt es im „Buch der Prediger": „Alles hat seine Zeit." Ist die Zeit unbegrenzt, stellt sich nicht ewige Freude ein, sondern endlose Langeweile. So paradox es klingt: Es scheint, durch den Tod bekomme das Leben erst seinen Wert.

In Leos Janaceks Oper „Die Sache Makropoulos" ist die jugendliche Heldin 337 Jahre alt.
Öl auf Leinwand, Gustav Bohm, 1926

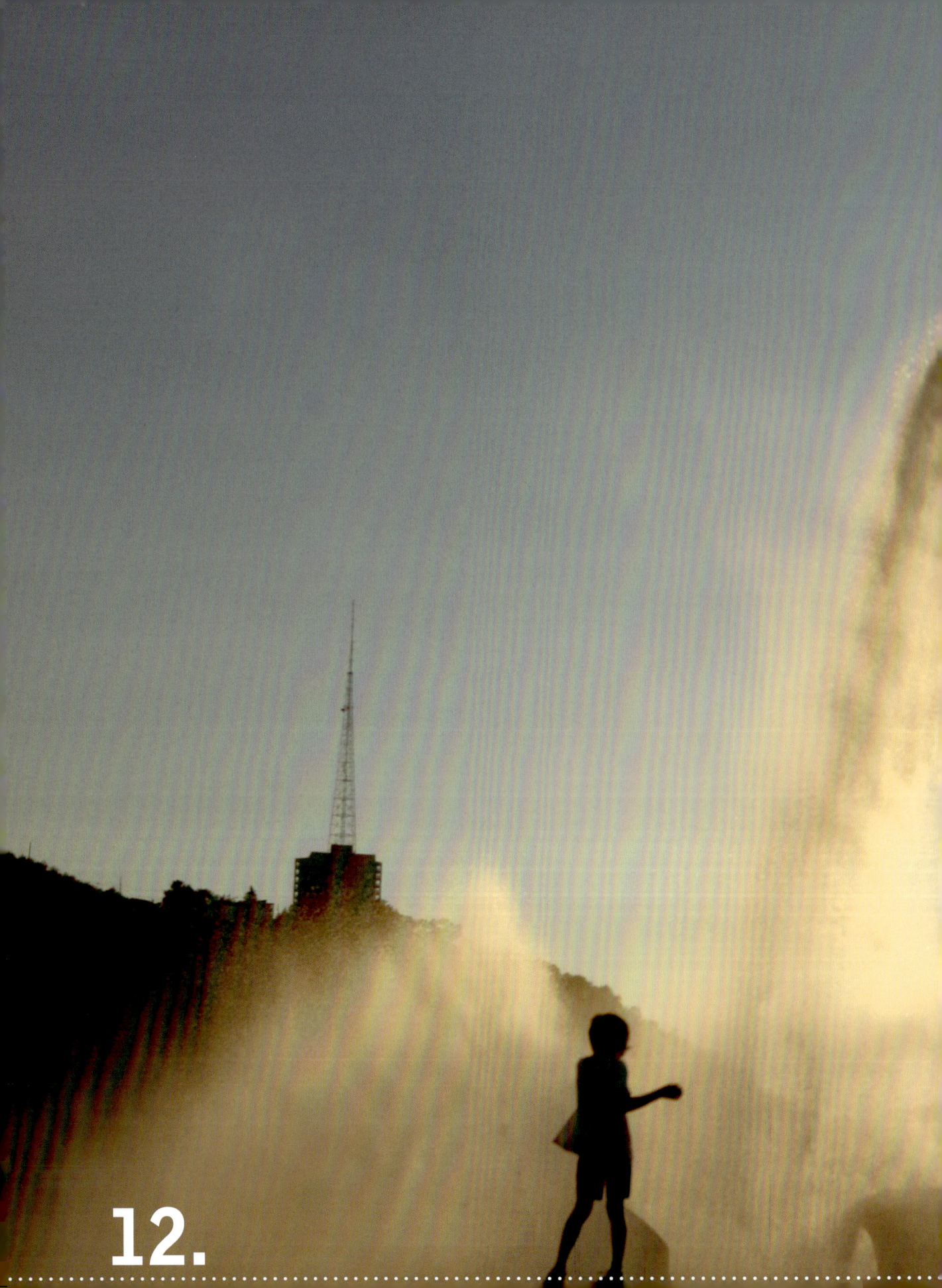

12.

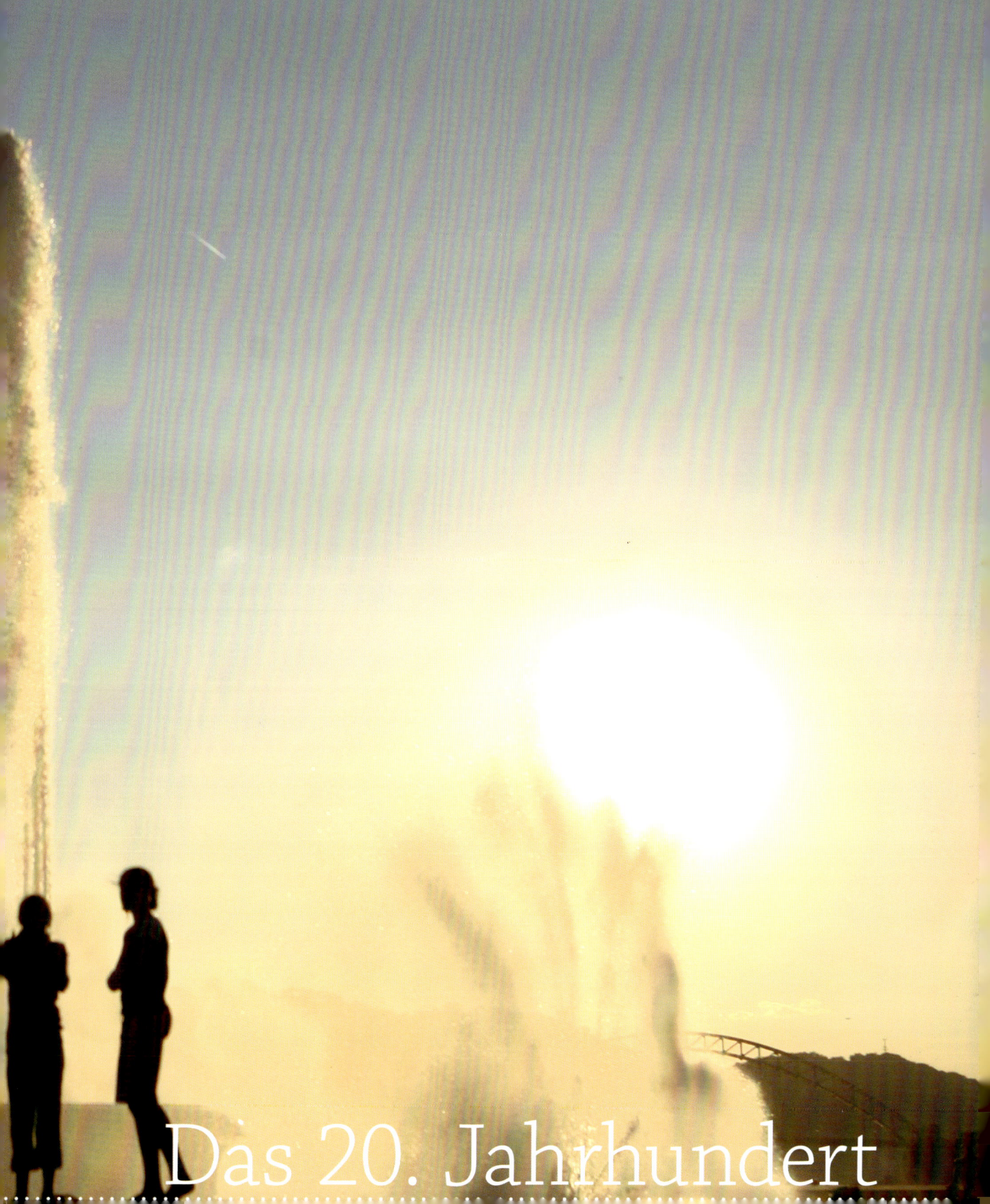

Das 20. Jahrhundert

XII

Das 20. Jahrhundert

MODECHIRURGEN VERPFLANZEN TIERHODEN UND GRUNDLAGENFORSCHER STELLEN DIE ANTI-AGING-MEDIZIN ENDLICH AUF EINE WISSENSCHAFTLICHE BASIS

Das 20. Jahrhundet der Anti-Aging-Medizin begann, wie das 19. geendet hatte – mit einem konzentrierten Blick auf die Geschlechtsorgane. Die Enttäuschung über die Wirkungslosigkeit von Brown-Sequards Hundehodentonikum war kaum verflogen, da machte auch schon ein neuer Therapieansatz von sich reden. Wieder waren alternde Männer die Zielgruppe. Wieder ging es nicht nur um Verjüngung, sondern vor allem um die Wiederherstellung der schwächelnden Potenz. Diesmal wurden allerdings keine Extrakte aus Tierhoden verwendet. Diesmal wurden die Tierhoden gleich direkt verpflanzt.

Entsprechende Transplantationsversuche bei Tieren hatte es schon früher gegeben. So verpflanzte etwa der schottische Chirurg John Hunter um 1780 Hühnern die Hoden von Hähnen und beglückte umgekehrt die Hähne mit den Eierstöcken von Hühnern. Der Grund für diese bizarren Experimente war eine Beobachtung, die Hunter am Menschen gemacht hatte. Ihm war aufgefallen, dass viele Frauen mit den Jahren Zeichen einer Vermännlichung aufwiesen, während viele ältere Männer deutlich verweiblichten. Hunter stellte sich nun die Frage, ob sich durch einen Austausch der Geschlechtsdrüsen das Geschlecht auch vollständig ändern ließe.

Als Beispiel, dass Derartiges prinzipiell möglich sei, zitierte er einen bekannten Gerichtsfall aus dem 15. Jahrhundert. Damals wurde in Basel einem männlichen Pfau in aller Form der Prozess wegen Hexerei gemacht, nachdem dieser im Park ein Ei gelegt

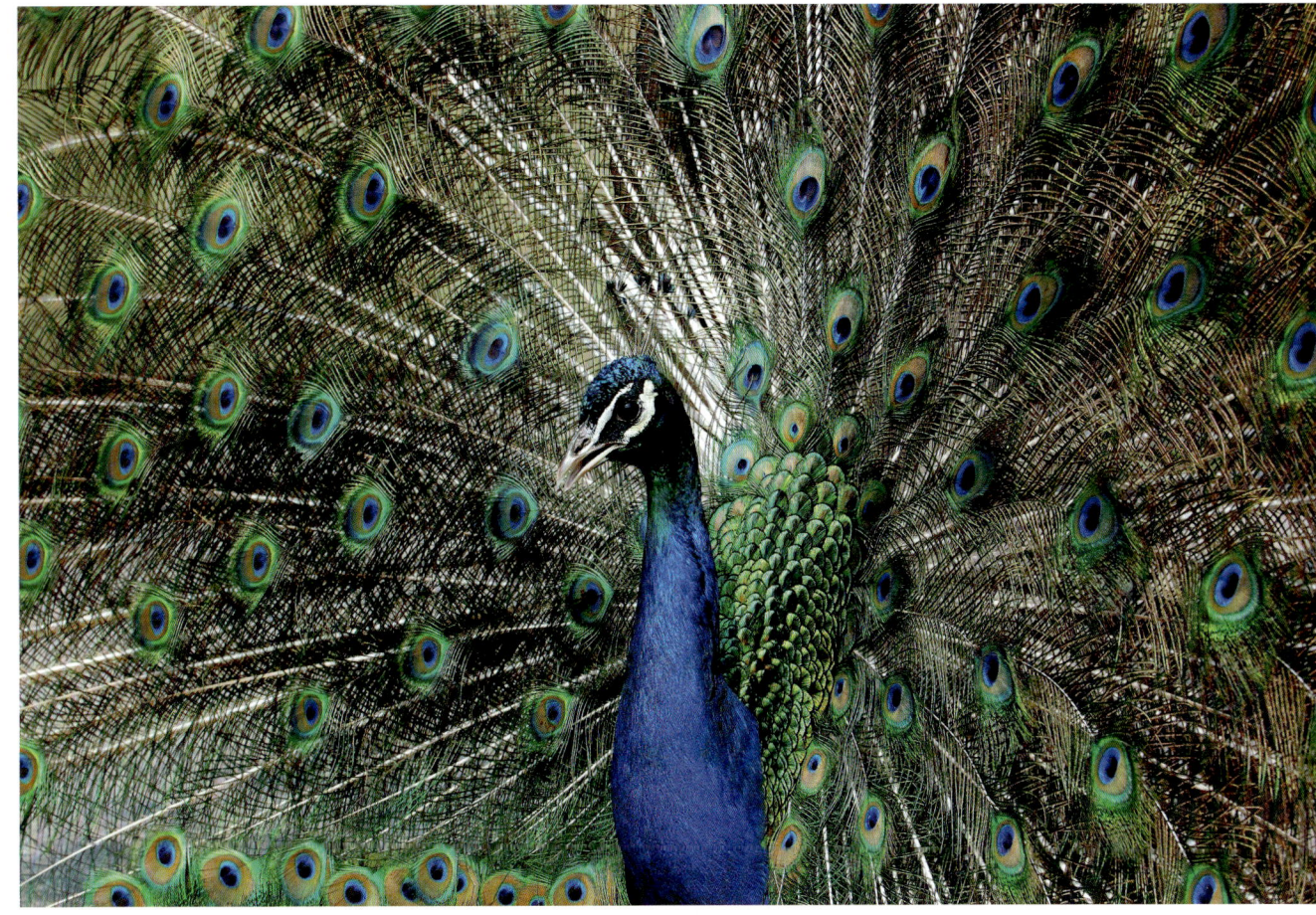

Der schottische Chirurg John Hunter berief sich bei seinen Versuchen zur Geschlechtsumwandlung bei Tieren auf die Überlieferung eines eierlegenden männlichen Pfaus aus dem 15. Jahrhundert.

hatte. Der unglückliche Pfau, der zu seiner Verteidigung wahrscheinlich nur wenig vorzubringen hatte, wurde zum Tode durch Verbrennen verurteilt (Tierprozesse waren im Mittelalter durchaus keine Seltenheit). In der Asche des verkohlten Federviehes fanden sich dann noch drei weitere, gut durchgebratene „Hahneneier".

In Göttingen kastrierte der Biologe Arnold Adolf Berthold im Jahre 1849 Hähne, um dem derart entmannten Geflügel kurze Zeit später die eigenen Hoden wieder zurückzutransplantieren. In ihrer Zwischenzeit als Kapaun widmeten sie sich vor allem der Nahrungsaufnahme. Erst nach der Retransplantation zeigten die männlichen Versuchtiere nach Angabe von Berthold wieder „das übliche Interesse an Hühnern".

Trotz dieser vielversprechenden Tierversuche – eine Hodentransplantation beim Menschen war erst durch die chirurgischen Fortschritte zu Beginn des 20. Jahrhunderts möglich geworden. Einer der Pioniere und gleichzeitig der herausragendste Vertreter dieser Operationen in Europa war ein Franzose russischer Herkunft: Serge Voronoff.

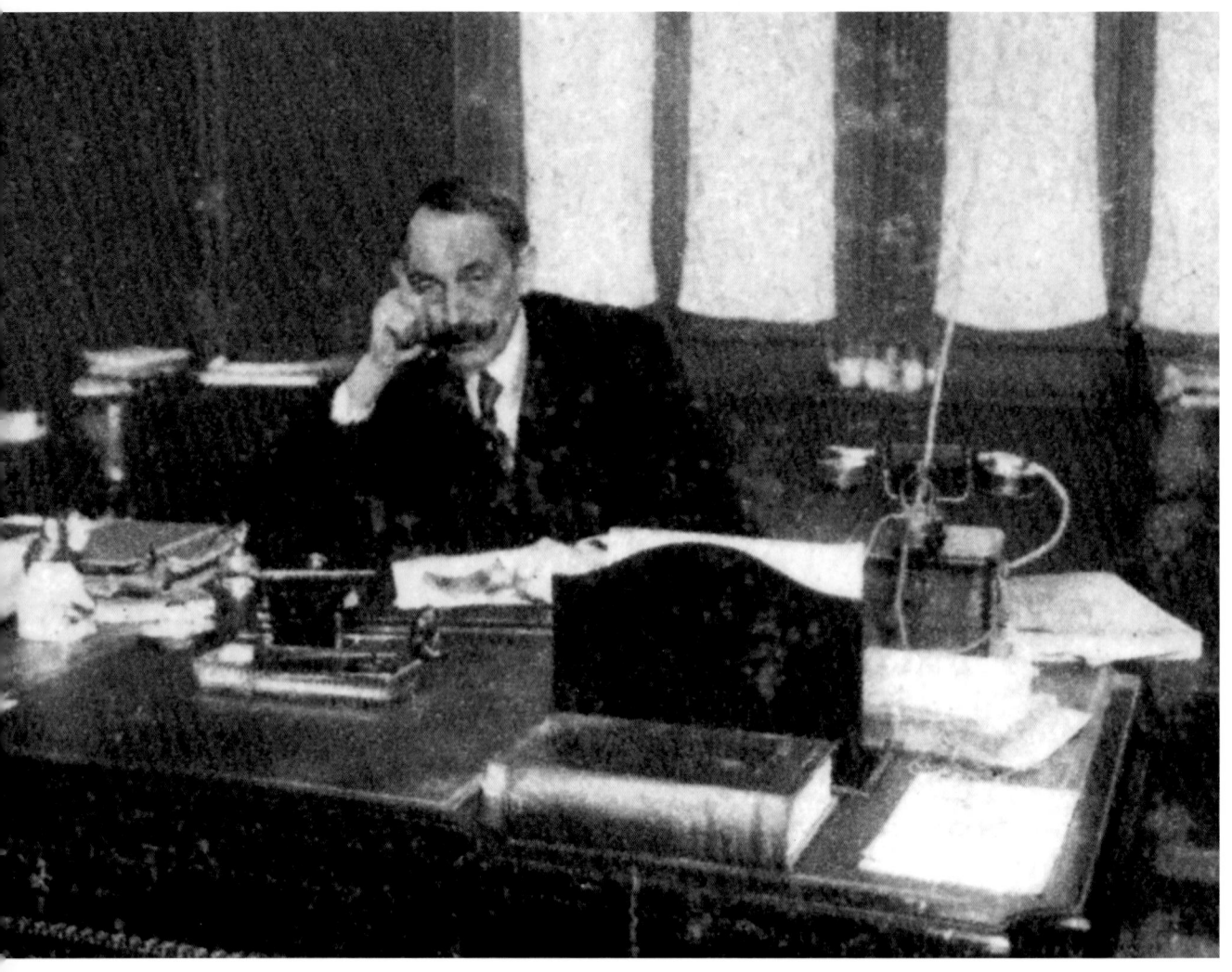

Serge Voronoff wurde mit der Transplantation von Schimpansen-Hoden an Menschen weltbekannt.
Fotografie, 1923

Die Karriere des Serge Voronoff

Der medizinische Berufsweg Voronoffs
(1866–1951) verlief zunächst eher konven-
tionell. Allerdings hatte es den kosmopoli-
tisch veranlagten Chirurgen im Laufe seiner
Tätigkeit häufig ins Ausland verschlagen,
unter anderem auch nach Kairo. Dort gab
es noch zahlreiche Eunuchen, die Voronoffs medizinisches Interesse erregten. Er
studierte die Kastraten intensiv und kam zu
dem Schluss, dass die Entfernung der Hoden
beim Mann nicht nur spezifische körperliche
Veränderungen, wie zum Beispiel Fettleibig-
keit, sondern auch eine verminderte Lebenserwartung nach sich zog. Was also lag näher
als alternden Männern ihre Potenz und
Jugendlichkeit durch die Verpflanzung von
neuen Hoden wiederzugeben.

Voronoff beschloss, Transplantationschirurg zu werden. 1917 begann er, an Schafen und Ziegen zu üben. Ein Jahr später hatte er bereits so viel Erfahrung gewonnen, dass er seine Fähigkeiten erstmals auch am Menschen ausprobierte.

Der Zeitpunkt hierfür hätte kaum besser gewählt sein können. Im ersten Weltkrieg war ein Großteil der fortpflanzungsfähigen Franzosen auf den Schlachtfeldern verblutet. Diejenigen, die in die Heimat zurückkehrten, waren häufig invalide und schwer verwundet. Die zurückgebliebenen jungen Französinnen mussten sich, wollten sie einen Lebenspartner finden, häufig unter jenen Männern umsehen, die aufgrund ihres fortgeschrittenen Alters nicht zum Kriegsdienst eingezogen worden waren. Welch ein Klientel für hormonelle Anti-Aging-Maßnahmen!

Voronoff hatte sich durch seine veterinärmedizinischen Arbeiten inzwischen einen internationalen Ruf erworben. 1921 wurde er Direktor des Institutes für experimentelle Chirurgie am Collège de France. Für seine ersten Transplantationen am Menschen verwendete er naheliegenderweise Menschenhoden. Die Spender waren entweder Unfallopfer oder hingerichtete Strafgefangene. Einige junge Männer boten auch die eigenen Hoden als Einzelstücke zum Verkauf an, verlangten dafür aber so exorbitante Preise, dass sich kein wirklicher Markt entwickelte. Kurz und gut: Der Nachschub an Spenderorganen war spärlich und ungesichert.

Sollte seine Arbeit nicht im Sande verlaufen, musste Voronoff nach Alternativen suchen. So kam er zu dem Entschluss, es mit jenem Ansatz zu versuchen, mit dem er seine Karriere als Transplantationschirurg begonnen hatte. Er entschied sich für Tierhoden. Dabei bot es sich an, jene Spezies auszuwählen, die dem Menschen biologisch am nächsten steht. Und so waren Schimpansen Voronoffs erste Wahl.

Millionäre mit Affenhoden

Für die Operationen bedeutete dies einen nicht unerheblichen logistischen Aufwand. Es galt, Spender und Empfänger gleichzeitig in Narkose zu legen, um das entnommene Organ nicht durch unnötige Verzögerungen zu schädigen. Dem Schimpansen wurde jeweils nur ein einzelner Hoden entnommen, was für den Empfänger zumeist ausreichte und dem Affen einen Rest an Lebensqualität beließ.

Die ersten beiden Operationen brachten nur wenig überzeugende Resultate. Aber bereits Voronoffs dritter Patient, ein 59-jähriger Mann mit Gedächtnisverlust und Depressionen erklärte

Voronoffs Operationen waren in den 1920er Jahren ein Dauerbrenner in den Medien.

im Anschluss an den Eingriff, er fühle sich um mindestens zehn Jahre verjüngt. Ganz Ähnliches berichtete auch der folgende Patient. Voronoff zögerte nicht lange und präsentierte seine Erfolge auf großen medizinischen Kongressen. Einschlägige Vorher-nachher-Bilder erschienen auch in der Laienpresse.

Das brachte den Durchbruch. Transplantationswillige Männer, denen es zwar an Potenz, nicht aber an Geld fehlte, gaben sich schon bald in Voronoffs Praxis die Klinke in die Hand. Was allerdings auch zur Folge hatte, dass in den Zoos der Umgebung bald nur noch einhodige Schimpansen herumliefen. Voronoff musste andere Affen als Spender heranziehen. Klar, dass das Thema sich zum Dauerbrenner in den Medien entwickelte.

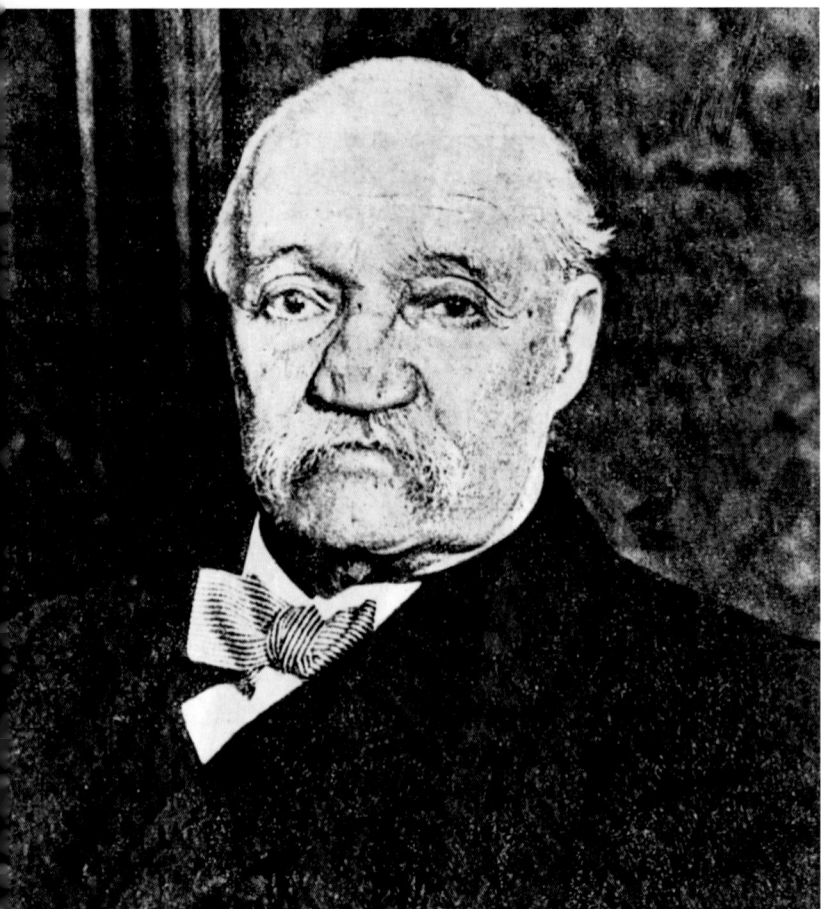
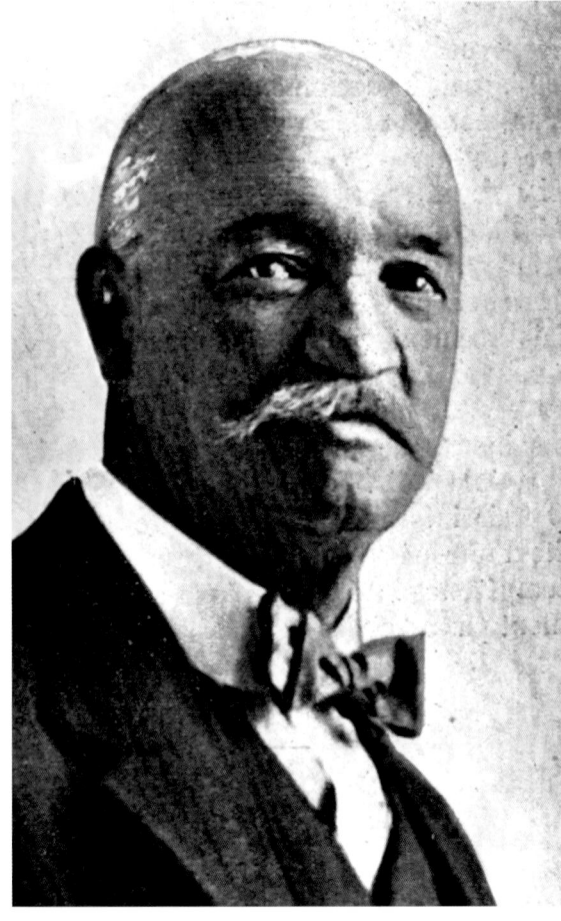

Die Kunst einschlägiger Vorher-nachher-Darstellungen war auch in den 1930er Jahren sehr beliebt: ein Patient Voronoffs vor der Operation im Alter von 74 Jahren (li.) und drei Jahre nach der Operation (re.). Veröffentlicht in „Koralle. Bilderzeitung für Kultur und Sport, Natur und Reisen, Heimat und Ferne", 19/1936

Kaum eine Zeitung, die dem Thema „Millionäre mit Affenhoden" nicht Artikel und Karikaturen widmete. Ein Boulevardstück des britischen Autors Bert Van Gaynse mit dem Titel „The gland stealers" („Die Hodenräuber") wurde zu einem riesigen Erfolg. Und selbst der nobelpreisgekrönte George Bernard Shaw ließ sich angesichts des Rummels zu einem seiner wundervoll sarkastischen Kommentare hinreißen: „Der Mensch wird bleiben, was er ist. Trotz aller Versuchen des Doktor Voronoff, ihn zu einem guten Affen zu machen."

Transatlantische Transplantationen

Der Erfolg der Hodentransplantationen blieb natürlich nicht auf den europäischen Kontinent beschränkt. Schnell fand sich auch jenseits des Atlantiks ein Vertreter der ärztlichen Zunft, der die Gebrechen des männlichen Alters durch die Transplantation von Tiertestikeln zu beheben versprach. Der aus dem etwas hinterwäldlerischen North Carolina stammende „Doc" John Romolus Brinkley (1885–1942) hatte eine eher dürftige medizinische Ausbildung genossen. Seine chirurgischen Fähigkeiten waren ebenfalls alles andere als überragend. Insofern spielte er in einer ganz anderen Liga als der überaus renommierte Voronoff.

Brinkley besaß allerdings etwas, was die Amerikaner den Vertretern des alten Europa häufig voraus haben: einen Riecher für erfolgreiche Themen zum richtigen Zeitpunkt, einen ausgeprägten Geschäftssinn und eine großartige Gabe für Marketing.

Mit diesen Gaben machte er aus seiner kleinen Privatklinik in Kansas innerhalb weniger Jahre ein medizinisches Imperium, das landesweit Aufmerksamkeit erregte und Tausende zahlende Patienten anlockte. Sein erster genialer Schachzug betraf seine Organspender. Menschenaffen waren auch in Nordamerika eine recht seltene Spezies. Insofern war abzusehen, dass bei steigender Nachfrage über kurz oder lang die Affenhoden knapp würden. Brinkley entschied sich also für eine andere Tierart, die sich im ländlichen Mittelwesten Amerikas problemlos nachzüchten ließ: Ziegen. Die Tatsache, dass Ziegenböcke bereits seit der Antike in dem Ruf standen, ausgesprochen potente Tiere zu sein, mag diese Entscheidung mitbeeinflusst haben.

Allerdings fanden sich anfangs nur relativ wenig Interessierte, die bereit waren, sich für 750 US-Dollar einen Ziegenhoden einpflanzen zu lassen. Auch das medizinische Establishment beobachtete Brinkleys Aktivitäten mit Misstrauen. Zu einem seiner Hauptwidersacher wurde Morris Fishbein, der Herausgeber des angesehenen „American Medical Journal". Für Fishbein war Brinkley der Inbegriff eines gemeingefährlichen Quacksalbers, gegen den er mit allen journalistischen und juristischen Mitteln zu Felde zog. Am Ende mit Erfolg.

Gospel und Bocksbeutel

Zunächst einmal ließ sich Brinkley aber durch all diese Schwierigkeiten nicht entmutigen. Er setzte auf sein Marketingtalent. Als einer der Ersten hatte er die kommerziellen Möglichkeiten des Radios erkannt. In Kansas kaufte er sich eine eigene Rundfunkstation, mit einer Reichweite bis zur Atlantikküste. Das Programm seines Radiosenders beruhte auf drei Säulen: Countrymusik, christlich fundamentalistischen Predigten und medizinischen Informationssendungen. Eine Mischung, die auch im heutigen Amerika noch gut funktioniert. Bei den medizinischen Themen saß fast immer der gleiche „Experte" vor dem Mikrophon: John Romolus Brinkley selbst. Und meistens referierte er über sein Lieblingsthema: die Wiederverjüngung durch Ziegenhodentransplantation.

Was Brinkley ebenfalls sehr hellsichtig erkannt hatte, war, dass Männer sich für Gesundheitsthemen eigentlich nicht interessieren. Auch auf ihre nachlassende Potenz lassen sie sich nur ungern ansprechen. Also wandte Brinkley sich an die Frauen. Sein Tenor lautete: Wenn eure Männer im Schlafzimmer Probleme haben, dann schickt sie in meine Klinik. Das wirkte. Schon bald strömten Tausende von Hilfesuchenden in Brinkleys „Medico-Gospelfarm".

Die Hoffnung, mit einem frisch gefüllten Bocksbeutel die Angetraute daheim wieder beglücken zu können, mobilisierte Massen von Männern. Der Staat Kansas war über den Zulauf so begeistert, dass er Brinkley zum „Ehrenadmiral" ernannte. In den dreißiger Jahren ließ der „Doc" sich sogar als Kandidat für den Posten des Gouverneurs aufstellen. Er verfehlte die erforderliche Mehrheit nur knapp.

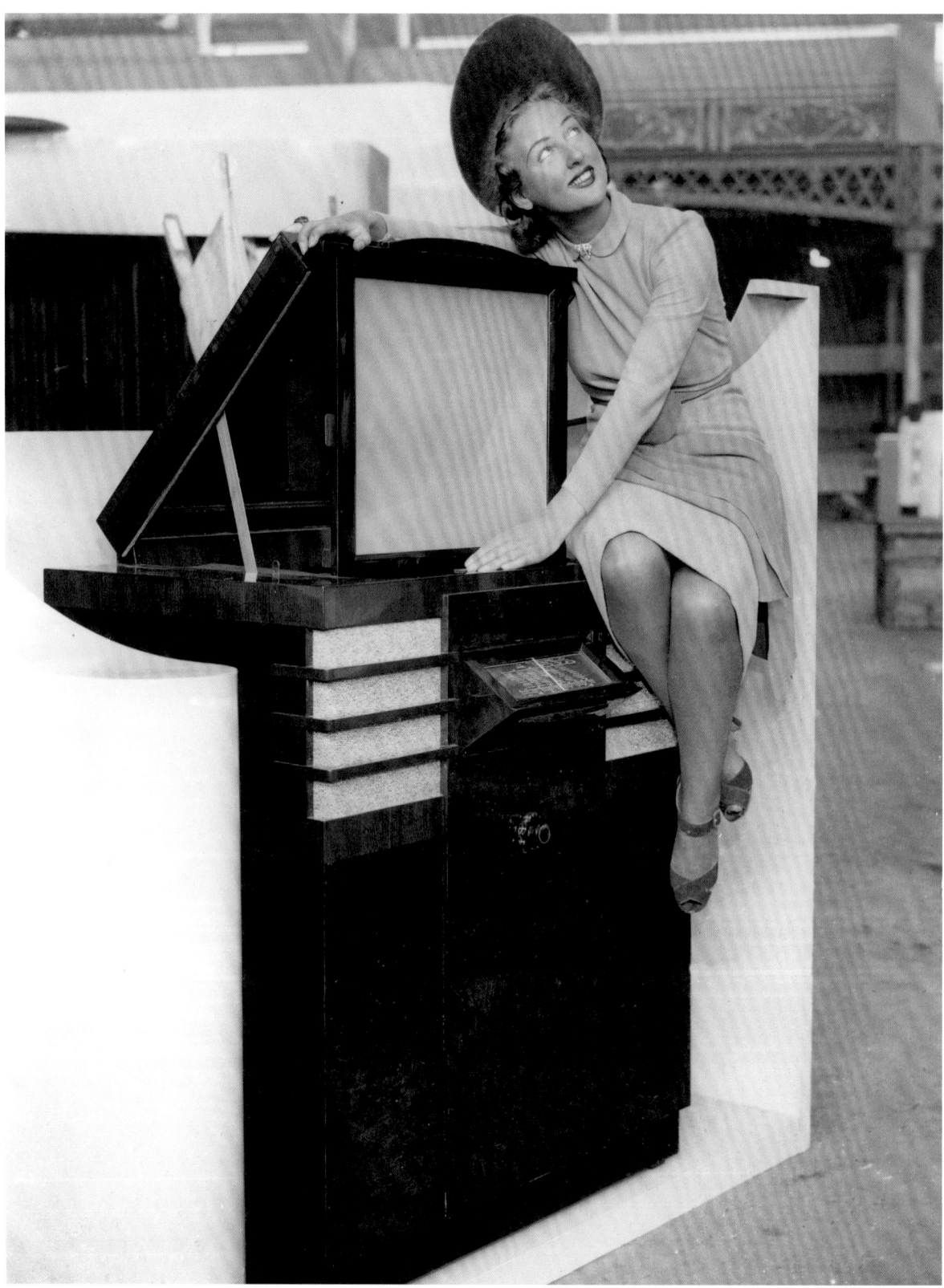

Der amerikanische Arzt John Romulus Brinkley nutzte geschickt die modernen Medien seiner Zeit und bewarb seine „Verjüngungsoperationen" in einer eigenen Radiostation.
Set mit Fernseher und Radio auf der Radio-Ausstellung im Londoner Olympia, 1937

Zehn Jahre später allerdings begann Brinkleys Stern bereits wieder zu sinken. Die endokrinologische Forschung hatte zwischenzeitlich enorme Fortschritte gemacht. Unter anderem war es möglich, Hormone erstmals synthetisch herzustellen und auch deren Konzentration im Blut zu messen. Insbesondere Letzteres verlieh der Transplantation von Tierhoden den tödlichen Stoß. Die Hormone der verpflanzten Tiertestikel ließen sich nirgendwo im Organismus nachweisen. Auf der anderen Seite klagten nun Patienten zunehmend über Abstoßungsreaktionen, Entzündungen und andere Komplikationen. In Brinkleys Klinik blieb die Kundschaft aus. Da halfen auch die hauseigenen Rundfunksendungen nicht mehr.

1941 meldete „The godfather of goat glands" Konkurs an. Angeführt von dem nimmermüden Fishbein hängte ihm die Ärztekammer zudem auch noch ein Verfahren wegen irreführender Patientenwerbung an. Aus der Klageschrift können wir entnehmen, wie viele Operationen Brinkley durchgeführt hat. Mehr als 16 000 Patienten ließen sich in seiner Klinik Ziegenhoden implantieren. Der christlich fundamentalistische Doktor mit dem Hang zur Countrymusik hatte dafür rund zwölf Millionen US-Dollar kassiert. Brinkley verdiente allerdings nicht nur an den Operationen. Er unterhielt auch eine eigene Ziegenfarm, um immer genügend Spenderorgane zur Verfügung zu haben. Die Farm befand sich direkt neben der Klinik. Bei der Ankunft konnten die Patienten dann im Rahmen eines Rundganges ihren individuellen „Spender" selber aussuchen – ganz ähnlich wie sich heute ein Restaurantbesucher in der gehobenen Gastronomie seinen Hummer aus dem Aquarium wählt. Brinkley selbst erzählte gerne die Anekdote, wonach einmal ein älterer Patient mit eigenem Ziegenbock anreiste. Den etwas konsternierten Chirurgen forderte er auf, unbedingt einen Hoden des mitgebrachten Tieres zu transplantieren. Auf die erstaunte Nachfrage Brinkleys erklärte der ältere Herr: „Ich besitze selber einen Bauernhof und halte dort diesen Bock seit mehr als drei Jahren. Ich weiß, wozu er fähig ist."

Die Transplantation von Tierhoden auf den Menschen gehört sicherlich zu den abenteuerlichsten Episoden der Anti-Aging-Medizin. So sehr das Verfahren einen kurzfristigen Boom erlebte, so schnell geriet es auch wieder in Vergessenheit. Das Konzept allerdings, das diesem Therapieansatz zu Grunde liegt, hat sich bis heute gehalten. Es lautet: Der Mensch ist so alt wie seine Geschlechtsdrüsen. Sinken die Hormonspiegel, altert der Mensch.

In der ersten Hälfte des 20. Jahrhunderts gelang es erstmals, Hormone synthetisch herzustellen.

Eugen Steinach macht eine Entdeckung

Mit der fortschreitenden Entwicklung der Endokrinologie wurden subtilere Verfahren entwickelt, den Hormonhaushalt zu beeinflussen. Einer der bedeutendsten Endokrinologen in der ersten Hälfte des 20. Jahrhunderts, der sich auf diesem Gebiet hervortat, war der Wiener Physiologe Eugen Steinach. Steinach war nicht nur ein Pioneer der Hormonforschung, er war auch ein hervorragender Mikroskopiker. Sein besonderes Interesse galt dem Hodengewebe. Steinach hat durch seine Arbeiten mit zu der Erkenntnis beigetragen, dass die männlichen Geschlechtsdrüsen zwei wesentliche Funktionen haben. Zum einen produzieren sie Spermien, zum anderen sezernieren sie Geschlechtshormone. Für beide Funktionen gibt es jeweils unterschiedliche Zellen im Hoden.

Bei Untersuchungen an sterilisierten Ratten hatte Steinach eine Beobachtung gemacht, die ihn faszinierte: Während diejenigen Strukturen des Hodens, die für die Spermienproduktion verantwortlich waren, nach der Sterilisation deutliche Zeichen der Rückbildung aufwiesen, zeigte sich an den benachbarten sogenannten Leydigzellen, die für die Hormonproduktion zuständig sind, eine Zunahme ihres Volumens. Steinach zog daraus folgende Schlussfolgerung: Wenn man die exkretorischen Funktionen der Hoden, also die Bildung und Ausstoßung der Spermien unterbindet, so nimmt reaktiv die inkretorische Funktion, also die Produktion des Geschlechtshormons Testosteron, zu.

Auf der Suche nach einer Verjüngungskur entwickelte Eugen Steinach die Vasoligatur.

Folgerichtig entwickelte er eine Operation, die er als „Vasoligatur" bezeichnete und die einzig und allein darin bestand, den Samenleiter des Mannes zu unterbinden. Dieser unkomplizierte Eingriff wurde schnell als „Steinach-Operation" bekannt. Und auch diesmal zeigte sich der gleiche Effekt wie bei Brown-Sequards Tonikum oder Serge Voronoffs Transplantationen: Die behandelten Patienten – zumeist ältere, gut betuchte Männer – waren rundum begeistert und sonnten sich im Lichte ihrer wiedergewonnenen Jugend.

Schnell wurde die Steinach-Operation zu der Verjüngungsmaßnahme schlechthin. Die Praxis des Wiener Ordinarius entwickelte sich zum Mekka eines verjüngungswilligen internationalen Klientels. Der irische Dichter W.B. Yeats ließ sich ebenso nach Steinach operieren wie der wohl berühmteste Wiener jener Zeit, Sigmund Freud, der nicht unweit von Steinach seine Praxis hatte.

Operation gelungen – Patient tot

Manche der endokrinologisch enthusiasmierten Patienten entwickelten einen geradezu missionarischen Eifer, die Verjüngungserfolge des Wiener Professors allgemein zu propagieren. So mietete etwa Albert Wilson, ein britischer Millionär, den Steinach operiert hatte, gleich die gesamte Royal Albert Hall in London an, um dort einen Vortrag mit dem Titel zu halten: „Wie ich zwanzig Jahre jünger gemacht wurde". Zu dem Vortrag kam es dann allerdings nicht mehr. Am Abend vor dem Ereignis gab der von Steinach behandelte Multimillionär ein rauschendes Fest für seine Freunde. Die erfolgreiche Verjüngungsmaßnahme sollte nicht nur durch einen Vortrag gewürdigt, sondern auch ausgiebigst gefeiert werden. Offensichtlich tat er dabei des Guten ein wenig zuviel. Jedenfalls erlitt er im Verlauf des Festes einen Herzinfarkt, an dem er noch in der gleichen Nacht verstarb. Der Vortrag in der Royal Albert Hall fiel aus, doch der Popularität des Steinach'schen Eingriffes tat dies keinen Abbruch. Ein Zeuge des tragischen Ereignisses kommentierte Wilsons Ableben folgendermaßen:

„Die Freude über seine wiedergewonnene Kraft ließ ihn vergessen, dass er schon in den Siebzigern war. Er versuchte zu leben wie ein Zwanzigjähriger. Das führte zur Katastrophe."

Die eigentliche Katastrophe war jedoch

eine andere. Auch wenn Eugen Steinach ein hoch angesehener Wissenschaftler war und sicherlich nicht zu den sonst auf diesem Gebiet reichlich vertretenen Scharlatanen zählte – auch seine Methode war völlig unwirksam. Die Vasoligatur nach Steinach wird freilich heute noch millionenfach praktiziert: Sie ist das Verfahren der Wahl zur Sterilisation des Mannes. Allerdings berichtet heute keiner der derart operierten Vertreter des männlichen Geschlechts mehr von verjüngenden Effekten. Auch im Rahmen von Laborkontrollen lässt sich der von Steinach behauptete Anstieg männlicher Geschlechtshormone nicht belegen. Wie bereits bei Brown-Sequard und Voronoff beruhen die begeisterten Berichte der behandelten Patienten auf reiner Autosuggestion. Im Bereich der Sexualität und der Wiederverjüngung scheint das Wunschdenken oft wahre Wunder zu wirken.

Ein Voodoo-Doktor am Genfer See

Steinachs Stern war kaum gesunken, da stand schon der nächste Verjüngungsdoktor bereit. Paul Niehans (1882–1971) hatte als junger Arzt selber Vasoligaturen zu Anti-Aging-Zwecken durchgeführt. Die Ergebnisse waren in seinen Augen allerdings wenig überzeugend. Also begann sich Niehans auf die Suche nach einer neuen Lösung für das alte Problem zu machen: Wie verwandle ich einen alten Mann in einen jungen? Die Idee, die er präsentierte, entbehrte nicht einer gewissen Logik. Durch die Zufuhr von extrem jungen Zellen in den Organismus des alternden Menschen sollte dieser insgesamt wieder verjüngt werden. Niehans entschied sich für Zellen von Schafsfoeten,

die er durch einen Mixer schickte, bevor er dann das Gemisch seinen Patienten in den Gesäßmuskel injizierte. Dem Ganzen gab Niehans den Namen „Zellulartherapie" und beschrieb die Wirkung folgendermaßen:

„Es handelt sich um eine Methode, den gesamten Organismus auf einer biologischen Basis zu behandeln, indem man ihn mit Millionen von Zellen revitalisiert und ihm genau jene embryonisch jungen Zellen zuführt, die er benötigt."

Der Schweizer Arzt Paul Niehans setzte auf die Injektion von Zellen aus Schafsföten.

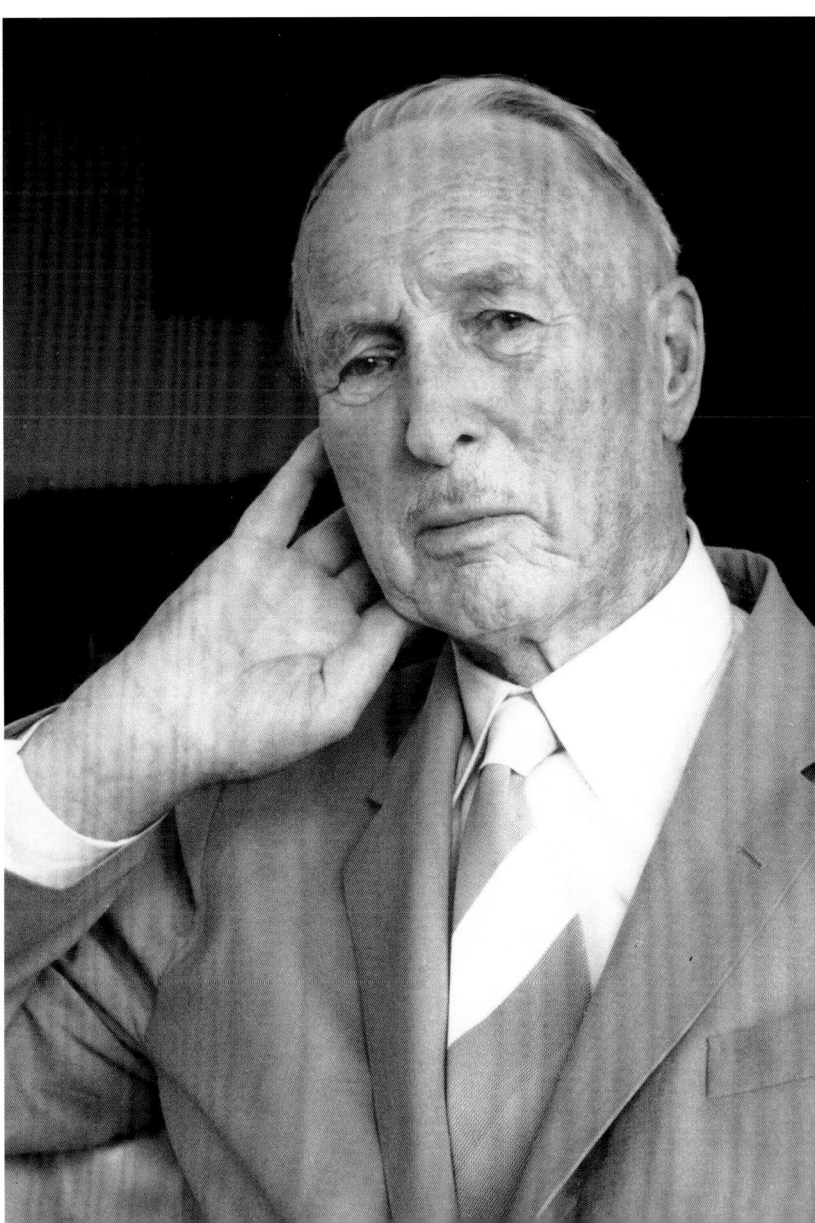

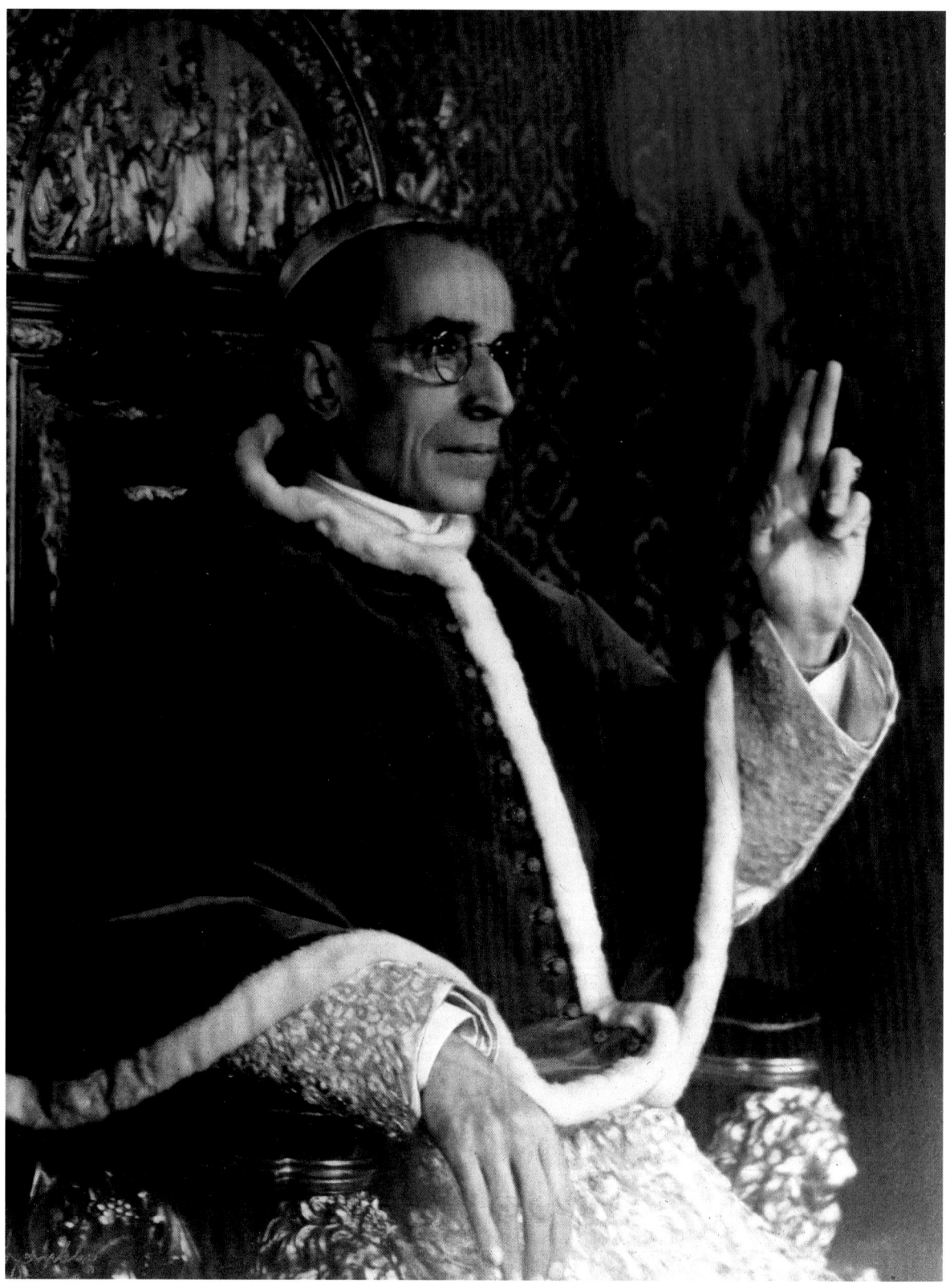

Dass auch Papst Pius XII. sich von ihm behandeln ließ, verschaffte den „Verjüngungskuren"
Paul Niehans' enorme Publicity. Fotografie, um 1940

Das klang innovativ, war aber nicht wirklich neu. Medizinmänner in Schwarzafrika injizieren ihren „Patienten" noch heute Affenblut und ähnliche Zellgemische. Ziel der Maßnahme: die Wiedergewinnung von Jugend, Männlichkeit und Potenz. Die Eigenschaften des getöteten Tieres werden mittels Spritze dem Menschen nutzbar gemacht. Affen gelten traditionell als besonders potent. Also werden sie bevorzugt für derartige Maßnahmen herangezogen. Nicht wenige Forscher glauben inzwischen, dass auf diese Weise die Übertragung des HI-Virus vom Affen auf den Menschen erfolgte.

Ideengeschichtlich lässt sich der Ursprung derartiger Therapien sogar noch weiter zurückverfolgen. Der Kannibalismus ist ja nicht entstanden, weil durch das Essen von Menschenfleisch der Hunger gestillt werden sollte. Vielmehr glaubten kannibalische Völker, durch den Verzehr ihrer getöteten Opfer könnten sie sich auch deren Eigenschaften einverleiben. Folglich wurden ganz bestimmte Körperteile zu ganz bestimmten Zwecken verzehrt. Das Herz sollte den Mut steigern, das Muskelfleisch die Schnelligkeit, das Hirn die Intelligenz etc.

Höhere Weihen

Niehans eröffnete seine Privatklinik allerdings weder im afrikanischen Busch noch auf Papua Neuguinea. Er ließ sich am Genfer See in der Schweiz nieder. Dass er sich vor zahlungswilligen Kunden bald nicht mehr retten konnte, verdankte er vor allem einem ganz besonderen Patienten. Papst Pius XII. wollte sich mit der kirchlichen Weisheit „Wer früher stirbt, hat mehr vom ewigen Leben" offensichtlich nicht recht anfreunden und suchte 1954 den Schweizer Anti-Aging-Arzt für eine Verjüngungskur auf. Der trieb für das irdische Heil des Oberhirten einige ungeborene Schafe ab, die er dann in pürierter Form dem „Stellvertreter" injizierte. Vier weitere Jahre hielt dieser danach noch in seinem Amt durch. Vor allem aber posierte der derart verjüngte Seelenhirte mit seinem behandelnden Arzt vor dessen Klinik für die Presse. Für Niehans kam dies einer Seligsprechung gleich. Denn was dem Papst recht war, war anderen Prominenten billig. Bis in die

Tierische Zellen vermehren sich im menschlichen Organismus nicht.

fünfziger Jahre hinein pilgerten nun „Aging Males" wie Pablo Picasso, Ernest Hemingway oder Konrad Adenauer in die Niehansche Klinik.

Muss man erwähnen, dass seine Methode trotz päpstlicher Weihen völlig unwirksam war? Zellen tierischen Ursprungs vermehren sich im menschlichen Organismus nicht. Vielmehr werden sie zum Angriffsziel körpereigener Abwehr- und Fresszellen. Was aus heutiger Sicht verwundert, ist somit nicht so sehr die Tatsache, dass viele von Niehans' Patienten vom Erfolg dieser Maßnahme so begeistert waren (der Plazeboeffekt wirkt nun einmal Wunder – und je teurer das Plazebo, umso besser der Erfolg). Erstaunlich ist vielmehr, wie wenig Allergien, Infektionen oder sonstige schwere Abstoßungsreaktionen durch diese abenteuerliche Therapiemaßnahme hervorgerufen wurden.

Aber vielleicht wurden diese Komplikationen ja auch einfach nicht publik. Oder sie wurden aufgrund der zeitlichen Verzögerung von den Patienten nicht mehr mit der ursprünglichen Behandlung in Zusammenhang gebracht.

Wellness statt Schafsföten

Paul Niehans, damals ein Medizin- und Medienstar, ist inzwischen fast vergessen, auch wenn seine Klinik heute noch existiert. Die Injektion von tierischen Zellen in den menschlichen Organismus allerdings ist im Zeitalter von BSE längst obsolet. Am Genfer See setzt man inzwischen mehr auf Wellness und Ästhetik.

Was bleibt nun von Paul Niehans? Manche sehen in ihm inzwischen den ersten Vertreter der Stammzelltherapie. Dies dürfte der Ehre denn doch wohl ein wenig zu viel sein. Eher war er wohl ein später Nachfahre der afrikanischen Medizinmänner, der geschäftstüchtig ein wenig Vodoo-Kult mit Pseudowissenschaft verband und das ganze höchst medienwirksam verkaufte. Die geistige Nähe zu den Vodoo-Heilern erklärt auch ein anderes Phänomen: Traditionelle Medizinmänner werden von ihren Patienten auch nur höchst selten wegen unerwünschter Nebenwirkungen verklagt.

Linus Pauling – Vater der orthomolekularen Medizin

Die große Popularität, die insbesondere Vitamine als Schutzstoffe und Altersbremse genießen, verdankt sich im Wesentlichen dem Wirken eines Mannes, der wohl zu den herausragendsten und schillerndsten Wissenschaftlern des 20. Jahrhunderts gehört. Darüber hinaus ist er neben Marie Curie der bislang einzige Träger zweier unterschiedlicher Nobelpreise.

Linus C. Pauling, dessen Eltern aus Freiburg im Breisgau stammten, wurde 1901 in Portland, Oregon, geboren. Früh schon machte er sich als Chemiker einen Namen.

Insbesondere widmete er sich der Frage, wie die Atomstruktur einer Substanz deren physikalische und chemische Eigenschaften bestimmt. Damit wurde er zu einem der ersten und wichtigsten Vertreter des sich neu entwickelnden Faches der Quantenchemie. 1954 erhielt er für seine Arbeiten den Nobelpreis für Chemie.

Pauling war jedoch nicht nur Naturwissenschaftler. Unter dem Eindruck des Zweiten Weltkrieges wurde er zu einem engagierten Pazifisten, der sich insbesondere gegen die amerikanischen Atomwaffentests einsetzte. Das machte ihn in seinem Heimatland bei vielen kalten Kriegern nicht unbedingt beliebt, brachte ihm aber gleichwohl 1962 den nächsten Nobelpreis ein: den für Frieden.

Damit nicht genug. Dem Rentenalter nahe startete Linus Pauling nun seine dritte Karriere. Er wurde zum Begründer der orthomolekularen Medizin. Deren Ziel definierte er folgendermaßen:

„Orthomolekulare Medizin ist die Erhaltung guter Gesundheit und die Behandlung von Krankheiten durch die Veränderung der Konzentration von Substanzen im menschlichen Körper, die normalerweise im Körper vorhanden und für die Gesundheit erforderlich sind."

Pauling selbst setzte dabei vor allem auf Vitamin C, dem er eine Schutzwirkung nicht nur vor Erkältungen, sondern auch vor Krebs zuschrieb. Er selbst konsumierte gegen Ende seines Lebens 18 g Vitamin C täglich. Das halten selbst überzeugte Orthomolekularmediziner inzwischen für etwas übertrieben – geschadet hat es ihm allerdings ganz offensichtlich nicht. Pauling starb 1994 im gesegneten Alter von 93

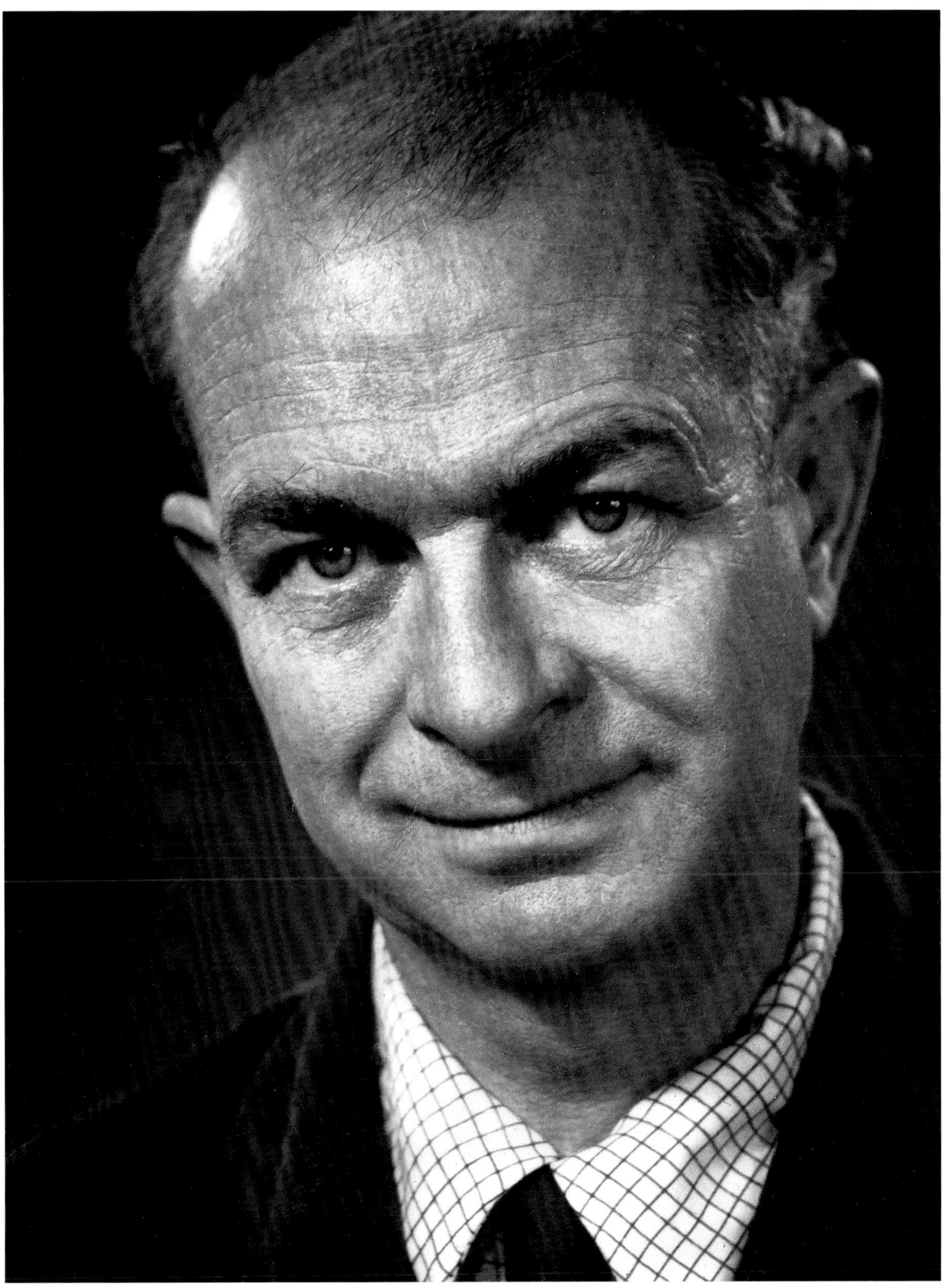

Der mehrfache Nobelpreisträger Linus Pauling hielt hochdosiertes Vitamin C
für eine wahre „Wunderwaffe" im Kampf gegen zahlreiche Krankheiten.

Jahren. Das von ihm gegründete Institut für orthomolekulare Medizin, das inzwischen den Titel Linus Pauling Institut of Science and Medicine trägt, setzt seine Arbeit auf hohem wissenschaftlichen Niveau fort. Dazu gehört, dass sich die orthomolekulare Medizin längst von der alleinigen Vitamin-C-Begeisterung ihres Gründers abgewandt hat und stattdessen die überaus komplexen Zusammenhänge beforscht, die unterschiedliche Nahrungsbestandteile auf unsere Gesundheit haben.

Niemand hätte dafür mehr Verständnis als Linus C. Pauling selbst. Als guter Naturwissenschaftler wusste er: Medizin kann niemals endgültige Wahrheiten verkünden, sondern entwickelt sich ständig weiter. Jede Erkenntnis ist immer nur solange richtig, bis sie durch eine bessere ersetzt wird.

Obst- und Gemüse als Radikalfänger

Die zweite Hälfte des 20. Jahrhunderts eröffnete der Anti-Aging-Medizin dann völlig neue Dimensionen. Die enormen Fortschritte der Biowissenschaften erlaubten es erstmals, den Prozess des Alterns in seiner gesamten Komplexität zu verstehen – und zwar bis auf die molekulare Ebene. Aus dem zunehmenden Verständnis der Faktoren, die für das Altern verantwortlich sind, ließen sich nun auch erstmals entsprechende Therapien ableiten, die in eben diesen Alterungsprozess gezielt eingreifen konnten.

Denham Harman erkannte die Bedeutung der Oxidation für den Alterungsprozess.

Einen der grundlegenden Mechanismen des Alterns entschlüsselte ein amerikanischer Biogerontologe namens Denham Harman.

Dass Harman ein vollständiges Chemiestudium abgeschlossen hatte, bevor er sich der Medizin zuwandte, erwies sich als Glücksfall. Auch im Bereich der organischen, ja selbst der anorganischen Chemie gibt es ja so etwas wie „Altern". Metalle rosten, Fette werden ranzig. Den Prozess, der dafür verantwortlich ist, nennt man Oxidation. Letztendlich handelt es sich dabei um nichts anderes als die Übertragung von Elektronen von einem Molekül auf ein anderes.

Denham Harmans überragender Verdienst war es nun nachzuweisen, dass genau dieser Prozess der Oxidation auch für das Alter lebender Organismen – einschließlich des Menschen – verantwortlich ist. Im Mittelpunkt seiner Theorie stehen dabei die „Freien Radikale": aggressive Moleküle, denen auf ihrer Elektronenhülle ein Elektron fehlt. Dieses fehlende Elektron verleiht dem Molekül eine enorme Reaktionsfähigkeit. Um die Elektronen auf der Umlaufbahn wieder in eine paarige Form zu bringen, versucht es, das fehlende Elementarteilchen einer anderen Verbindung zu entreißen. Dabei wird diese geschädigt und häufig ihrerseits zu einem Freien Radikal. So kommt es zu Kettenreaktionen, welche Zellen und Gewebe schädigen. Die Häufung derartiger Schäden führt zu degenerativen Veränderungen. Nichts anderes bedeutet Altern.

Harmans Theorie der Freien Radikale war anfangs umstritten. Inzwischen zählt sie längst zum naturwissenschaftlichen Grundlagenwissen. Für die Anti-Aging-Medizin ist sie nicht nur deshalb von großer Bedeutung, weil sie einen der wichtigsten Alterungsprozesse erklärt. Aus ihr leiten sich darüber hinaus auch ganz konkrete Behandlungsmöglichkeiten ab. Wenn die Belastung durch Freie Radikale – oder anders ausgedrückt: der oxidative Stress – verantwortlich für das

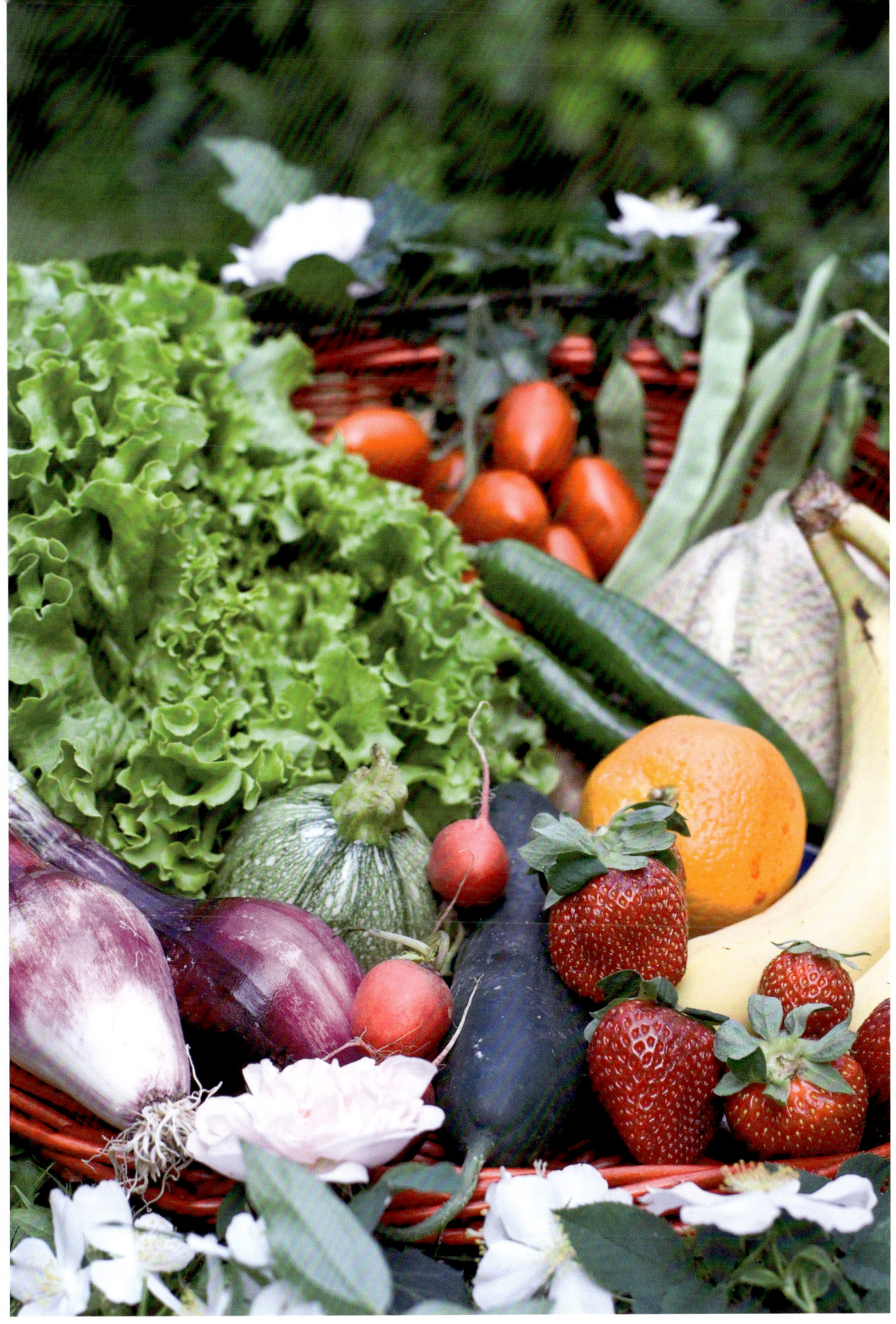

Obst und Gemüse enthalten Stoffe, welche die für degenerative
Veränderungen verantwortlichen „Freien Radikale" neutralisieren können.

Altern ist, dann sollte es auch möglich sein, mit Substanzen, welche die Freien Radikale neutralisieren, den Alterungsprozess zu bremsen.

Zu diesen antioxidativen Substanzen gehören zum Beispiel die Vitamine A, C und E. Aber auch viele sogenannte sekundäre Pflanzenstoffe haben eine ausgeprägte Radikalfängerfunktion. Mit Obst und Gemüse gegen das Altern – das klingt doch schon wesentlich praktikabler als das Verpflanzen von Affenhoden. Und wissenschaftlich fundierter ist es auch.

Das Zeitalter der synthetischen Hormone

Auch die Hormontherapie erlebte in der zweiten Hälfte des 20. Jahrhunderts einen neuen Aufschwung. Dank der Fortschritte der pharmazeutischen Forschung war es inzwischen gelungen, nahezu alle wesentlichen Hormone zu isolieren und exakt nachzubauen. Das rettete nicht nur Hunderttausenden von Diabetikern das Leben und bewahrte Millionen von Schilddrüsener-

Chronische Entzündungsprozesse spielen bei vielen Erkrankungen eine Rolle.

krankten vor Stoffwechselentgleisung. Es befruchtete auch die moderne Anti-Aging-Medizin.

Um die nachlassenden Geschlechtshormone zu ersetzen, musste sich nun niemand mehr Schimpansenhoden einpflanzen lassen. Die im Labor synthetisierten Hormone ließen sich einfach und preiswert in Form von Tabletten, neuerdings sogar auch in Form von Pflastern und Gelen zuführen. Neben den klassischen Geschlechtshormonen rückten dabei auch andere Hormone, deren Kon-

zentration im menschlichen Organismus gleichfalls im Laufe des Lebens abnimmt, ins Visier der Anti-Aging-Medizin. Dazu gehört das Nebennierenrindenhormon DHEA, das eine Art Vorläuferhormon der Sexualsteroide darstellt, das Zirbeldrüsenhormon Melatonin, das im Wesentlichen unseren Schlafrhythmus steuert und auch das Wachstumshormon (HGH), das bei Erwachsenen zum Beispiel die Verteilung von Fett- und Muskelmasse reguliert.

Weitere wichtige Alterungsfaktoren wurden identifiziert. So verdichteten sich ab den 1980er Jahren die Hinweise, dass neben der oxidativen Belastung noch ein anderer Prozess entscheidend an degenerativen Erkrankungen beteiligt ist. Chronisch niederschwellige Entzündungsprozesse (silent inflamation) wurden als Erste als ein wichtiger Faktor bei der Ausbildung der Arteriosklerose identifiziert. Inzwischen konnte gezeigt werden, dass sie bei vielen anderen Erkrankungen – von der Krebsentstehung bis zum Morbus Alzheimer – eine ebenso wichtige Rolle spielen. Genau wie die oxidative Belastung lassen sich auch niederschwellige Entzündungsprozesse beeinflussen. Auch hier steht die Ernährung an erster Stelle. Bekannt für ihre entzündungshemmende Wirkung sind etwa die Omega-3-Fettsäuren. Zunehmend setzen auch die Produzenten von Nahrungssupplementen ihren Präparaten entzündungshemmende Mikronährstoffe zu.

Angesichts der enormen Fortschritte der Anti-Aging-Medizin gründeten sich in den 1990er Jahren weltweit ärztliche Fachgesellschaften, die sich des Themas annehmen. Die American Academy of Anti-Aging Medicine (A4M) wurde 1993 von zwölf Ärzten gegründet. Inzwischen zählt sie mehr als 30 000 Mitglieder in über 70

Ländern. In Deutschland war es vor allem die German Society of Anti-Aging Medicine (GSAAM), die sich des Themas annahm. Sie zählt inzwischen weit über 1000 Ärzte als Mitglieder, quer durch alle Fachbereiche.

Alter als gesellschaftliche Herausforderung

Auf dem Programm dieser Gesellschaften steht dabei nicht in erster Linie die Lebensverlängerung. Zunehmend älter werden wir nämlich sowieso. Die kontinuierliche Zunahme der allgemeinen Lebenserwartung ist eine Tatsache, die Statistiker bereits seit der Mitte des 19. Jahrhunderts registrieren. Allein im 20. Jahrhundert ist die durchschnittliche Lebenserwartung um mehr als zwei Jahrzehnte angestiegen. Lag sie um 1900 noch bei unter 50 Jahren, so werden zu Beginn des 21. Jahrhunderts Männer in Deutschland im Durchschnitt 75, Frauen sogar 82 Jahre alt. Und dieser Trend ist ungebrochen.

Demgegenüber stehen allerdings auch andere Zahlen, die weniger erfreulich sind. Danach weist bereits heute jede dritte Frau über 75 osteoporotisch bedingte Wirbelkörperbrüche auf, jeder Fünfte in der Altersgruppe zwischen 75 und 85 zeigt Anzeichen eines Morbus Alzheimers. Über 85 ist es bereits jeder Zweite. Und sollten 100 Jahre tatsächlich einmal zur durchschnittlichen Lebenserwartung werden, dürfte die Geburtstagfeier nur für wenige Jubilare zum „unvergesslichen Erlebnis" werden. In dieser Altersgruppe beträgt die Demenzrate nämlich fast 80 Prozent.

Bereits jetzt warnen Soziologen davor, dass nach dem Sexismus und dem Rassismus, also der Benachteiligung von Menschen aufgrund ihres Geschlechtes oder ihrer Rasse, in Zukunft der „Agismus" droht, die Diskriminierung von Menschen aufgrund ihres Alters. Der „Hass auf Alte" wird kommen, wenn Alter ein Synonym wird für jahreoder jahrzehntelange Pflegebedürftigkeit zu Lasten der Solidargemeinschaft.

Osteoporose, Arteriosklerose und Morbus Alzheimer sind Erkrankungen, die unsere Zukunft bestimmen werden. Obwohl es sich dabei um völlig verschiedene Krankheitsbilder handelt, haben sie dennoch eine gemeinsame Grundlage – den Alterungsprozess. Dies gilt im Übrigen auch für Krebserkrankungen, von denen die meisten ebenfalls eine deutliche Altersabhängigkeit zeigen. 80 Prozent aller Krebserkrankungen treten nach dem 55. Lebensjahr auf. Wollen wir gegen diese Erkrankung tatsächlich wirksame und vorbeugende Strategien entwickeln, so muss es uns gelingen, den zu Grunde liegenden Prozess zu beeinflussen – also das Altern an sich.

Genau das ist das Ziel von Anti-Aging-Medizin. Nicht die Steigerung der Lebenserwartung, sondern der Erhalt von Lebensqualität steht im Vordergrund. Gesundes Altern – ohne Osteoporose, Arteriosklerose und Alzheimer – heißt die Herausforderung. Anti-Aging-Medizin ist die Antwort darauf. Denn all diese Erkrankungen sind – zumindest in Maßen – präventiv beeinflussbar. Mit einer solchen Prävention möglichst frühzeitig zu beginnen, sie individuell abzustimmen, Lebensstilmaßnahmen und gegebenenfalls notwendige medikamentöse Therapien sinnvoll miteinander zu kombinieren, ist die Aufgabe der modernen Anti-Aging-Medizin. Damit ist dieser Medizinzweig alles andere als eine kurzfristige Modemedizin. Im Gegenteil: Anti-Aging-Medizin ist die Präventivmedizin des 21. Jahrhunderts.

Wie weiter?

DIE ANTI-AGING-MEDIZIN KOMMT IN DER WIRKLICHKEIT AN UND EIN ENGLISCHER BIOINFORMATIKER SCHAFFT DAS ALTERN AB

Wir haben in diesem Buch gezeigt, auf welch lange Geschichte die Anti-Aging-Medizin zurückblickt. Das mag viele überraschen, die diesen Medizinzweig für ein eher zeitgenössisches Phänomen oder gar für eine kurzfristige Modeerscheinung gehalten haben. Zweifellos richtig ist jedoch, dass die Anti-Aging-Medizin in den 1990er Jahren

In den 1990er Jahren erlebte die Anti-Aging-Medizin einen wahren Boom.

einen überraschenden Boom erlebte, der alle Zeichen eines Modetrends aufwies. Mit übertriebenen Versprechungen („Forever young"), aggressivem Marketing („Die ultimative Jungbrunnentherapie") und teilweise dubiosen Therapieangeboten („Wachstumshormon in Tablettenform") sorgte die Branche zwar für spektakuläre Schlagzeilen, lief gleichzeitig aber auch Gefahr, sich ins wissenschaftliche Abseits zu manövrieren. Die Anti-Aging-Medizin des 21. Jahrhunderts ist deutlich kleinlauter geworden. Und das hat ihr nicht geschadet. Die vollmundigen Versprechungen von der ewigen Jugend wurden ersetzt durch praxisorientierte Programme für ein gesundes Altern. Ärzte aller Fachbereiche und Angehörige weiterer medizinischer Berufsgruppen erkennen zunehmend: Prävention ist das Gebot der Stunde. Und Prävention im 21. Jahrhundert bedeutet nun einmal die Prävention altersbedingter Erkrankungen. Aus einer anfangs etwas halbseidenen Modemedizin wird so zunehmend einer der wichtigsten Fachbereiche in unserem Gesundheitswesen. Aber dennoch: Der Traum vom ewigen Leben und der immerwährenden Jugend – so ganz verschwunden ist er nicht. Vor allem im angloamerikanischen Raum machen seit einigen Jahren die Vertreter der sogenannten „Radical Life Extension" von sich reden. Wortführer der radikalen Lebensverlängerer ist der in Cambridge lehrende Bioinformatiker Aubrey de Grey.

Eine Lebenserwartung von 1000 Jahren?

In seinem Buch „Ending Aging" verkündet der exzentrische Wissenschaftler, der mit seinem langen Rauschebart ein wenig aussieht wie eine Mischung aus Rasputin und Bob Marley, dass die Lebenserwartung bereits in absehbarer Zeit auf über 1000 Jahre ansteigen wird. Grund: Die wesentlichen Faktoren des Alterungsprozesses sind identifiziert und damit auch prinzipiell behebbar. In einem Konzept, das er

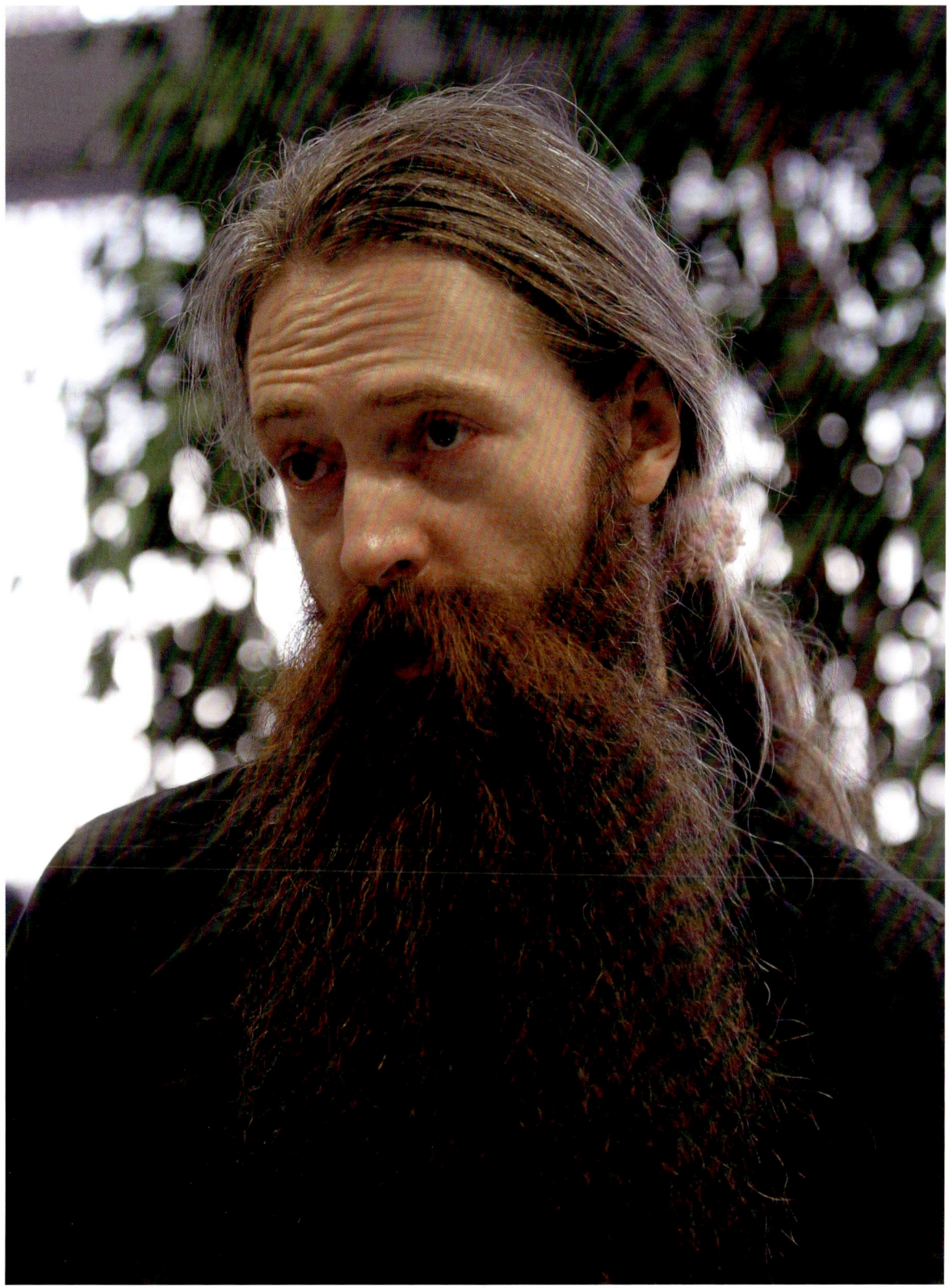

Aubrey de Grey, ein Anhänger der sogenannten „Radical Life Extension"

SENS (Strategies for Engineered Negligible Senescence) nennt, beschreibt de Grey ein mögliches Programm, das im Wesentlichen auf eine „Reparatur" altersbedingter Veränderungen im Organismus auf zellulärer Ebene hinausläuft.

De Grey vergleicht dabei das Altern des menschlichen Organismus mit dem eines Automobils. Wer sich früher einen Neuwagen zulegte, ging davon aus, dass dieser nur eine bestimmte „Lebenszeit" besitzt. Spätestens nach zehn bis zwölf Jahren musste dann ein neues Gefährt her. Aber das stimmt nicht unbedingt. Denn alles, was an einem Auto verschleißen oder kaputt gehen kann, lässt sich inzwischen ersetzen. Die Konsequenzen können wir bereits auf unseren Straßen beobachten. Da gibt es jahrzehntealte Oldtimer, die nicht nur wie neu aussehen, sondern auch genauso fahren.

Regenerative Behandlungsverfahren

Auch Autos müssen also nicht mehr „altern" oder gar verschrottet werden, wenn sie nur eine entsprechend gute Pflege genießen und defekte Teile kontinuierlich ausgetauscht werden. In der sich rasant entwickelnden Stammzelltherapie, die tatsächlich den Ersatz von Zellen und Geweben ermöglicht, sieht de Grey den Ansatz für eine zukunftsweisende „regenerative Medizin", die dann auch menschliche Oldtimer für immer fit hält.

Ganz ähnlich argumentiert der amerikanische Wissenschaftstheoretiker Ray Kurzweil. Er hat sich vor allem damit einen Namen gemacht, im Bereich der Informationstechnologie Berechnungen zu erstellen, welche die Entwicklung der jeweiligen Technologien recht präzise voraussagen. Das exponentielle Wachstum, das die Informationstechnologie bisher gekennzeichnet hat, sieht Kurzweil nun auch für die Biotechnologie voraus und prophezeit plakativ: Wer die nächsten 30 Jahre überlebt, braucht nicht mehr sterben. Bis dahin seien nämlich die diversen regenerativen Behandlungsverfahren derart ausgereift, dass jede altersbedingte Veränderung sich beheben lässt.

Kommt das transhumane Zeitalter?

Das Zusammenwachsen der drei Schlüsseldisziplinen – Informationstechnologie, Biotechnologie und Nanotechnologie – werde darüber hinaus eine völlig neue Phase der menschlichen Entwicklung einleiten. Das Aufrüsten des menschlichen Gehirns mit Computertechnologie werde zu einer Revolution der Neurowissenschaften führen. Der Mensch nimmt nach Kurzweils Vorstellung nun seine Evolution selbst in die Hand und leitet das „transhumane Zeitalter" ein.

Das alles klingt zunächst einmal ein wenig nach schlechter Sience Fiction. Angesichts des sich tatsächlich rasant entwickelnden naturwissenschaftlichen Fortschritts ist es aber vielleicht doch mehr als reine Spinnerei. Jedenfalls sind in der amerikanischen „Transhumanist Society" inzwischen bereits einige der führenden Wissenschaftler des Landes vertreten. Dennoch lassen sich natürlich auch stichhaltige Argumente anführen, die Zweifel an den Vorhersagen der beiden Wissenschaftsutopiker nähren. Ob die Vorhersagen von de Gray und Kurzweil eintreffen und ob dies tatsächlich bereits in den nächsten 20 bis 30 Jahren passiert, mag man mit guten Gründen bezweifeln.

Und nicht zuletzt gilt natürlich auch hier der wundervolle Satz, den Karl Valentin geprägt hat: Vorhersagen sind immer schwierig – vor allem, wenn sie sich auf die Zukunft beziehen.

Ein Blick zurück

Aber vielleicht lohnt in diesem Zusammenhang wieder einmal ein kleiner Rückblick in die Geschichte. Ebenso wie die Unsterblichkeit galt auch das Fliegen jahrtausendelang als ein unerfüllbarer Menschheitstraum. Im Jahr 1903 gelang es dann den Gebrüdern Wright erstmals, sich mit einem motorbetriebenen Flugzeug 59 Sekunden in der Luft zu halten und dabei 260 Meter Flugstrecke zurückzulegen. Hätte damals jedoch jemand prophezeit, dass bereits 66 Jahre später der erste Mensch auf dem Mond landen würde – er wäre mit einiger Sicherheit als unzurechnungsfähiger Spinner abqualifiziert worden.

Es gibt also durchaus Indizien, dass in diesem Jahrhundert der uralte Menschheitstraum von der Unsterblichkeit tatsächlich Wirklichkeit werden könnte. Welche Konsequenzen das dann für unseren Planeten, die Umwelt, unser Menschenbild und unsere Rentenkassen hat – darüber wird sicherlich noch viel Tinte vergossen werden.

Wie dem auch sei. Sollten Aubrey de Grey und Ray Kurzweil mit ihren Prognosen tatsächlich richtig liegen, und wir alle in Zukunft 1000 Jahre und älter werden, so kündigen die Autoren dieses Buches schon jetzt für das Jahr 3010 den zweiten Band ihres Werkes an: Anti-Aging – die nächsten 1000 Jahre.

Namensregister

Zum Nachlesen

Sournia, Jean-Charles, Jacques Poulet und Marcel Martiny; Illustrierte Geschichte der Medizin,
9 Bde. Salzburg 1980.

Appleyard, Bryan; Das Ende der Sterblichkeit. Heidelberg 2008.

Benecke, Mark; Der Traum vom ewigen Leben. München 1998.

Boia, Lucian; Forever Young. London 2004.

Gruman, Gerald J.; A History of Ideas About the Prolongation of Life. New York 2003.

Haycock, David Boyd; Mortal Coil: A Short History of Living Longer. New Haven/London 2008.

Porter, Roy; The Greatest Benefit to Mankind – A Medical History of Humanity. New York 1998.

Trüeb, Ralph M.; Anti-Aging – Von der Antike zur Moderne. Darmstadt 2006.

Abbildungsnachweis

Doppelseiten

Seite 8/9: Gott schafft Adam aus Evas Rippe. Kolorierter Holzschnitt eines unbekannten Künstlers (Ausschnitt) aus den 1503 erschienenen „Margarita Philosophica" des Spätscholastikers Gregor Reich (um 1467–1525)

Seite 16/17: Pyramiden von Gizeh: die Sphinx und im Hintergrund die Cheops-Pyramide. Handkoloriertes Glasdiapositiv, um 1910

Seite 26/27: Die Akropolis, das Wahrzeichen des antiken Griechenlands

Seite 36/37: Das Kolosseum in Rom

Seite 46/47: Der Taj Mahal, ein Wahrzeichen Indiens

Seite 54/55: Die Chinesische Mauer, Teil des UNESCO-Weltkulturerbes

Seite 68/69: Stift Zwettl, Niederösterreich (gegründet 1138), Ansicht des Stiftes von Süden, Gemälde im Konventgang bei der Bibliothek, 1689 (Ausschnitt)

Seite 82/83: „Geburt der Venus", Tempera auf Leinwand, Sandro Botticelli, 1486

Seite 92/93: „Bauernhaus", Öl auf Eichenholz, Egbert van der Poel, 1647

Seite 102/03: „Der 28. Juli. Die Freiheit führt das Volk an." Öl auf Leinwand, Eugene Delacroix, 1830

Seite 122/23: Paul Ehrlich gründete 1896 das nach ihm benannte Institut für Serumforschung und -prüfung, hier abgebildet in einer zeitgenössischen Fotografie.

Seite 140/41: Die Suche nach dem ultimativen Jungbrunnen ging auch im 20. Jahrhundert weiter.

Die Autoren

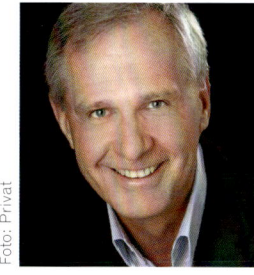

Foto: Privat

Bernd Kleine-Gunk, Professor Dr. med., ist Leitender Arzt für Gynäkologie an der Euromed Clinic in Fürth, Deutschlands größter Privatklinik.

Gleichzeitig ist er Präsident der Deutschen Gesellschaft für Prävention und Anti-Aging Medizin (GSAAM) sowie Leiter des „Scientific Board of Leading Anti-Aging Societies."

In zahlreichen wissenschaftlichen und populärwissenschaftlichen Publikationen setzt er sich seit vielen Jahren mit den unterschiedlichen Aspekten des Alterns auseinander. Zu seinen jüngsten Veröffentlichungen zählen die Patientenratgeber „Resveratrol – Länger jung mit der Rotwein-Medizin" (TRIAS Verlag 2006) sowie das „Frauen Hormone Buch" (TRIAS Verlag 2009).

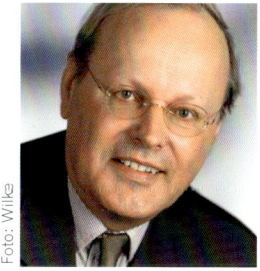

Foto: Wilke

Markus Metka, Professor Dr. med., ist Facharzt für Frauenheilkunde und Geburtshilfe. Er ist Oberarzt an der Abteilung für Endokrinologie und Sterilitätsbehandlung an der Universität Wien, Präsident der Österreichischen Anti-Aging-Gesellschaft, Präsident des Vereins für praxisorientierte Gynäkologie, President of Androx, the Society for the Research on Cord Blood Sampling and Stem Cells Therapies.

Er gilt als einer der führenden Pioniere auf den Gebieten Anti-Aging-Medizin und Hormonforschung und verfasste über 300 wissenschaftliche Publikationen. Seine populärmedizinischen Werke wie „Der Mann 2000", „Der neue Mann", „Die Kosmetikrevolution", „Wein, der neue Jungbrunnen" und „Die Phytohormone" wurden in 15 Sprachen übersetzt. Im Christian Brandstätter Verlag erschienen „Das Anti-Aging-Kochbuch No. 1" (2006) und „Koch dich jung" (gemeinsam mit Thomas M. Walkensteiner, 2008).

Umschlagbild: „Iris und Morpheus",
Öl auf Leinwand, Pierre-Narcisse Guérin, 1811